Kohlhammer

Der Autor

PD Dr. med. habil. Andreas Schwarzkopf, Facharzt für Mikrobiologie und Infektionsepidemiologie, öffentlich bestellter und beeidigter Sachverständiger für Krankenhaushygiene. Betreibt mit seiner Frau Claudia das Institut Schwarzkopf, das als Dienstleister für das Gesundheitswesen und die Industrie zum Thema Mikroben und Viren tätig ist und Seminare zur Hygiene und zur Versorgung chronischer Wunden anbietet.

Andreas Schwarzkopf

Praxiswissen für Hygienebeauftragte

Anleitungen für stationäre Pflegeeinrichtungen einschließlich Rehabilitationseinrichtungen, für ambulante Dienste und Krankenhäuser

6. erweiterte und überarbeitete Auflage

Verlag W. Kohlhammer

6., erweiterte und überarbeitete Auflage 2026

Gesamtherstellung: W. Kohlhammer GmbH, Stuttgart
produktsicherheit@kohlhammer.de

Print:
ISBN 978-3-17-046363-9

E-Book-Formate:
pdf: ISBN 978-3-17-046364-6
epub: ISBN 978-3-17-046365-3

Vorwort zur 6. Auflage

Hygiene ist heute essenzieller Bestandteil des Qualitätsmanagements jeder Einrichtung des Gesundheitsdienstes. Als Herausforderung ist neben dem auch nach SARS-CoV-2 weiter vorzuhaltenden Pandemie-Management hinzugekommen, mit Änderungen der Rechtsgrundlagen. Den Anforderungen der Kommission für Infektionsprävention in medizinischen Einrichtungen und in Einrichtungen und Unternehmen der Pflege und Eingliederungshilfe (KRINKO) beim RKI folgend, ist nun auch ein QM für den Reinigungsdienst bzw. ein Schnittstellendokument für externe Dienstleister erforderlich. Wieder ist das Amt der Hygienebeauftragten[1] in der Pflege spannender und wichtiger geworden und wird in einer entsprechenden Empfehlung der KRINKO erneut gestärkt bzw. von vielen Bundesländern auch in Krankenhäusern gefordert. Erweiterte Hinweise für Hygienebeauftragte in Rehabilitationseinrichtungen wurden gemäß der KRINKO-Empfehlungen zu Rehabilitationseinrichtungen 2025 aufgenommen.

Diese Auflage überträgt die Rechtsvorgaben und Empfehlungen in die Praxis und gibt gezielt Anregungen für Hygienebeauftragte in der Pflege von Rehabilitationseinrichtungen und im Krankenhaus, um diese gemäß KRINKO-Empfehlung und geltendem Landesrecht in ihrem Amt zu unterstützen.

Wieder fließen die praktischen Erfahrungen des Autors und von vielen freundlichen Menschen, die ihre Sorgen und Nöte mit dem Autor besprochen haben, in die Auflage mit ein.

Neben meiner Familie, die auch die neue Auflage geduldig mittrug, und Frau Anja Vorndran, die als Hygienefachkraft noch die Praxisrelevanz sorgfältig prüfte, danke ich der zuständigen Lektorin vom Kohlhammer Verlag, Frau Schierock-Aberle.

Großenbrach, Januar 2026
PD Dr. med. habil. Andreas Schwarzkopf

1 Zugunsten einer lesefreundlichen Darstellung wird in der Regel die neutrale bzw. männliche Form verwendet. Diese gilt für alle Geschlechtsformen (weiblich, männlich, divers).

Vorwort zur 1. Auflage

Gratuliere – Sie sind Hygienebeauftragter! Auch wenn Sie sich nicht freiwillig gemeldet haben und sich nur noch dunkel aus Ausbildungszeiten an die Fachgebiete medizinische Mikrobiologie und Hygiene erinnern können, haben Sie ein wichtiges und vor allem interessantes Amt anvertraut bekommen.

Ach – Sie glauben, es ginge darum, langweilige Vorschriften zu lesen und irgendwie umzusetzen? Und es gibt viel zusätzliche Schreibarbeit? Na ja – so ganz unrecht haben Sie nicht, doch dieses Buch soll Ihnen die Arbeit erleichtern. Und es möchte Ihnen zeigen, dass Hygiene heute Infektionsmanagement zum Schutz der Betreuten und Bewohner wie der Mitarbeiter bedeutet. Sie stellt einen obligaten Bestandteil des Qualitätsmanagements in der Pflege dar.

Auch die potenziellen Gegner, die Mikroorganismen, sind gar nicht so langweilig, wenn man sie näher kennen lernt.

Wie Ihnen der Stil zeigt, handelt es sich nicht um ein herkömmliches Hygienelehrbuch. Vielmehr soll es Ihnen helfen, für Sie und die Einrichtung, für die Sie das Amt innehaben, einen praktischen Weg durch den Dschungel der Hygienegesetze, -veröffentlichungen, -empfehlungen und -auflagen zu finden.

Hygienebeauftragte haben eine Schlüsselposition innerhalb des Qualitätsmanagements einer Einrichtung inne. Ihre Tätigkeit berührt Pflegemaßnahmen, Hauswirtschaft, Küche und Arbeitsschutz. Dieses Buch liefert die erforderlichen Informationen.

Reine Hygieneinformationen gibt es reichlich in mehr oder weniger guten Büchern und im Internet. Dieses Buch will vorhandene Lücken schließen, den Praktiker in der Ausbildung zu diesem interessanten Amt begleiten und darüber hinaus als Ratgeber und Nachschlagewerk dienen.

An dieser Stelle sei allen gedankt, die zur Entstehung des Buches beigetragen haben. Neben der Hygienefachkraft Frau Barbara Dippert und Herrn Jürgen Klaffke, Geschäftsführer von atb – Die Berater GmbH, Stuttgart und Schwerin, dem ich das Kapitel 6.8 (▶ Kap. 6.8) verdanke, sind dies die Teilnehmer der Hygieneakademie Bad Kissingen, Mitglieder des Arbeitskreises Hygienefachkräfte Mittelfranken, Mitarbeiter des Bayerischen Staatsministeriums für Ernährung, Gesundheit und Verbraucherschutz, Repräsentanten von Heimaufsicht, MDK und Gesundheitsamt, meine Sekretärin Frau Anni Wehner und Frau Sabine Mann vom Kohlhammer Verlag. Vor allem aber danke ich meiner Frau, Claudia Schwarzkopf, die Korrektur gelesen hat, und den Kindern für ihre Geduld beim Erstellen dieses Buches.

Großenbrach, im Sommer 2003
PD Dr. med. habil. Andreas Schwarzkopf

Zur leichteren Orientierung im Text

Definition

Merke

Hinweise/Empfehlungen

Achtung/Vorsicht

Spezielle Pflegehinweise

Beispiel

Therapie

Hinweis: Der Begriff »Bewohner« steht auch für »Patienten«, »Klienten« und »Gäste«, je nach Tätigkeitsbereich der Hygienebeauftragten.

Inhaltsverzeichnis

Teil 4: Zum Nachschlagen und Finden

Teil 1: Hygienebeauftragter – Stellenbeschreibung

1 Hygienebeauftragter – Status, Ausbildung und Aufgaben

1.1 Status des Hygienebeauftragten

Garanten für Qualität

Mit der 2005 erschienenen Empfehlung der Kommission für Krankenhaushygiene und Infektionsprävention (KRINKO) am Robert Koch-Institut in Berlin (RKI) wurden Hygienebeauftragte in der Pflege nicht nur in Altenpflegeeinrichtungen, sondern auch bereichsbezogen in Krankenhäusern etabliert. In dieser Empfehlung »Personelle und organisatorische Voraussetzungen zur Prävention nosokomialer Infektionen« werden auch Einbindung in das Hygienemanagement und Aufgaben definiert. Bereits 2005 befürwortete die KRINKO mit seiner Empfehlung »Infektionsprävention in Heimen« das Ernennen von Hygienebeauftragten mit Stellenbeschreibung. Mit der 2011 erfolgten Neufassung des Infektionsschutzgesetzes (IfSG) wurde in § 23 Abs. 3 noch einmal eine Aufwertung der KRINKO-Empfehlungen vorgenommen, viele Bundesländer haben Hygienebeauftragte in der Pflege für das Krankenhaus zum Gesetz gemacht. Präzisierungen der Aufgaben erfolgten in den Empfehlungen der Kommission für Krankenhaushygiene und Infektionsprävention (KRINKO) am RKI, heute Kommission für Infektionsprävention in medizinischen Einrichtungen und Einrichtungen und Unternehmen der Pflege und Eingliederungshilfe beim RKI.

Die Aufgaben der Hygienebeauftragten werden ständig wichtiger, nicht nur, weil Hygiene ein obligater Bestandteil des gesetzlich geforderten internen Qualitätsmanagements ist, sondern auch, weil die »Krankenhausvermeidungspflege« immer weiter ausgedehnt wurde und damit der Anspruch an die Pflege in Alten- und Pflegeheimen, Tageskliniken, Ambulanten Diensten sowie Rehabilitationseinrichtungen weiter wächst. Dieser Trend wird auch in Zukunft anhalten.

Warum Hygienebeauftragte in Heimen?

Rechtsgrundlagen

Die gesetzlichen Forderungen im *§ 35* des *Infektionsschutzgesetzes* (IfSG) bzw. § 23 Abs. 3 IfSG für medizinische Einrichtungen lassen sich sowohl nach Ansicht des Medizinischen Dienstes der Krankenkassen (MD) wie auch des RKI nur durch Hygienebeauftragte mit der notwendigen Konsequenz erfüllen. Der für Gemeinschaftseinrichtungen verbindlich geforderte Hygieneplan muss einrichtungsbezogen und aktuell sein. Die Aufsichtsbehörden (Gesundheitsamt und Gewerbeaufsicht) werden im IfSG angewiesen, das zu kontrollieren, dabei sind auch die Belange des Arbeitsschutzes zu berücksichtigen. Hygienebeauftragte sollen nun zumindest Hygienefachpflegekräfte von extern zur Verstärkung bekommen können, dafür stehen Hygienebeauftragte in Rehabilitationseinrichtungen mit geringem Risiko nach der Vorstellung der KRINKO allein da, also ohne Hygienefachpflegekräfte oder Krankenhaushygieniker.

Merke

Zusammenfassend lässt sich also feststellen, dass der gesetzliche Druck für Qualitätsmanagement und Hygiene gegeben ist und zunehmend konsequenter geprüft wird. Dies geschieht – neben den genannten Behörden – auch durch Organisationen wie den Medizinischen Dienst der Krankenkassen (MD) und die Fachstellen für Heime und Behinderteneinrichtungen, die in den Bundesländern unterschiedliche Bezeichnungen tragen, aber als »Heimaufsicht« angesprochen werden können. Hygienebeauftragte sollten nach entsprechender Weiterbildung und Qualifizierung Mitglied des Qualitätszirkels werden und Kenntnisse bei der Entwicklung bzw. Vollendung des Hygieneplans und der Pflegestandards einbringen.

Da ein einmal erstellter Hygieneplan aktualisiert werden und den Mitarbeitern immer wieder nahe gebracht werden muss, ist die Ernennung eines Hygienebeauftragten in Heimen und anderen Einrichtungen nach § 35 IfSG sowie für jeden einzelnen Bereich einer medizinischen Einrichtung, der sich nach einer entsprechenden Ausbildung schwerpunktmäßig darum kümmert, sinnvoll.

Nach wie vor ist aber die Aufgabe des Hygienebeauftragten »ehrenamtlich« zu betreiben. Um jedoch die umfassenden Aufgaben erfüllen zu können, sollte eine – so auch von der KRINKO geforderte – Freistellung durch die Einrichtung ermöglicht werden (Empfehlungen ▶ Kap. 1.4).

Haftet der Hygienebeauftragte für Hygienemaßnahmen?

Haftung und Verantwortung

Der oder die Hygienebeauftragte hat normalerweise, auch wenn als Stabsstelle z. B. für mehrere Einrichtungen etabliert, die Funktion eines internen Beraters. Die Verantwortung für die Hygiene bleibt jedoch undelegierbar bei der Einrichtungsleitung. Diese sollte den Hygienebeauftragten den Mitarbeitern in einem Rundschreiben vorstellen und ihm so viel Autorität zubilligen, dass die Mitarbeiter seinen Anweisungen bezüglich der Erstellung und Durchführung des Hygieneplans Folge leisten. Bei Schwerstpflegeeinrichtungen ist die Möglichkeit der Beratung durch einen Krankenhaushygieniker zu erwägen, z.B. bei Wohngemeinschaften für Dauerbeatmete und ambulanten Diensten der außerklinischen Intensivmedizin. Im Krankenhaus ist sie ohnehin Pflicht.

1.2 Aufgaben des Hygienebeauftragten

Was ist zu tun?

Die Deutsche Gesellschaft für Krankenhaushygiene (DGKH) und die KRINKO unterbreiten diesbezüglich Vorschläge. Für Krankenhäuser und Rehabilitationseinrichtungen mit krankenhausähnlicher Versorgung gibt es auch Vorgaben in den Hygieneverordnungen der Bundesländer für medizinische Einrichtungen. Aus praktischer Erfahrung und den Berichten aktiver Hygienebeauftragter ist der nachfolgende Aufgabenkatalog entstanden:

A Begehung der Einrichtung oder des Zuständigkeitsbereiches unter hygienischen Gesichtspunkten

Hierbei sollen Hygienemängel erkannt und beschrieben werden (Soll-Ist-Erfassung). Mängel müssen nach einer Prioritätenliste, die sich nach Dringlichkeit und Kosten richtet, abgestellt werden (► Kap. 6.3 und ► Kap. 7).

B Mitwirkung bei der Einhaltung der Hygieneregeln und Infektionsprävention

Durch *regelmäßige Begehung* und Besprechungen mit Mitarbeitern verschaffen sich Hygienebeauftragte einen Überblick über die *praktische Umsetzung der Hygieneregeln.* Bei der Formulierung der Pflegestandards beraten Hygienebeauftragte die Pflegedienstleitung; das Pflegeteam wird bei hygienerelevanten Fragen, z. B. Schleimhautdesinfektion und Geräteaufbereitung, unterstützt. Die korrekte Durchführung wird überwacht (► Kap. 7). Bei Bedarf unterstützen sie auch die Hauswirtschaft und den Reinigungsdienst beim Erstellen von Standards und Schulungen und tragen durch Meldung von mangelnder Reinigungsleistung zum Qualitätsmanagement für den Reinigungsdienst bei.

C Mitwirkung bei der Erkennung nosokomialer Infektionen

Erkenntnisse über Nosokomialinfektionen liefern Aufzeichnungen über Infektionskrankheiten der Bewohner/Patienten, deren Häufigkeit, die Art der Erkrankungen, Erreger, Antibiotikawirksamkeit (falls bekannt) und die Häufung in bestimmten Bereichen. Dabei sollen Hygienebeauftragte Einsicht in medizinische Unterlagen nehmen dürfen bzw. Informationen von Ärzten und Pflegepersonal einholen, soweit sie für die Erkennung von Infektionen von Bedeutung sind (► Kap. 6.5). Hilfreich ist hier der enge Kontakt zu Hausärzten und regionalen Vertretern von Home-Care-Unternehmen, die ja häufiger z. B. als »Wundexperten ICW e. V.« oder »Wundmanager« die Versorgung von chronischen Wunden unterstützen.

D Unterrichtung bei Verdachtsfällen

Die für die entsprechenden Bereiche Verantwortlichen und Hygienebeauftragte müssen bei Verdacht auf einen Infektionsfall unverzüglich unterrichtet werden (► Kap. 6.5).

E Beratende Funktion

Die Erkennung, Verhütung und Bekämpfung nosokomialer Infektionen gelingt durch allgemeine und bereichsspezifische Beratung.

Alle Mitarbeiter sollen in Hygienebeauftragten kompetente Ansprechpartner für Infektionskrankheiten und notwendige Hygienemaßnahmen finden. Hierzu gehört auch die Klarstellung fehlerhafter und angstauslösender Informationen, z. B. aus der Laienpresse. Für die Mitarbeiter ist es wichtig zu wissen, wo nachgeschlagen oder fachliche Hilfe gesucht werden kann (▶ Kap. 1).

F Herausgeber des Hygieneplans, Berater bei Hygienefragen in der Pflege und für die Hauswirtschaft

Der Hygienebeauftragte muss die Konzepte für Standards und Arbeitsanweisungen der einzelnen Abteilungen bzw. Funktionsbereiche sammeln, durchsehen und in Form eines Hygieneplans zusammenfügen bzw. der Hygienefachkraft oder dem Hygieniker zuarbeiten. Natürlich können auch Hygienepläne unterschiedlicher Firmen oder Rahmenhygienepläne genommen werden. Diese müssen allerdings noch individuell zugeschnitten werden (▶ Kap. 4; ▶ Kap. 5 und ▶ Kap. 6.7). Zu diesem Aufgabenkomplex gehört auch die jährliche Hygieneplanrevision. Dies bedeutet aber nicht, dass der Hygieneplan neu geschrieben werden muss, es wird geprüft, ob er in allen Punkten (z. B. Desinfektionsmittel, Medizinprodukte) noch aktuell ist. Dazu gehört auch die Entscheidung, ob aktuelle KRINKO/RKI-Empfehlungen eingearbeitet werden müssen. Werden keine Änderungen notwendig, wird dies dokumentiert und die Prüfung ist abgeschlossen.

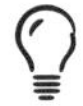

Merke

Ausgewogenheit ist angebracht. Nicht alles, was möglich ist, ist auch nötig!

G Dokumentation

Zur Erfolgskontrolle und zur Erlangung von Rechtssicherheit ist das Einführen (Etablieren) und Überwachen eines Dokumentationssystems erforderlich. Dies umfasst neben dem internen Meldewesen die Dokumentation z. B. von Sterilisationsmaßnahmen (▶ Kap. 4 und ▶ Kap. 6).

H Gründung einer Hygienekommission oder eines Hygieneteams bzw. Mitarbeit darin

Die Hygienekommission ist ein Forum, in dem notwendige Maßnahmen aller Bereiche der Einrichtung diskutiert, geplant und beschlossen werden können (▶ Kap. 6.6). Sie ist daher auch sinnvoll in Einrichtungen, für die sie nicht vorgeschrieben ist, kann aber hier einen anderen Namen tragen, z. B. »Qualitätszirkel Hygiene«.

I Gestaltung von Personalschulungen

Das Unterbrechen von Infektionswegen erfordert besondere Maßnahmen im Bereich der Pflege, aber auch der Hauswirtschaft. Diese Maßnahmen müssen theoretisch vermittelt und praktisch geübt werden (▶ Kap. 8). Eine mindestens jährliche Schulung ist gesetzlich vorgeschrieben, i.d.R. sind aber kürzere Abstände und häufigere Wiederholungen sinnvoll.

Gefordert sind auch so genannte Anwendungsbeobachtungen. Dabei beobachten die Hygienebeauftragten Kollegen bei hygienerelevanten Tätigkeiten, z.B. bei der Händedesinfektion (Durchführung und Einhaltung der Indikationen) oder pflegerischen Tätigkeiten wie Manipulationen am harnableitenden System oder Verbandwechsel. Personengruppen, die in den Bewohnerzimmern arbeiten, z.B. Reinigungskräfte, müssen mit dem Umgang mit Schutzkleidung vertraut gemacht werden und diesen sicher beherrschen.

Merke

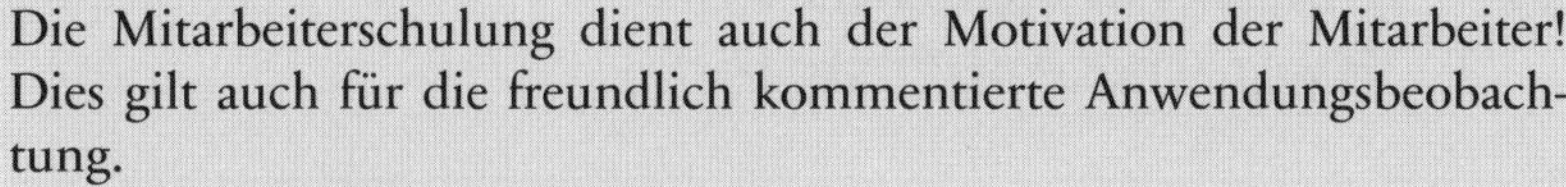

Die Mitarbeiterschulung dient auch der Motivation der Mitarbeiter! Dies gilt auch für die freundlich kommentierte Anwendungsbeobachtung.

J Mitarbeit in Qualitätszirkeln

Da Hygiene obligater Bestandteil der Pflegequalität ist, ist für Hygienebeauftragte eine Mitwirkung in Qualitätszirkeln der Pflege auf stationärer (Station, Wohnbereich) oder Einrichtungsebene notwendig. Die Hygienekommission (Punkt H) kann durch einen »Qualitätszirkel Hygiene« ersetzt werden (▶ Kap. 6.7 und ▶ Kap. 6.9), der bei großen Trägern oder Verbünden auch hausübergreifend agieren kann.

K Praktische Anleitung während der Fortbildung

In der Weiterbildung befindliche Hygienebeauftragte für Pflegeeinrichtungen bedürfen der praktischen Anleitung. Diese Forderung der Deutschen Gesellschaft für Krankenhaushygiene (DGKH) und der KRINKO geht davon aus, dass Hygienebeauftragte im Rahmen der Zusatzausbildung auch ein Praktikum in einer anderen Einrichtung machen sollen (▶ Kap. 1.6).

L Mitwirkung bei der Auswahl hygienerelevanter Verfahren und Produkte

Die Mitsprache bezieht sich z.B. auf Desinfektionsmittel, Einmalartikel, Medizinprodukte, Ver- und Entsorgungsverfahren. Hygienebeauftragte sollen in den Entscheidungsprozess für die Produkte verschiedener Anbieter mit einbezogen werden (▶ Kap. 6). Dabei geht es in erster Linie um die problemlose Aufbereitung von Medizinprodukten in der Einrichtung.

M Mitwirkung bei der Planung funktioneller und baulicher Maßnahmen

Funktionelle Maßnahmen wie z. B. Logistikplanung, Ablaufpläne in der Pflege und in der Hauswirtschaft erfordern gelegentlich die Mitwirkung des Hygienebeauftragten.

Bei Umbau- und Sanierungsmaßnahmen sowie Neubauplanungen sollte natürlich auch auf optimale Hygiene in den Abläufen geachtet werden. Aufgrund der zum Teil hohen Kosten solcher Maßnahmen ist es ratsam, einen hauptamtlichen Hygieniker (Facharzt für Hygiene und Umweltmedizin oder Facharzt für Mikrobiologie und Infektionsepidemiologie mit entsprechenden Kenntnissen) hinzuzuziehen.

Die Liste der Aufgaben des Hygienebeauftragten erscheint lang. Sie denken, das schaffen Sie nicht? Alles ist halb so schlimm, wie es scheint.

1.3 Selbstverständnis von Hygienebeauftragten

Beraten oder belehren?

Hygienebeauftragte sind, vom rein juristischen Standpunkt aus betrachtet, *interne Berater*. Der Erfolg ihrer Tätigkeit hängt maßgeblich davon ab, wie sie selbst ihre Rolle definieren und wie sie innerhalb der Einrichtung, vor allem durch die Einrichtungsleitung, Pflegedienstleitung und ggf. Hauswirtschaftsleitung, soweit nicht in Personalunion mit dem Amt des Hygienebeauftragten, betrachtet und unterstützt werden. Wird die Funktion des Hygienebeauftragten zusätzlich zu einer leitenden Funktion übernommen, gibt es i. d. R. keine Probleme. Oft aber werden Hygienebeauftragte aus der Reihe der Mitarbeiter ohne leitende Funktion gewählt. Eben noch gleichberechtigtes Mitglied eines Teams sollen sie nun – mit erweiterten Aufgaben und Kompetenzen – anleiten, informieren und eventuell belehren. Dieser plötzliche Rollenwechsel gelingt bei aller Anerkennung und dem Zutrauen, eine erweiterte Tätigkeit ausführen zu können, nicht jedem Menschen auf Anhieb.

Wissen ist Überzeugungskraft

Hygienebeauftragte benötigen daher eine *fundierte Fortbildung*, um die ihnen zugedachten Aufgaben nicht nur mit dem nötigen *fachlichen Hintergrund*, sondern auch der entsprechenden – und notwendigen – *Selbstsicherheit* angehen zu können. Überzeugend wirkt nur, wer selbst überzeugt ist! Dies kann nicht innerhalb weniger Tage geschehen, sondern ist ein Prozess theoretischer Erkenntnis in Verbindung mit praktischer Tätigkeit, der durch Fortbildungen während der Tätigkeit (z. B. jährlich) immer wieder aktualisiert und unterstützt werden muss. Manche Einrichtungen stärken ihren Hygienebeauftragten den Rücken, indem gelegentlich eine Hygienefachkraft oder sogar ein Krankenhaushygieniker zu einer gemeinsamen Begehung mit abschließender Besprechung eingeladen wird, sofern nicht – wie im Krankenhaus- und Teilen des Rehabilitationsbereiches – ohnehin vorgeschrieben.

Die Tätigkeit des Hygienebeauftragten ist ein *Ehrenamt.* Normalerweise ist sie begleitend zur regulären Tätigkeit zu erledigen. Motivierte Hygienebeauftragte opfern erfahrungsgemäß einen Teil ihrer Freizeit, was aber nicht zur Regel werden sollte. Daher ist es sehr wichtig, Hygienebeauftragten für ihr Amt eine angemessene Freistellung zukommen zu lassen (▶ Kap. 1.4). Neben dem Effekt, dass Hygienebeauftragte ihre Tätigkeit besser vorbereitet ausführen können, ist der Sekundäreffekt der Statusaufwertung innerhalb der Einrichtung gleichfalls unverzichtbar. Eine *Freistellung* für eine bestimmte *Tätigkeit* ist für alle Mitarbeiter ein Zeichen, dass diese Tätigkeit innerhalb der Einrichtung *notwendig* ist und der Einrichtungsleitung ein »Arbeitszeitopfer« wert ist. Aber auch Hygienebeauftragte selbst empfinden eine Freistellung als höchst *motivierende Anerkennung* ihrer Tätigkeit. Andererseits darf keinesfalls der Eindruck entstehen, dass nur der Hygienebeauftragte selbst für die Hygiene in der Einrichtung zuständig ist. Immer wieder muss klar gemacht werden, dass jeder Einzelne für seinen Tätigkeitsbereich verantwortlich ist und damit auch Verantwortung für die Hygiene trägt. Hygienebeauftragte sollten sich daher v. a. als Koordinatoren und Berater verstehen. Dazu gehört neben der Formulierung klarer Arbeitsanweisungen auch die Aufgabe, diejenigen zu überzeugen, die ihrer Tätigkeit motivierter nachgehen, wenn sie verstanden haben, warum sie etwas tun sollen. Für die Mitarbeiter, die solchen Hinweisen nicht folgen können oder wollen, mag der Hinweis auf die geltende Rechtslage sowie mögliche arbeitsrechtliche Konsequenzen bei Nichtbeachtung der Vorgaben genügen. Durch wachsende Qualitätsansprüche steigen die Anforderungen ständig, dazu ist jeden Tag eine Flut von Informationen zu verarbeiten. Kein Wunder also, wenn manche Menschen auf Neuerungen wie z. B. eine zusätzliche Hygieneregel nicht begeistert reagieren. Die Kunst erfolgreicher Hygienebeauftragter besteht darin, negative Reaktionen nicht auf die eigene Person oder die Sache zu beziehen, sondern als Ausdruck des momentanen Zustandes des Betreffenden zu akzeptieren. Sie warten einen günstigeren Moment ab, um die Überzeugungsarbeit fortzusetzen.

Freistellung ist notwendig

Der Erfolg von Hygienebeauftragten hängt auch maßgeblich davon ab, welche Rolle sie innerhalb der Einrichtung zugewiesen bekommen. Hygienebeauftragte, Pflegedienstleitung, Hauswirtschaftsleitung und Einrichtungsleitung müssen gemeinsam die *Position und Kompetenzen* festlegen (▶ Kap. 6.1 und unten). Hygienebeauftragte betreuen zahlreiche Schnittstellen in der Einrichtung (▶ Abb. 1.1), die bei der Pflege des Qualitätsmanagements (▶ Kap. 6.8) von erheblicher Bedeutung sind. Wer das Amt der Hygienebeauftragten innehat, haftet dem Arbeitgeber arbeitsrechtlich dann, wenn er die Funktion nicht wahrnimmt. Dem Autor ist jedoch kein solcher Fall bekannt.

Aufgaben klar definieren

Wichtig für die Arbeit der Hygienebeauftragten ist das Management von Schnittstellen in der Einrichtung. Zeitabläufe und Verfahren in Hauswirtschaft und Pflege, aber auch im Bereich Lebensmittellogistik und Küche sind zu koordinieren. Fragen aus allen drei Bereichen sind zu klären. Dabei sind die Anforderungen der Aufsichtsbehörden sowie die Integration des allgemeinen Qualitätsmanagements der Einrichtung zu beachten.

Gemeinsam wird nun festgelegt, welche *Aufgaben* konkret auf den oder die Hygienebeauftragte zukommen. Aus dieser Festlegung entsteht die *Stellenbeschreibung*, die regelt, welche Rechte und welche Pflichten der zukünftige Hygienebeauftragte in der Einrichtung hat.

Abb. 1.1: Schnittstellen in der Einrichtung

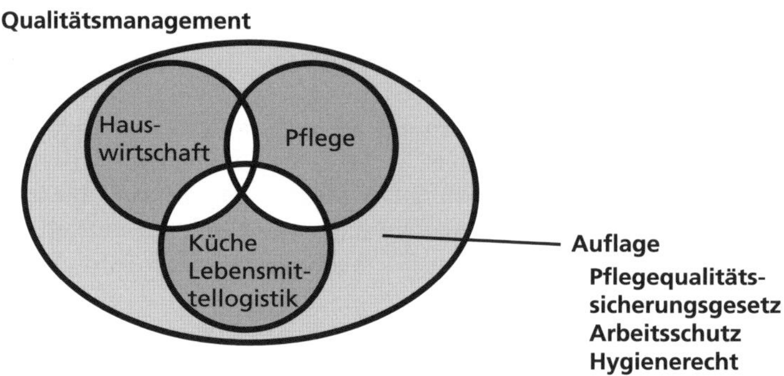

1.4 Freistellung von Hygienebeauftragten

Dies ist naturgemäß ein schwieriger Diskussionspunkt. Dennoch, gut Ding will Weile haben! Eine Freistellung, und sei es nur eine Stunde in der Woche, verschafft Zeit zur Wahrnehmung der zusätzlichen Aufgaben und dokumentiert den Status gegenüber den Mitarbeitern.

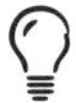

Merke

Generell kann gesagt werden, dass die Notwendigkeit von Hygienemaßnahmen und die Intensität ihrer Durchführung vom Zustand der betreuten Bewohner abhängig sind.

Hierbei können nach der KRINKO-Empfehlung »Infektionsprävention in Heimen« zwei Risikogruppen unterteilt werden (für Reha und Krankenhaus siehe Abschnitt »Berechnung der empfohlenen Freistellung«):

Übersicht 1: Infektionsbezogene Risikogruppen

Überwiegend soziale Betreuung: Geringes Risiko für Infektionen

Rüstige Senioren
Diese Personen sind (leicht eingeschränkt) mobil und leiden nicht an abwehreinschränkenden Grunderkrankungen. Betreutes Wohnen un-

terliegt dem bevölkerungsüblichen Risiko, solange keine Pflegetätigkeit stattfindet.

Eingeschränkt mobile Bewohner
Bewohner, die bereits einen Großteil des Tages in ruhender Position verbringen und/oder an abwehreinschränkenden Grundkrankheiten (Diabetes, Krebs, Rheuma oder Asthma, Leberzirrhose u. a.) leiden. Die Grundkrankheit kann therapeutisch im Wesentlichen beherrscht werden.
In diese Fraktion gehören auch weite Teile der außerklinischen Intensivmedizin (Wohngemeinschaften von Dauerbeatmeten, Risiken siehe unten), ein Teil der Betreuten gehört (z. B. im Wachkoma) zur folgenden Kategorie.

Pflegerische Betreuung: Erhöhtes Risiko für Infektionen

Immobile Bewohner
Diese Bewohner sind überwiegend bettlägerig. In diese Kategorie fallen auch Bewohner mit abwehrschwächenden Grunderkrankungen, die therapeutisch momentan nur schwer beherrschbar sind, sowie Bewohner mit akuten schweren Infektionen der oberen Luftwege und des Darmes.

Beatmete und stark abwehrgeschwächte Pflegebedürftige
Es handelt sich um Pflegebedürftige, die umfassend pflegerisch versorgt werden müssen, Wachkomapatienten, Bewohner mit sehr hohem Infektionsrisiko, Krebspatienten in späten Stadien, Bewohner mit ausgeprägter COPD bspw., aber auch Tracheotomierte, die häufig abgesaugt werden müssen. Betroffen sind auch Bewohner mit lokaler Abwehrschwäche, z. B. durch Lungenemphysem, Mukoviszidose, schwere Hauterkrankungen, ausgedehnte Hautulzera bzw. chronischen Wunden. Gerade diese Gruppe weist überdurchschnittlich häufig Besiedlungen mit multiresistenten Erregern auf.

Akut Erkrankte
Hierzu gehören Bewohner, die an einer Infektionskrankheit leiden, z. B. einer akuten Infektion der oberen Luftwege. Weiterhin handelt es sich um Bewohner mit abwehrschwächenden Grunderkrankungen in der Akutphase. Hinzu kommen Patienten mit abwehrschwächender Medikation, z. B. mit Kortikoidpräparaten in Kombination mit anderen Immunsuppressiva.

Berechnung der empfohlenen Freistellung

Zeitaufwand

Einleuchtend ist, dass die pflegerische Betreuung von Bewohnern einen erhöhten Aufwand gegenüber der sozialen Betreuung bei der Durchführung von Hygienemaßnahmen beinhaltet. Eine offizielle Berechnung durch z. B. die KRINKO liegt bis heute nicht vor, man kann sich den Bedarf aber ableiten.

Legt man die für das Krankenhaus festgelegten Risikoabstufungen und Hinweise zur Bestimmung der Pflegeintensität aus den KRINKO-Empfehlungen zur personellen Ausstattung mit Hygienekräften zugrunde, kann für überwiegend sozial betreute Bewohner der Wert aus dem Reha-Bereich (rüstige Bewohner = eine Vollzeitstelle für 500 Betten) und dem Bereich mit Pflegeaufwand (= eine Vollzeitstelle für 200 Betten) gebildet werden. Damit ist es zulässig, für 350 Betten eine Vollzeitstelle für den Hygienebeauftragten zu veranschlagen. Für Schwerstpflegebedürftige und besonders gefährdete Bewohner wird eine Vollzeitstelle pro 200 Betten angenommen. Dies ergibt einen rechnerischen Bedarf von 11,5 Minuten für pflegerische Betreuung und 6,6 Minuten für soziale Betreuung pro Woche und Bett.

Die Krankenhausrichtlinien lassen sich nicht direkt auf Altenpflegeeinrichtungen übertragen. Daher werden die in der Klinik ermittelten Minutenwerte im Altenpflegebereich reduziert.

Empfohlene Freistellungszeit

Die empfohlene Freistellungszeit zur Durchführung des Hygienemanagements liegt bei mindestens:

- 3 Minuten pro Bewohner und Woche für soziale Betreuung und
- 6 Minuten für pflegerische Betreuung einschließlich Schwerstpflegebereiche.

Diese Anhaltswerte sind für die Kontrolle eines bereits etablierten und laufenden Hygienemanagements gültig und enthalten Schulungen, Fortbildungen für die Hygienebeauftragten selbst. Selbstverständlich erfordert die Etablierung des Hygienemanagements, die Einführung neuer Hygieneanweisungen sowie die Einweisung der Mitarbeiter wesentlich mehr Zeit.

Auch nach der Einführung und bei reibungsloser Durchführung des Hygienekonzeptes sollte eine gewisse Freistellung beibehalten werden, um die Durchführung angemessen kontrollieren und Mitarbeiterschulungen vorbereiten und durchführen zu können.

Im *Rehabilitationsbereich* wird von der KRINKO bei niedrigem Risiko eine Vollzeitstelle Hygienefachpflegekraft pro 500 Betten gefordert, wobei ggf. zusätzliche Risiken zu bewerten sind. Im *Krankenhaus* richtet sich der Bedarf nach Betten in den einzelnen Fachgebieten und kann nach den Angaben der entsprechenden KRINKO-Empfehlung berechnet werden, wobei diese Werte bereits bei den Gesundheitsämtern einzureichen waren und sich auf Hygienefachkräfte beziehen. Dabei werden die medizinischen Fachgebiete und Maßnahmen wie Intensivpflege, Operationen und ambulante Eingriffe in verschiedene Risikogruppen eingeteilt und mit einer Vollzeitstelle von 100 bis 500 Betten verknüpft. Für Pflegeeinrichtungen gibt es dort keine Hinweise, so dass das oben Gesagte weiter gelten kann. Auch für die Funktion der Hygienebeauftragten in der Pflege für Krankenhäuser wird zwar eine Aufgabenzuordnung vorgenommen, aber keine

Stundenzahl benannt. In der Rehabilitation werden fünf Risikogruppen unterschieden: Hoch, Mittel, Niedrig, Gering und alltagsgleich. Während bei Hoch-Niedrig auch Hygienefachpflegekräfte und Krankenhaushygieniker beschäftigt oder vertraglich vorhanden sein müssen, sind bei geringem Risiko nur Hygienebeauftragte im Rehabilitationsbereich ohne Angaben zur Freistellung vorgesehen. Allerdings erscheint es sinnvoll, auch hier für die verschiedenen Bereiche einer Rehabilitationsklinik einen Schlüssel von einer Vollzeitstelle pro 500 Betten zu unterstellen. Rechenbeispiel:

Eine Rehabilitationsklinik hat eine orthopädische Abteilung mit 100 Betten, eine Psychosomatik mit 40 Betten und eine Rheuma-Abteilung mit 30 Betten. Hygienebeauftragte sind gefordert für die orthopädische und die Rheuma-Abteilung. Daraus ergibt sich folgender Bedarf:

Vollzeitstelle pro Bett: 0,002
Orthopädie: 100 x 0,002 = 0,2 Vollzeitstellen
Rheumatologie: 30 x 0,002 = 0,06 Vollzeitstellen
Psychosomatik: 0 x 0,002 = 0 Vollzeitstellen.

Damit benötigen Hygienebeauftragte in der Orthopädie-Abteilung hier eine Freistellung im Umfang von 0,2 Vollzeitstellen, in der Rheumatologie 0,06 Vollzeitstellen, in der Psychosomatik, die als alltagsgleich gilt, keine Hygienebeauftragten.

1.5 Stellenbeschreibung des Hygienebeauftragten

Verbindliche Beschreibung der Aufgaben

Die nachfolgend dargestellte Musterstellenbeschreibung kann natürlich in dieser Form nicht für jede Einrichtung zutreffen und ist als Beispiel anzusehen. Die dazugehörigen Überlegungen sind nach den einzelnen Ziffern eingefügt. Für die effektive Tätigkeit eines Hygienebeauftragten ist es sehr wichtig, dass diese Stellenbeschreibung nicht nur auf dem Papier besteht, sondern praktisch umgesetzt wird. Es macht auch nichts, wenn sie nicht gleich umfassend ist und in den Folgejahren ergänzt wird. Einrichtungen wie auch Hygienebeauftragte werden sich weiterentwickeln und neue Möglichkeiten ausarbeiten.

Übersicht 2: Stellenbeschreibung der Hygienebeauftragten

Stellenbeschreibung

1. Personenbezogene Daten
Name, Vorname, Geburtsdatum.

2. Berufliche Qualifikation
Z.B. examinierter Altenpfleger, Kranken- und Gesundheitspflegerin, und zusätzlich erworbene Qualifikationen wie bspw. Stationsleitung, Wohnbereichsleitung, PDL. Neben der Pflege können auch Hauswirtschaftsmeisterin, Hauswirtschaftsleitung etc. für ihre jeweiligen Bereiche die Ausbildung machen (dies ist jedoch in Krankenhäusern und Heimen nicht gefordert, obwohl durchaus sinnvoll).

3. Qualifikationen als Hygienebeauftragter
Nennung absolvierter Hygienefortbildungen mit Stundenzahlen sowie eventuell ähnliche Tätigkeiten in anderen Einrichtungen.

4. Aufgabenstellung
Hier werden aus der in Kapitel 1.2 angeführten Aufgabenstellungen diejenigen ausgewählt, die Hygienebeauftragte in der jeweiligen Einrichtung abhängig von Größe, Bewohnerzustand und Qualitätsanforderungen ausführen sollen.

5. Art der Tätigkeit und Wochenstundenzahl
Von der Funktion her handelt es sich bei der Tätigkeit der Hygienebeauftragten um eine Stabsstelle. In dieser Eigenschaft arbeiten Hygienebeauftragte der Einrichtungsleitung sowie der Pflegedienstleitung und der Hauswirtschaftsleitung zu. Die vorgenommene Freistellung wird in Wochenstunden angegeben. Man kann dem Berechnungsbeispiel in Kapitel 1.4 folgen, es können aber auch andere Werte eingesetzt werden. Aus den vorab genannten Gründen (▶ Kap. 1.3) sollte auf eine Freistellung jedoch *nicht* verzichtet werden.

6. Unterstellte Mitarbeiter
Das Amt des Hygienebeauftragten zieht normalerweise keine Unterstellung nach sich. Hygienebeauftragte fungieren als Berater für alle Mitarbeiter sowie als Ansprechpartner mit Fachwissen auf dem Gebiet der Infektiologie und Hygiene.

7. Vorgesetzte
Hier wird empfohlen, dass Hygienebeauftragte in ihrer Funktion direkt der Einrichtungsleitung unterstellt ist. Die Frage stellt sich natürlich nicht, wenn Heimleitung, Pflegedienstleitung oder Hauswirtschaftsleitung selbst das Amt des Hygienebeauftragten wahrnehmen. Sie ist aber für die Mitarbeiter von Interesse, die durch ihre Pflegetätigkeit der PDL unterstellt bleiben. Als Hygienebeauftragte sollten sie jedoch direkt der Heimleitung berichten können.

Bezüglich des Qualitätsmanagements sollte der Hygienebeauftragte eng mit dem Qualitätsmanager zusammenarbeiten, diesem aber nicht unterstellt sein. Es handelt sich hierbei um eine Empfehlung des Autors, Rechtsgrundlagen gibt es hierfür derzeit nicht. Das Modell hat sich jedoch in Krankenhäusern bereits bewährt und wird z. B. bei Fachkräften der Bundeswehr durchgeführt. Stabsärzte bspw. haben einen Fachvorgesetzten, nämlich den ranghöheren Arzt, in der Einrichtung aber einen Disziplinarvorgesetzten, der die Einrichtung kommandiert, ohne Arzt zu sein.

8. Regelung der Stellvertretung
Sie ist problematisch, wenn eine Einrichtung nur einen Hygienebeauftragten ausbilden kann oder will. Viele Hygienebeauftragte können im Kreise der Mitarbeiter durchaus Einzelne benennen, die sich für Fragestellungen der Hygiene mehr interessieren als die anderen. Diese kommen als potenzielle Stellvertreter auch ohne Ausbildung in Frage, wenn sie besonders gründlich in den Hygieneplan eingewiesen werden und sich mit der Thematik einrichtungsbezogen mit den ausgebildeten Hygienebeauftragten auseinandersetzen. Natürlich wird damit nicht der Status eines ausgebildeten Hygienebeauftragten erreicht, aber zur Überbrückung von Urlaubszeiten, Krankheitstagen oder anderen Fehlzeiten des eigentlichen Hygienebeauftragten steht ein weiterer Ansprechpartner zur Verfügung. Hier kann eine Hauswirtschaftsleitung mit einer Ausbildung zur Hygienebeauftragten (siehe Punkt 3) sinnvoll sein.

9. Dokumenteneinsicht
Um ihre Aufgaben wahrnehmen zu können, müssen Hygienebeauftragte Einsicht in alle Unterlagen der Pflegedokumentation nehmen können, einschließlich Arztbriefe, ggf. nach Rücksprache mit den zuständigen Ärzten. Sie sollten, soweit relevant, an Ausschreibungen für Medizinprodukte, Reinigungs- und Desinfektionsmittel sowie ggf. hygienerelevante Dienstleistungen wie externe Wäscherei und Gebäudereinigung beteiligt werden. Sie müssen auch die Möglichkeit erhalten, eingehende Angebote aus hygienischer Sicht zu prüfen und dazu Kommentare abzugeben. Dies ergibt sich eindeutig aus dem Infektionsschutzgesetz und den Hygieneverordnungen der Bundesländer, insofern ist der Datenschutz aufgehoben.

1.6 Ausbildung des Hygienebeauftragten

Hygiene lernen braucht Zeit

Nachdem in der Anfangszeit Vorstellungen bzgl. der Ausbildung relativ unterschiedlich waren, setzt sich mittlerweile ein *Konzept* durch, das von einer vier- bis sechswöchigen *Ausbildung* in einem *modularen System* ausgeht. Dabei werden i. d. R. zunächst einwöchige Kurse absolviert, dazwischen liegen wiederholt Pausen von mehreren Wochen bis Monaten, in denen in der Einrichtung *praktisch gearbeitet* werden kann. Die Ausbildung sollte mit einer schriftlichen Prüfung abschließen. Im Folgenden werden die Anforderungen dargestellt, die an eine Ausbildung zu stellen sind. Auch Selbststudienteile mit Lehrmaterial oder Online-Blöcke sind sinnvoll, Fernlehrgänge sollten Präsenzzeiten haben und zertifiziert (ZFU) sein.

1.6.1 Ausbildungsinhalte

Vermitteln von Übertragungswegen zu ausgewählten Krankheitserregern als theoretische Grundlage für Hygienemaßnahmen
Dies ist erforderlich, um die Mitarbeiterfrage: »Warum soll ich das machen?« kompetent und motivierend beantworten zu können. Hierzu gehört die Darstellung der Übertragung und Aufnahme ausgewählter Erreger.

Vermittlung der gesetzlichen Grundlagen und allgemeiner Kenntnisse bzgl. der Hygieneregeln
Neben der sicheren Antwort auf die Frage: »Wo steht, dass ich das machen muss?« wird die Zusammenarbeit mit den Aufsichtsbehörden erleichtert. Eventuelle Richtlinien oder Empfehlungen der Bundesländer sind zu berücksichtigen, ggf. die Hygieneverordnungen der Länder (► Kap. 3). Angebote der Industrie sollten kritisch hinterfragt werden, ob sie wirklich für die Einrichtung sinnvoll sind.

Die Ausbildung muss Fähigkeiten zur Risikoabschätzung beinhalten.
Dadurch sollen übertriebene Maßnahmen und unnötige Kosten vermieden, aber unter Berücksichtigung der gegebenen Möglichkeiten eine möglichst optimale Hygiene eingeführt werden. Dies gilt für alle Bereiche der Einrichtungen, einschließlich Wäscherei und Küche und ggf. Schädlingsbekämpfung.

Grundkenntnisse der *Krankheitslehre* sowie der Symptomatik der *Infektionskrankheiten*, aber auch der möglichen *abwehrschwächenden Grunderkrankungen* älterer Menschen bzw. von Menschen mit Einschränkungen sind zu erwerben. In Zusammenarbeit mit den jeweiligen Hausärzten muss es ermöglicht werden, besondere *Infektionsrisiken* einzelner Bewohner bzw. Pflegebedürftiger zu erkennen und entsprechende *Präventionsmaßnahmen* zu ergreifen.

Die Ausbildung sollte theoretische Grundlagen sowie die praktische Vorgehensweise bei Qualitätsmanagement und Qualitätssicherung beinhalten.
Die hier etablierten Grundlagen der Analyse, Planung, Durchführung und Dokumentation von Maßnahmen kann auf alle Bereiche der Einrichtung übertragen werden. Ein konsequent durchgehaltener, einheitlicher Aufbau der Anweisungen erleichtert den Mitarbeitern den Zugang und der Einrichtung insgesamt eine ggf. geplante Zertifizierung.

Hierzu gehört auch die Kenntnis von Prüfverfahren, z. B. die Durchführung von mikrobiologischen Untersuchungen zur Kontrolle des Hygienestandards.

Die Ausbildung muss den Teilnehmer befähigen, Arbeitsanweisungen aussagekräftig, nachvollziehbar und rechtlich eindeutig zu formulieren.
Besonderer Schwerpunkt ist hier die Auseinandersetzung mit Problemen, auch als Krisenmanagement oder »Trouble Shooting« bezeichnet.

Die Ausbildung muss Hinweise bzgl. besonderer Hygienesituationen, z. B. Tiere in Heimen, beinhalten.

Die Ausbildung muss Wege der Weitergabe der erworbenen Kenntnisse innerhalb der Einrichtungen umfassen.
Anhand von Fallgeschichten und Beispielen erhält der Teilnehmer die Möglichkeit, seinen Mitarbeitern Infektionsrisiken plastisch und angemessen unterhaltsam (und damit motivierend!) vorzutragen, auf Angebote für Schulungsmittel wird hingewiesen. Es ist sinnvoll, eine Ausbildungsstätte zu wählen, die während der kursfreien Zeit kostenlos Fragen beantwortet oder eine Praxisanleitung zur Verfügung stellt. Weniger dringende Fragen können zu Anfang der jeweils neuen Kursblöcke gestellt werden. Immer wieder werden Praktika diskutiert und von der DGKH auch gefordert. Geeignete Praktikumsplätze stehen nicht in ausreichender Zahl zur Verfügung, weshalb die KRINKO Praktika auch nicht zwingend fordert. Wegen der zunehmend engeren Personalsituation erscheint auch ein Fernlehrgang, der theoretische Inhalte vor Ort aus Lehr- bzw. Studienbriefen erlernen lässt und in einer angemessenen Zahl von Präsenzzeiten vertieft, eine sinnvolle Alternative zu gar keiner Ausbildung. Hierbei sind die Vorstellungen der einzelnen Bundesländer zu berücksichtigen. Sinnvoll ist hier auch eine EDV-Einweisung, insbesondere für die Infektionserfassung, die Erstellung von Präsentationen und die Internetrecherche. Neuerdings ist auch verantwortungsbewusster Umgang mit KI ein Thema.

Merke

Wichtig ist es auch, nach Abschluss der Ausbildung und während der praktischen Tätigkeit etwa alle ein bis zwei Jahre eine Fortbildungsveranstaltung zu besuchen, um neue Entwicklungen mitzubekommen und sich mit anderen Teilnehmern zur praktischen Umsetzung auszutauschen. Bei dieser Gelegenheit können auch neue Anregungen für Personalschulungen gewonnen werden. Für Hygienebeauftragte in der Pflege im Krankenhaus ist das gesetzlich in den Hygieneverordnungen für medizinische Einrichtungen der Bundesländer meist vorgeschrieben.

Teil 2: Die Grundkenntnisse des Hygienebeauftragten

2 Mikrobiologie – das sollte man schon wissen

2.1 Der Mensch als Wirt für Mikroorganismen

Mikroben – immer und überall präsent

Mikroorganismen leben in und auf uns. Zahlenmäßig führend sind die Bakterien, etwa 700 g unseres Körpergewichtes sind reine Bakterienmasse! Diese Bakterien sind auf und im gesamten Körper verteilt. Große Mikrobiombereiche, wie z. B. im Dickdarm, werden heute als »Mikrobiom« angesprochen. Damit ist gemeint, dass neben den anzüchtbaren Bakterien auch solche, die bisher nur molekularbiologisch erfasst wurden, einbezogen werden. Hier einige Beispiele:

Haut

- Residentes Mikrobiom: Mikrokokken, Staphylokokken (Staphylococcus-epidermidis-Gruppe), Korynebakterien.
- Kopf: Speziesmischung aus Hautmikrobiom, v. a. Cutibacterium acnes, 1.500.000 Keime/cm^2.
- Rücken, Füße: Hautmikrobiom, 500 bis 1.000 Keime/cm^2.
- Stirn: Hautmikrobiom, 100.000 Keime/cm^2.
- Schweißdrüsenregionen: 2.000.000 Keime/cm^2.

Hände

- Hautmikrobiom, transiente Flora (z. B. E. coli), 1.000 bis 5.000 Keime/cm2.
- Fingerkuppen ca. 100 Keime/cm2.

Atemwege

- Nase: Hautmikrobiom, Cutibakterien, evtl. Staphylococcus aureus.
- Rachen: wie Mund, dazu evtl. auch Meningokokken, Pneumokokken, Streptococcus pyogenes.
- Kehlkopf/Luftröhre: wie Rachen mit geringerer Keimzahl.
- Bronchien: steril.

Verdauungstrakt

- Mund: > 300 Arten, 1 bis 100 Mio. Keime/ml Speichel (vergrünende Streptokokken, Neisserien, Staphylokokken, Anaerobier, gelegentlich Haemophilus, Pneumokokken, Pilze wie Candida und Viren wie Herpes simplex).
- Oesophagus: wie Mund.
- Magen: aufgrund der Magensäure keimarm, transiente Flora (Reste der Rachenflora, aus Lebensmitteln und Getränken) in einer Menge von ca. 10 bis 1.000 Keime/ml Mageninhalt.
- Duodenum: keimarm.
- Dünndarm: wenige Arten (Bifidobakterien, Enterokokken, E. coli und andere Enterobakterien, Anaerobier), ca. 1.000 Keime/ml Darmsekret.
- Dickdarm: > 2.000 Arten, 1.000 Milliarden (1012)/g Stuhl. 99% Anaerobier, z.B. Clostridien, Bacteroides, anaerobe sowie fakultativ anaerobe Bakterien wie E. coli; coliforme Bakterien, Enterokokken, evtl. Pilze wie Candida, Staphylokokken, Pseudomonas und andere fakultativ pathogene Keime.

Die Besiedelung des Darms beginnt mit der Geburt, zunächst fast nur Bifidobakterien und Laktobazillen, dann nach und nach die vollständige Darmflora. Ernährungsbedingt kann die Darmflora verschoben sein. Im Alter überwiegen die Clostridien, was erklärt, warum alte Menschen häufig anfällig für rezidivierende Clostridioides-difficile-Infektionen sind.

Harnwege

- Blase und Nieren: steril.
- Harn: 10 bis 10.000 Keime/ml durch Harnröhrenmündungsflora.
- Harnwege: sollten mit Ausnahme der äußeren Harnröhrenmündung steril sein.

Genitalbereich

Äußere Genitale: Besiedelung entspricht der Haut, dazu kommen apathogene Treponemen, Mykobakterien, Enterokokken und Anaerobier. Das weibliche Genital wird nach der Pubertät und vor der Menopause durch Laktobazillen vor der Besiedlung mit Enterobakterien und Hefepilzen geschützt.

Aber auch Viren fühlen sich bei uns wohl. Fast jeder Bundesbürger wird bereits im Kleinkindalter mit dem Herpes-simplex-Virus infiziert, das den Betroffenen dann ein Leben lang begleitet. Auch das Varizella-Zoster-Virus verlässt den Körper nicht mehr. Diese Viren bevorzugen Nervengewebe als Rückzugsbereich und können über lange Zeitintervalle so gut wie gar nicht in Erscheinung treten.

Im Winter gehäuft auftretende Infektionen
Regelmäßig treten auch saisonale Infektionshäufungen auf, und zwar meist im Winter. Beispiele sind die Influenzaviren A und B, Noro-, Rotaviren, das Coronavirus SARS-CoV-2 und »respiratory syncitial«-Virus RSV. Auch die »banale Erkältung« z. B. durch Rhinoviren gehört dazu.

2.2 Allgemeine Eigenschaften verschiedener Gruppen von Mikroorganismen mit Erregerbeispielen

2.2.1 Bakterien

Welche Umgebung mögen Bakterien?

Bakterien: klein, schnell, überall

Bakterien sind Kleinstlebewesen mit eigenem Stoffwechsel. Möchte man sich die Größe von Bakterien vergegenwärtigen, muss man sich vorstellen, dass auf einen Stecknadelkopf etwa 100 Millionen Bakterien passen. Ihre Größe beträgt 0,5–20 µm (1 µm = 0,001 mm) und sie wiegen ca. 0,45 pg (pg = picogramm = ein billionstel Gramm).

An ihre Nahrung stellen sie die gleichen Ansprüche wie wir Menschen. Auch sind sie auf Wasser bzw. eine gewisse *Feuchtigkeit* angewiesen, um *überleben* und sich *vermehren* zu können. Einige, wie der Wasserkeim Pseudomonas aeruginosa, sind sehr genügsam. Die Lebenserwartung von Bakterien ohne Feuchtigkeit und Nährstoffe richtet sich nach der Bakterienart und der unmittelbaren Umgebung (z. B. Sekrettropfen, Blutfleck). Sie reicht von wenigen Stunden bis zu mehreren Monaten. Sporen vermögen viele Jahre zu überleben.

Aerobier und Anaerobier

Unterschiedlich ist auch das Verhalten gegenüber Sauerstoff: *Aerobe Bakterien* benötigen Sauerstoff zum Leben, *fakultative Anaerobier*, z. B. einige unserer Darmbakterien, können sowohl mit als auch ohne Sauerstoff in ihrer Umgebung leben. Für sog. *Obligate Anaerobier* ist Sauerstoff sogar Gift. Der weitaus größte Teil der Darmbakterien, aber auch der Tetanus- und der Gasbranderreger gehören in diese Gruppe.

Von pH und Temperatur

Auch der pH-Wert (Säure-Basen-Maß, Wasserstoffionenkonzentration) hat Einfluss auf Bakterien. Die meisten menschenpathogenen Keime bevorzugen *pH-Werte zwischen 6 und 9.* Sie finden demzufolge in Wasser (neutraler pH-Wert von 7) und Blutplasma (pH 7,4) ideale Lebensbedingungen. Sie können aber auch in leicht saurem bzw. leicht alkalischem Milieu überleben und sich vermehren.

Nur wenige Bakterien und einige Pilze vermögen sich im Kühlschrank bei 6 ± 2 °C noch zu teilen. Tieffrieren (-18 ± 2 °C) stoppt jedes Wachstum, nach dem Auftauen sind die meisten Bakterien aber wieder vermehrungsfähig. Die Lieblingstemperatur – und damit die *höchste Vermehrungsrate* –

der meisten menschenpathogenen Keime liegt bei 37 °C, entsprechend unserer Körperkerntemperatur. Jedoch können sich Bakterien auch bei Raumtemperatur und bei Temperaturen über 37 °C durchaus noch vermehren.

Wie vermehren sich Bakterien?
Bakterien vermehren sich generell durch *Teilung*. Eine Generationszeit liegt dabei zwischen 20 Minuten und einem ganzen Tag. Ein kleines *Rechenbeispiel* mag zeigen, was dies für die Praxis bedeutet:

Beispiel

Wir nehmen an, ein Darmbakterium wie Escherichia coli würde sich unter optimalen Bedingungen alle 20 Minuten teilen. Die Vermehrung verläuft exponentiell, d. h., jede Generation bringt eine Verdoppelung (1, 2, 4, 8, 16, ...). Jedes Bakterium ist sofort nach seiner Entstehung wieder teilungsfähig. In der ersten Stunde entstehen aus einem Keim 8 Bakterien. Nach zwei Stunden sind es bereits 64. Nach drei Stunden haben sich bereits 512 Bakterien entwickelt. Am Ende eines Arbeitstages, also nach acht Stunden, sind unter optimalen Bedingungen aus einer einzigen Bakterie bereits 16.777.216 Stück entstanden!

Allerdings sind die Verhältnisse für die Bakterienvermehrung selten optimal, denn Trockenheit und Nahrungsmangel setzen dem rasanten Wachstum dieser Mikroorganismen Grenzen bzw. verhindern eine Vermehrung, jedoch kann die Infektionstüchtigkeit so lange wie das Leben erhalten bleiben, also bis zu mehreren Monaten.

Wie wirken Bakterien auf ihre Umgebung ein?

Stoffwechsel findet auch draußen statt

Zur Nahrungsbeschaffung und Aufrechterhaltung ihres Stoffwechsels verfügen die Bakterien über eine Reihe von Stoffen, die sie nach außen abgeben können. Es handelt sich um Enzyme, die Körpergewebe abbauen und den Bakterien Nährstoffe zuführen: Proteasen (eiweißspaltende Enzyme), Lipasen (fettspaltende Enzyme) und Nukleasen (erbgutspaltende Enzyme). Einige Bakterien verfügen darüber hinaus über *Substanzen mit toxischer Wirkung*, die sie aktiv nach außen abgeben können. In diesem Fall spricht man von *Exotoxinen*. Sog. *Endotoxine* werden vor allem von gramnegativen Erregern freigesetzt, wenn das Bakterium nach seinem Tod zerfällt.

Ferner ist erwähnenswert, dass einige Bakterien in der Lage sind, sich mit langen, dünnen Proteinfäden, sog. Geißeln, fortzubewegen. Die Haftorgane Pili und Fimbrien ermöglichen es ihnen, sich an Oberflächen und Geweben anzuheften (► Abb. 2.1).

Überlebensstrategien im Wirt

Manche Bakterien erzeugen Schleimkapseln, mit denen sie sich vor der körpereigenen Abwehr und Antibiotikawirkung schützen können (► Abb. 2.2). Wenige Bakterienarten verfügen über die außerordentliche

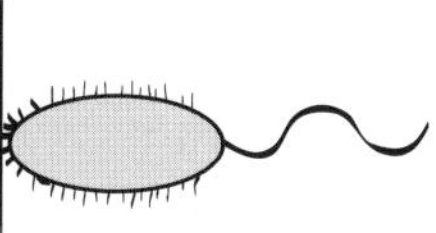

Abb. 2.1:
Haftorgane der Bakterien: Mittels ihrer Haftorgane, den Pili und Fimbrien, können sich Bakterien an Oberflächen anheften.

Fähigkeit, selbst in den Fresszellen (Makrophagen), die der Körper aussendet, um Bakterien zu vernichten, zu überleben und sich darin sogar noch zu vermehren.

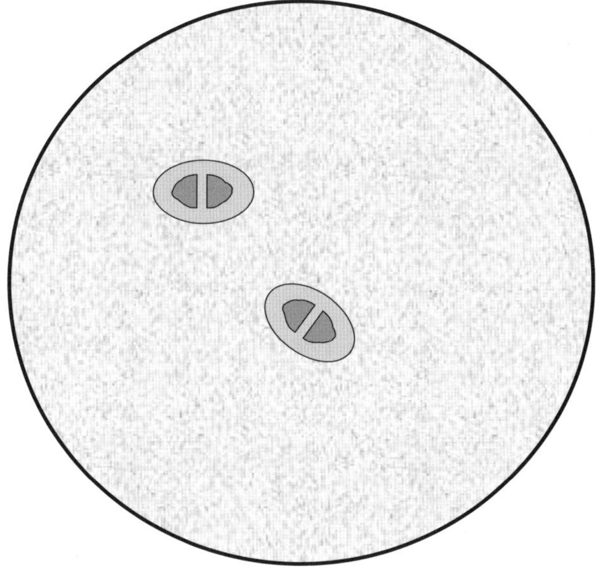

Abb. 2.2:
Schleimkapsel der Pneumokokken. Die »Diplo-Lanzettform« ist typisch für Streptococcus pneumoniae (Pneumokokken). Ebenso charakteristisch ist die ausgeprägte Schleimkapsel (Schemazeichnung nach mikroskopischem Bild).

Sporen – bakterielle Konserven

Einige Keime, die man häufig im Staub findet, sind in der Lage, durch Teilung eine dauerhafte Lebensform (Spore) hervorzubringen, die mit einer »Konserve« vergleichbar ist. Sie können auf diese Weise Jahrzehnte überdauern und sind vor Trockenheit, alkoholischen und anderen Desinfektionsmitteln sowie Hitzeeinwirkung, z. B. durch Kochen geschützt.

Was macht Bakterien zu Erregern?

Pathogenität und Virulenz

Erreger, die *Erkrankungen* bei Mensch und Tier hervorrufen können, werden als pathogen bezeichnet. Pathogenität wird durch sog. *Pathogenitätsfaktoren* wie Pili und Fimbrien, Kapseln, Exo- und Endotoxine und die Fähigkeit zur intrazellulären Vermehrung vermittelt. Die *Stärke der Pathogenität* wird als *Virulenz* bezeichnet.

Kontagiosität

Kontakt und Infektion

Diese Eigenschaft sagt aus, wie infektiös einzelne Erreger sind. Nicht immer kommt es nämlich nach Erregerkontakt zur Infektion. Der *Manifestationsindex* (MI) beschreibt diese Tatsache:

$$MI = \frac{\text{Anzahl der nach Erregerkontakt Infizierten x 100}}{\text{Anzahl der trotz Erregerkontakt Gesunden}} \text{ in}$$

Prozent

Merke

Je höher der Manifestationsindex, desto größer die Infektiosität.

So hat Scharlach bspw. einen MI von ca. 25 %, die Masern dagegen von ca. 95 %.

Multiresistenz

Wenn Therapie schwierig wird

Multiresistente Erreger stellen ein zunehmendes Problem dar. Von Multiresistenz wird gesprochen, wenn ein Keim gegen mehr als vier Antibiotikagruppen, gegenüber denen Bakterien der gleichen Spezies normalerweise sensibel sind, resistent (unempfindlich) geworden ist. Auch wenn es bekannte und »typische« multiresistente Erreger gibt: Jede Bakterienspezies ist in der Lage, einzelne multiresistente Stämme hervorzubringen! Die hierzu benötigten Gene können entweder über Plasmide (ringförmige DNA-Moleküle), die von Bakterien zusätzlich zum eigenen Ringchromosom aufgenommen und verwertet werden oder durch Spontanmutation erworben werden. Die Resistenzmechanismen reichen von der *Produktion von Enzymen,* die die Antibiotikamoleküle spalten, bevor sie das Bakterium erreichen können (z. B. Beta-Laktamasen gegen Penizilline und Cephalosporine), über die *Verkleinerung von Poren,* durch die Antibiotikamoleküle in die Bakterienzelle eindringen bis zur *Veränderung der Zielmoleküle,* an denen die Antibiotika wirken sollen.

Multiresistente Keime werden oft von Mensch zu Mensch oder über Flächen übertragen und sind dann für einige Zeit Bestandteil der Flora des Besiedelten. Diese Fähigkeit bezeichnet man als *Kolonisationsvermögen.*

Spezielle Bakteriologie: Diese Keime trifft man häufiger

Wichtige Vertreter der Bakterienwelt

Im Folgenden sollen einige Erreger detailliert vorgestellt werden. Bewusst wurde auf die klassische Einteilung der Bakterien verzichtet und nach hygienerelevanten Merkmalen wie Klinik und Herkunft eingeteilt. *Eitererreger* werden hauptsächlich über die Atemluft und durch Kontakt mit Menschen übertragen. *Umweltkeime* dagegen können z. B. in Blumentopferde, auf Lebensmitteln und in Hausstaub gefunden werden. *Darmkeime* kommen natürlich auch in der Umwelt vor, werden aber aufgrund ihrer typischen Eigenschaften in einer eigenen Gruppe dargestellt. *Wasserkeime* kommen hauptsächlich in Wasser und wasserreichen Aerosolen vor. Bei ihnen muss Wasser, z. B. in Medizinprodukten, als Übertragungsweg in die Überlegungen einbezogen werden.

2.2.1.1 Eitererreger

Die Gruppe der Eitererreger verursacht Infektionen wie z. B. Tonsillitis (Mandelentzündung), Osteomyelitis (Knochenentzündung), Wundinfektionen, Abszesse und Pneumonien (Lungenentzündungen, v. a. nach Virusinfektion im Bereich der oberen Atemwege).

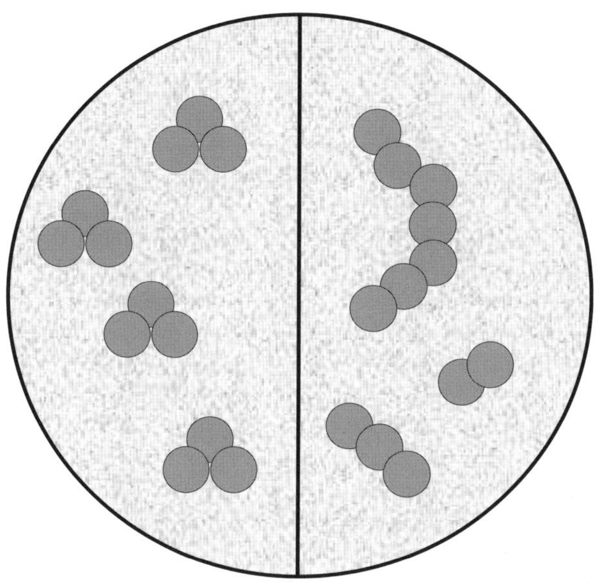

Abb. 2.3: Kokken unter dem Mikroskop: Grampositive Kokken sind typische Eitererreger. Auf der linken Seite sind Staphylokokken zu sehen. Sie sind in Haufen oder traubenförmig angeordnet, wodurch auch der Name entstand (»staphylos«, griechisch: die Traube). Auf der rechten Seite sind Streptokokken zu sehen, die üblicherweise kettenförmig (»streptos«, griechisch: die Kette) angeordnet sind.

Staphylococcus aureus

Virulente Staphylokokken

Diese Bakterien kolonisieren v. a. die Nasenschleimhaut. Die Ansteckung erfolgt durch *Kontakt- oder Tröpfcheninfektion.* Die grampositiven Keime verfügen über eine massive Zellwand und sind relativ resistent gegen Trockenheit. Staphylokokken bleiben oft drei Tage, manche Stämme monatelang ohne Wasser vermehrungsfähig.

Staphylococcus aureus besitzt eine ganze Reihe von Pathogenitätsfaktoren und kann Infektionen auslösen. Gefährdet sind vor allem chronisch Kranke (Diabetiker, Dialysepatienten) und Patienten mit Hautschädigungen (Ekzeme, Wunden, aber auch Kathetereintrittsstellen). Einige Stämme sind Lebensmittelvergifter, deren Toxin Brechdurchfall auslöst. Resistente Varianten sind die *MRSA* (methicillinresistente Staph. aureus), die zunehmend als Besiedler in Pflegeeinrichtungen erscheinen. Leider haben diese Erreger auch den Weg in die Allgemeinbevölkerung gefunden. Dort entdeckte Stämme werden auch als CA-MRSA (Community associated) bezeichnet. Einige davon sind durch einen speziellen Wirkstoff (Panton-Valentine-Leukozidin, PVL+) besonders virulent. Sie werden auch zunehmend bei Haus- und Nutztieren nachgewiesen und dann als LA-MRSA (für Livestock (= Tiermast) associated MRSA) bezeichnet.

Streptococcus pyogenes

Streptokokken

Diese kettenförmig angeordneten Bakterien verursachen ein breites Spektrum an Infektionen, z. B. Wundinfektionen, Erysipel (»Wundrose«), Angina u. a. Einige Stämme können mit sog. erythrogenen Toxinen Scharlach auslösen. In mikrobiologischen Befunden werden sie auch als »Streptokokken der serologischen Gruppe A« bezeichnet.

Streptococcus pneumoniae

Pneumokokken

Die sog. Pneumokokken liegen paarweise zusammen und sind von einer schützenden Kapsel umgeben. Sie lösen schwerpunktmäßig Infektionen im HNO-Bereich (Mittelohrentzündung, Bronchitis, Lungenentzündung), aber auch Bindehautinfektionen und u. U. Infektionen der Augenhornhaut aus. Gefährlich ist die Lungenentzündung vor allem für den *älteren Menschen,* daher wird eine *Pneumokokkenimpfung* empfohlen. Bei Erwachsenen und älteren Menschen vermögen Pneumokokken auch Hirnhautentzündungen auszulösen. Kleine Kinder tragen häufig Pneumokokken im Rachen, ohne zu erkranken, können sie aber übertragen. Dies ist beim Besuch der Enkel bzw. Urenkel »erkälteter« älterer Menschen zu berücksichtigen.

Die Umweltresistenz von Pneumokokken ist geringer als die von Staphylokokken. Das Personal hat normalerweise keine Infektion zu befürchten.

Haemophilus influenzae

Kein Virus – sondern Bakterie

Dieses *gramnegative Stäbchenbakterium* erhielt seinen Namen, weil man es fälschlicherweise für den Erreger der Influenza (Grippe), eigentlich das Influenzavirus, hielt. Es nutzt die Gelegenheit, wenn eine Virusinfektion die Abwehr von Luftröhre und Lunge geschwächt hat. Dann entsteht eine *eitrige Bronchitis* oder sogar eine *Lungenentzündung.* Auch hier gibt es relativ selten Resistenzen, die Umweltresistenz ist relativ gering. Haemophilus influenzae Typ B kann bei Kindern Hirnhautentzündung auslösen, weshalb eine Impfung angeboten wird. Kinder können diesen Keim ohne Symptome im Rachen tragen.

2.2.1.2 Darmbakterien

Enterobacterales

Darmkeime – fakultativ pathogen

Die früher als Enterobacteriaceae bezeichneten gramnegativen Stäbchen sind Teil der fakultativ anaeroben Darmflora. Die im Darm völlig harmlosen Keime können an falscher Stelle (z. B. in der Harnröhre) Probleme verursachen. Sie werden daher als fakultativ pathogen bezeichnet.

Am häufigsten treten *Escherichia coli* und Co. bei *Harnwegsinfekten* auf. Sie besiedeln aber auch chronische Wunden, Trachealsekret und können außerdem akute Wunden infizieren. Einige, z. B. Klebsiella pneumoniae, können eitrige Bronchitis und Lungenentzündung auslösen. Zu dieser Gruppe gehören außerdem die Gattungen Enterobacter, Citrobacter,

Klebsiella, Salmonella, Serratia und andere.
Enterobacterales sind normalerweise nicht desinfektionsmittelresistent.

Leider treten zunehmend sehr resistente Vertreter aller Gattungen, vor allem E. coli und Klebsiella, als Träger von ß-Laktamasen mit erweitertem Spektrum (ESBL) auf. Hochresistente Varianten der ESBL sind zusätzlich gegen Carbapenem-Antibiotika resistent, was nur noch wenige Therapieoptionen offen lässt. Seit Ende 2012 werden sie in 3MRGN und 4MRGN eingeteilt, wobei MRGN für **M**ulti**r**esistente **G**ram**n**egative Stäbchen steht. 3MRGN sind gegen die Antibiotika Piperacillin, Cefotaxim/Ceftriaxon und Ciprofloxacin resistent, 4MRGN zusätzlich noch gegen Imipenem und/oder Meropenem. Am 01.03.2019 erfolgte eine Reform des MRGN-Systems, die zulässt, dass die Resistenzstufe »Intermediär« nicht mehr als resistent, sondern als »sensibel bei erhöhter Exposition (= Dosis)« gewertet wird. Gleichzeitig wurden bakterielle Produzenten einer so genannten Carbapenemase, also einem Enzym, das Breitbandantibiotika wie Meropenem oder Imipenem grundsätzlich als 4MRGN eingeordnet.

Salmonellen

Populäre Lebensmittelinfektionserreger

Eine pathogene Art der Enterobacterales sind die Salmonellen (Salmonella enterica subspecies enterica mit über 2.000 verschiedenen Biovaren). Man unterscheidet die in Deutschland verbreitete *Enteritis-Gruppe* und die eher im außereuropäischen Ausland heimische *Typhus-Gruppe*, bestehend aus Salmonella typhi und paratyphi A, B und C.

Lebensmittel wie rohes Fleisch, nicht durchgegartes Geflügel, rohe Eier und Speisen mit rohem Ei sind die Hauptquellen für die Salmonelleninfektion. Eine Übertragung durch ungewaschene Hände ist möglich.

Achtung

Zu beachten ist, dass die Infektionsdosis bei Kindern, älteren Menschen und Kranken niedriger ist als bei gesunden Erwachsenen.

Nach einer Inkubationszeit von einem halben bis zwei Tagen setzen Durchfall, Erbrechen und erhöhte Temperatur ein, die etwa ein bis fünf Tage anhalten.

Campylobacter

Campylobacter coli und jejuni werden durch Lebensmittel übertragen und verursachen nach 1- bis 3-tägiger Inkubationszeit eine fieberhafte Lebensmittelinfektion.
Helicobacter pylori, ein naher Verwandter, wird im Zusammenhang mit *Magengeschwüren* gesehen.

Clostridioides difficile

Auch die grampositiven Clostridien gehören zu den Darmbakterien. Der am häufigsten als Krankheitserreger auftretende Vertreter dieser Gattung ist Clostridioides difficile. Vor allem nach Antibiotikagaben, aber auch Zytostatikatherapien löst es Durchfälle aus, die typischerweise selten von Erbrechen begleitet werden und besonders auffallend riechen. Dabei reicht die Symptomatik von einfachen Durchfällen bis zum Vollbild der Pseudomembranösen Colitis, die massive Komplikationen wie toxisches Megacolon und Darmperforationen verursachen und tödlich enden kann. Bei alten Menschen treten häufig Rezidive auf, so dass mehrmals therapiert werden muss. Bei schweren Krankheitsverläufen besteht Meldepflicht durch das behandelnde Krankenhaus.

Enterokokken
Enterokokken sind kurzkettige Streptokokken, die im Darm leben. Ca. 90 % der Infektionen werden von Enterococcus faecalis ausgelöst, etwa 10 % vom deutlich resistenteren Enterococcus faecium. Die multiresistenten Varianten heißen VRE (**V**ancomycin**r**esistente **E**nterokokken) und – noch problematischer in der Therapie – LVRE (**L**inezolid- und **V**ancomycin**r**esistente Enterokokken).

2.2.1.3 Umweltkeime

Keime aus der Umwelt

Zu den Umweltkeimen, die den Menschen beeinträchtigen, gehören zunehmend multiresistente Varianten von *Acinetobacter* (meist A. baumannii oder lwoffi). Dieses *gramnegative Stäbchenbakterium*, das auf Pflanzen, in Blumenerde, in Wasser und Tee gefunden werden kann, fällt vor allem als Besiedler von Trachealsekreten und Erreger von *Harnwegs- und Wundinfektionen* auf. Es hat jedoch keine Desinfektionsmittelresistenz und kann mit den üblichen Hygienemaßnahmen, vor allem einer sorgfältigen Flächendesinfektion, gut beherrscht werden. Auch diese werden wie die Enterobakterien in 3MRGN und 4MRGN eingeteilt.

Zu den Keimen, die in Erde und Staub zu finden sind, gehören darüber hinaus die grampositiven Sporenbildner-Familien *Bacillus* und *Clostridium.* Bei der aeroben Bazillusfamilie treten vor allem Bacillus cereus und Bacillus thurengiensis als Erreger von Wundinfektionen, auch bei chronischen Wunden, selten in Erscheinung. Gleichzeitig kann er Lebensmittelvergiftungen hervorrufen. Auch der sehr selten auftretende Milzbranderreger Bacillus anthracis gehört zu dieser Gruppe.

Clostridien
Die Sporenbildner, die auch im Darm vertreten sind, können nur in sauerstofffreiem Milieu überleben. Geeignete Verhältnisse finden sich z. B. auch in nekrotischen Wundbereichen oder sehr schlecht durchbluteten Quetschwunden.

Bei den Clostridien, die obligat anaerob sind, treten vor allem Clostridium perfringens als Lebensmittelvergifter und (heutzutage selten) als Erreger des Gasbrandes in Erscheinung.

Zu den Erdkeimen gehört neben Clostridium perfringens, dem Gasbranderreger, auch *Clostridium tetani*, die in Zeiten schneller, hygienischer Wundversorgung keine große Rolle mehr spielen. *Clostridium botulinum*, ein Lebensmittelvergifter, der schlaffe Lähmungen auslösen kann, tritt in Deutschland praktisch nicht mehr auf.

Clostridioides difficile

Nach zunächst starker Zunahme hat Clostridioides difficile, vormals Clostridium difficile, wieder an Boden verloren. Grund ist das deutlich verbesserte Antibiotikamanagement in den Krankenhäusern. Der Erreger der pseudomembranösen oder Antibiotika-assoziierten Kolitis unterliegt unter bestimmten Bedingungen der Meldepflicht durch die behandelnde Ärzteschaft. Clostridioides bildet vergleichsweise viele Sporen, die auch der Übertragung dienen. Da die Sporen gegen alkoholische Händedesinfektionsmittel resistent sind, müssen die Hände auch gewaschen werden, um die Sporen mechanisch zu entfernen.

2.2.1.4 Wasserkeime

Keime in der Feuchtigkeit

Bei der Pseudomonasfamilie, hier v. a. *Pseudomonas aeruginosa*, handelt es sich um klassische Wasserkeime. Von Natur aus schon relativ resistent, werden noch resistentere in 3MRGN und 4MRGN eingeteilt. 3MRGN sind gegen drei der Antibiotika Piperacillin, Ceftazidim, Meropenem und Ciprofloxacin resistent, 4MRGN gegen alle genannten Antibiotika.

Einige Stämme entwickeln Toleranzen gegen Desinfektionsmittel einschließlich Silber. Bei Anwendung zeitgemäßer Flächendesinfektionsmittel mit Wirkstoffkombinationen ist das allerdings nur selten zu beobachten.

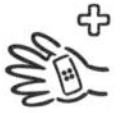

Spezieller Pflegehinweis

Pseudomonas besiedelt vor allem Sputum von Patienten mit chronischen Lungenerkrankungen, Trachealsekret von (Dauer-)Beatmeten, erzeugt Wundinfektionen und selten bei mit Sondenkost Ernährten auch Darminfektionen. Die Übertragung erfolgt durch Leitungswasser, älteren Tee und Aerosoltröpfchen, z. B. aus verkalkten Duschen.

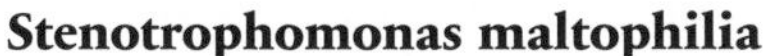

Stenotrophomonas maltophilia

Auch dieser Keim bereitet häufig Probleme im Krankenhaus. Er ist in der Lage, Wundinfektionen und Harnwegsinfektionen auszulösen sowie Trachealsekret zu besiedeln.

Legionella pneumophila

Legionellen lieben Wasserleitungen

Dieses Stäbchenbakterium lebt im Wasser, bevorzugt in Amöben, die sich im Wasser aufhalten. Es wird in fast jeder Wasserleitung und auch in Oberflächengewässern, sofern sie nicht salzhaltig sind, nachgewiesen. Bei älteren und abwehrgeschwächten Menschen kann es eine *Pneumonie* (die sog. Legionärskrankheit) verursachen. Diese verläuft sehr schwer, oft unter Beteiligung von Nieren, Leber und mit neurologischen Symptomen und/ oder Durchfall. Die Übertragung erfolgt v.a. über den feinen Wassernebel, der z.B. von verkalkten Brauseköpfen ausgeht, im Einzelfall auch über andere Übertragungswege. Eine zweite Verlaufsform ist das sog. Pontiac-Fieber, das klinisch nicht von einer fieberhaften Erkältung zu unterscheiden ist. V.a. zur Bekämpfung dieses Bakteriums werden die Wasserleitungen von Alten- und Pflegeheimen und allen anderen pflegerischen und sozialen Einrichtungen mindestens einmal im Jahr untersucht, wie es seit 01.01.2003 in der Trinkwasserverordnung, die zuletzt 2023 novelliert wurde, auch vorgesehen ist.

2.2.1.5 Sonstige Erreger

Chlamydien (Chlamydophila)

Chlamydien wurden lange Zeit für Viren gehalten, weil sie sich wegen eines Defektes des Erregerstoffwechsels immer in den Wirtszellen vermehren. Chlamydienbedingte Krankheitsbilder sind *Harnröhreninfektionen* (durch Chlamydia trachomatis) und durch Chlamydophila pneumoniae hervorgerufene *Lungenentzündungen.* Die Übertragung erfolgt durch *Tröpfcheninfektion. Chlamydophila psittaci* verursacht die sog. Ornithose, daher müssen bei der Einrichtung einer Voliere ornithosefreie Vogelbestände eingesetzt werden.

Mycobacterium tuberculosis, Tuberkulosekomplex

Tuberkulose – noch immer aktuell

Genau wie in früheren Zeiten bilden auch sozialer Wohlstand und ein hoher persönlicher Hygienestandard keinen sicheren Schutz vor der Infektion. Mykobakterien verfügen über einige bemerkenswerte Eigenschaften. Die Generationszeit beträgt im Gegensatz zu vielen anderen Bakterien 18 bis 24 Stunden. Die Zellwand ist sehr komplex aufgebaut und enthält Lipide, die die Bakterien u.U. gegen bestimmte Desinfektionsmittel tolerant machen und bewirken, dass sie in einem komplizierten Verfahren für die Mikroskopie gefärbt werden müssen. Die Zusammensetzung der Zellwand ermöglicht auch außerhalb des menschlichen Körpers ein relativ langes Überleben (mehrere Wochen bis Monate). Verschiedene Spezies, vor allem *Mycobacterium tuberculosis,* bilden den *Tuberkulosekomplex.* Es gibt jedoch noch andere Mykobakterienarten, die z.B. im Wasser vorkommen. Diese MOTT (Mycobacteria other than tubercle bacilli) werden heute als nicht tuberkulöse Mykobakterien (NTM) bezeichnet und lösen andere Krankheitsbilder wie z.B. Lungeninfektionen bei stark Abwehrgeschwächten oder Lymphknotenschwellungen bei Kindern sowie Wundinfektionen bei Menschen mit häufigerem Wasserkontakt, etwa Gärtnern und Aquarienliebhabern, aus. Sie lassen sich besser anzüchten und werden anders therapiert.

Inkubationszeit und Therapie

Die lange Generationszeit bedingt eine *lange Inkubationszeit* (Zeit vom Erregerkontakt bis zum Auftreten der ersten Symptome), was bedeutet, dass auch die Kultur im Labor erst nach sechs Wochen für negativ erklärt werden kann, wenn keine Mykobakterien gewachsen sind. Entsprechend lang verläuft die Therapie. Sie muss über *mindestens sechs Monate* durchgeführt werden, wobei drei bis vier Antibiotika zeitgleich zu verabreichen sind. Grund für die Kombinationstherapie ist die Fähigkeit der Mykobakterien, gegen einzeln verabreichte Antibiotika rasch Resistenzen zu entwickeln. Die Mykobakterien werden therapeutisch an der Vermehrung gehindert; die körpereigene Abwehr kann sie buchstäblich einmauern (Verkäsung, Verkalkung). In diesem Zustand können sie jahrzehntelang infektiös bleiben und reaktiviert werden.

Rechtzeitiges Erkennen einer Tuberkulose

Zu Beginn der Erkrankung stehen *Müdigkeit und Abgeschlagenheit* im Vordergrund, gelegentlich ist die *Körpertemperatur erhöht.* Die Patienten sind gleichgültig und *antriebsarm.* Bei etwa der Hälfte der Erkrankten ist eine zunächst schleichende, dann immer rascher fortschreitende *Gewichtsabnahme* zu beobachten. Im weiteren Verlauf des Krankheitsbildes stellt sich Nachtschweiß und ein *trockener Husten* ein, den charakteristischen blutigen Auswurf haben nur noch ca. 5 % der Patienten, nur etwa 20 % haben überhaupt Auswurf. Daher wird die *Diagnose* häufig *bronchoskopisch* gestellt. Molekularbiologische Verfahren aus der gewonnenen Spüllösung wie die *Polymerase-Ketten-Reaktion* (PCR) beschleunigen die Diagnostik erheblich. Schon nach 24 Stunden kann die Diagnose Tuberkulose gestellt werden. Die Infektion kann aber auch völlig unbemerkt ablaufen und endet mit der Einkapselung der Erreger am lokalen Infektionsherd und den regionalen Lymphknoten. Für Exponierte (Angehörige und Mitarbeitende mit Kontakt) kann der Interferon-Gamma-Nachweis (IGRA) einen Verdacht aufzeigen, der im positiven Falle dann spezifisch weiteruntersucht werden muss.

Gelingt es der körpereigenen Abwehr nicht, die Erreger einzukapseln, breiten sie sich in der Lunge aus und bilden schließlich eine Abszesshöhle, die sog. *Kaverne.* Diese Kaverne kann Zugang zum Bronchialsystem erhalten. In diesem Fall hat der Patient *bakterienhaltigen Auswurf* und ist spätestens dann als *infektiös* anzusehen *(offene Tuberkulose).* Darüber hinaus können Mykobakterieninfektionen außerhalb der Lunge, bspw. als Infektion von Wirbelkörpern, als tuberkulöse Meningitis, Nierentuberkulose, Genitaltuberkulose und Knochentuberkulose auftreten.

Merke

Risikofaktoren für die Infektion sind Immunschwäche, z. B. Leukämie, massive Unterernährung, bereits vorhandene chronische Erkrankungen der Lunge, starker Stress über einen längeren Zeitraum, ungünstige soziale Verhältnisse, Alkoholismus und Drogensucht. Auch sind Reaktivierungen früher überstandener Tuberkulosen im höheren Alter ein zunehmendes Risiko. Meldepflicht gegenüber dem Gesundheitsamt besteht bei Erkrankung und Tod sowie durch das Labor bei Erregernachweis.

2.2.2 Viren

Stoffwechsel auf Pump – Viren

Viren besitzen keinen eigenen Stoffwechsel, sie bestehen praktisch nur aus ihrem Erbgut (DNA oder RNA) und der Trägerhülle, dem Kapsid. Daher benötigen sie zur Vermehrung immer eine *Wirtszelle.* Außerhalb eines Organismus überleben sie nicht lange. Trotzdem ist nahezu jeder denkbare Infektionsweg für Viren geeignet. Am häufigsten ist die *Tröpfcheninfektion* durch Viren, die Schnupfen und grippale Infekte auslösen. Die Viren werden dann entweder direkt eingeatmet oder durch Flächenkontaninationen oder Händeschütteln über die Hände aufgenommen und z. B. in Mund, Nase oder Augen eingebracht. Von dort gelangen sie zu ihren Zielzellen (z. B. die Schleimhaut der Atemwege). Nun laufen die *Phasen der Vermehrung* ab:

Übersicht 3: Ablauf der Virusinfektion

Adsorption: Die Viren lagern sich mit dem Kapsid oder der zusätzlichen Hülle, über die manche Viren verfügen, an spezifische Rezeptoren ihrer Wirtszelle an (► Abb. 2.4 A).

Penetration: Das Virus dringt über Rezeptoren (»Türchen) ins Zellinnere ein. Dort wird das Genom aus der Hülle freigesetzt, die Hülle zerfällt (»Uncoating«) (► Abb. 2.4B).

Synthese neuer Virusbestandteile: Die Wirtszelle wird nun gezwungen, das Virusgenom zu vermehren und mit ihren Organellen Hüllenteile zu erzeugen (► Abb. 2.4C). Das dazu erforderliche Material nimmt die Wirtszelle aus ihren eigenen Vorräten.

Eine Sonderform sind die Retroviren, deren RNA zuerst mit dem Enzym »reverse Transkriptase« in der DNA kopiert und dann in das Genom der Wirtszelle eingebaut wird. Virus-DNA wird in das Genom der Zelle eingebaut, dort transkribiert und die komplementäre DNA als »Bauanleitung« für die Hülle verwendet.

Reifung: Die neu produzierten Virusbestandteile werden nun zusammengesetzt.

Ausschleusung: Die fertigen Viren können nun über die Zellwand ausgeschleust werden, die Wirtszelle stirbt ab (► Abb. 2.4D). Durch die Zerstörung der Zellen kommt es zu klinischen Symptomen, z. B. einem Schnupfen. Die ausgereiften Viren infizieren rasch neue Zellen. Ein Teil der Viren verlässt den Körper (z. B. durch Husten, Niesen). Einige finden dabei einen neuen Wirt, die meisten gehen aber zugrunde. Behüllte Viren können die Wirtszelle verlassen, ohne sie zu zerstören.

Diagnostik von Virusinfektionen

Viren finden

Da die Untersuchungen zum spezifischen Virusnachweis sehr aufwändig sind, wird in aller Regel darauf verzichtet und die Diagnose aufgrund des

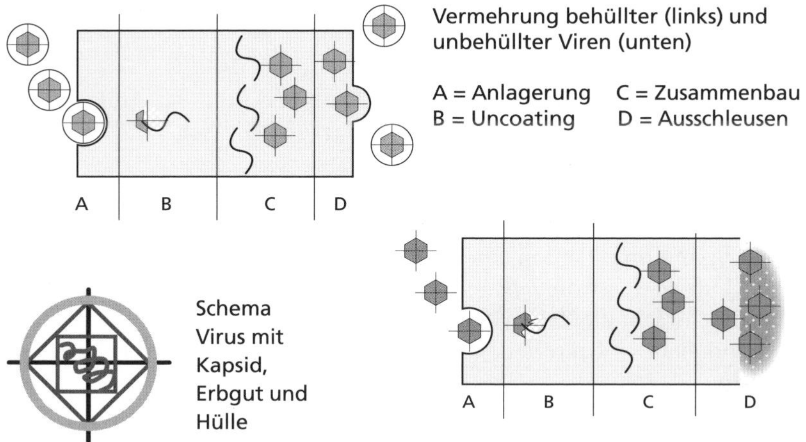

Abb. 2.4: Vermehrung von behüllten und unbehüllten Viren A: Die Viren docken an den Zellrezeptoren an und dringen in die Zelle ein. B: In der Zelle wird das Kapsid zerstört und das Erbgut des Virus freigesetzt. C: Die Virusbestandteile werden in der Zelle vermehrt. D: Zahlreiche neu entstandene Viren werden evtl. unter Zerstörung der Zelle ausgeschleust.

Krankheitsbildes gestellt. Zum Virusnachweis stehen prinzipiell drei Wege zur Verfügung:

Viren oder deren Komponenten (z. B. das Erbgut durch PCR) werden im *Patienten*material oder in Abstrichen von möglicherweise infizierten Regionen, z. B. dem Rachen direkt nachgewiesen (hierzu gibt es verschiedene Tests, dies wird als Antigennachweis bezeichnet), Viren können in *Zellkulturen* gezüchtet oder indirekt durch Bestimmung der *Antikörper im Blut* der untersuchten Personen nachgewiesen werden. Durch die Unterscheidung von Antikörpern der Klassen IgM (akute Infektion) und IgG (länger zurückliegende Infektion) kann der Infektions- und Schutzstatus bestimmt werden.

Therapie von Virusinfektionen

Therapieformen

Während virusbedingte Erkältungen und die klassischen Kinderkrankheiten meistens rein *symptomatisch* behandelt werden, z. B. durch Anwendung abschwellender Nasentropfen, Acetylsalicylsäure oder mit Mitteln gegen Juckreiz bei Ausschlägen, kann bei schweren Viruserkrankungen die *kausale Therapie* erfolgreich sein.

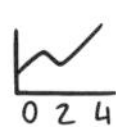

Die Entwicklung der *Virostatika,* wie die Medikamente gegen Viren genannt werden, hat nach der Entdeckung des HI-Virus einen enormen Aufschwung erfahren. Heute stehen verschiedene gegen Viren wirksame Präparate, auch als feste Kombinationen, zur Verfügung. Bei der Herpes-simplex-Infektion, z. B. im Lippenbereich, können lokal wirksame Virostatika zur Bekämpfung der Symptome eingesetzt werden.

Achtung

Die Antibiotikagabe bei einer reinen Virusinfektion ist sinnlos, begünstigt das Auftreten multiresistenter Erreger und schädigt darüber hinaus das Darmmikrobiom!

Komplikationen von Virusinfektionen

Wenn Bakterien Chancen nutzen ...

Die häufigste Komplikation einer Virusinfektion, besonders im Bereich der oberen Luftwege, ist die *bakterielle Zweit- oder Sekundärinfektion.* Der Virusbefall schwächt die Zellen der lokalen Abwehr, führt zu Gewebeschäden und ermöglicht es Bakterien, wie z. B. Haemophilus influenzae, sich anzusiedeln.

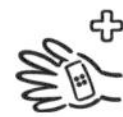

Spezieller Pflegehinweis

Ältere Menschen sind z. B. durch Besiedelung mit *Pseudomonas aeruginosa* oder *Staphylococcus aureus* gefährdet, die zur Sekundärinfektion der Bronchialschleimhaut führt. In diesem Fall verschlechtert sich das Krankheitsbild, eine Antibiotikagabe nach ärztlicher Anordnung ist indiziert.

Auch virale Hautauschläge wie Herpes simplex und Herpes zoster (Gürtelrose) können durch Eitererreger wie Staphylokokken und Streptokokken verstärkt werden. Hier werden zweckmäßigerweise lokale Antiseptika angewandt.

Viren und Tumorerkrankungen

Virusinfektionen und Karzinome

Einige Viren können *Karzinome* auslösen. Ein Beispiel hierfür ist das Epstein-Barr-Virus, der Erreger der infektiösen Mononukleose (Pfeiffer'sches Drüsenfieber), das ein nasopharyngeales Karzinom verursachen kann.

Chronische Infektionen mit verschiedenen anderen Viren vermögen das Gewebe so zu schädigen, dass eine Entartung entsteht. Ein Beispiel hierzu ist das Leberzellkarzinom, das als Folge einer chronisch-aggressiven Hepatitis B entsteht.

Viren aus hygienischer Sicht

Viren: ohne Hüllen resistenter!

Ein Kapsid, in dem das Erbgut »verpackt« ist, haben alle Viren. Aus hygienischer Sicht ist es jedoch wichtig, zwischen behüllten und unbehüllten Viren zu unterscheiden. Die behüllten Viren besitzen zusätzlich zum Kapsid eine Hülle, deren Struktur der unserer Zellmembranen ähnelt. *Unbehüllte* Viren *widerstehen* Desinfektionsmitteln und Tensiden, z. B. in Spülmittel, deutlich *besser.*

Tab. 2.1: Behüllte und unbehüllte Viren (Beispiele)

Behüllt		Unbehüllt	
Name	Krankheit	Name	Krankheit
Flaviviren	Gelbfieber, Hepatitis C	Adenoviren	Atypische Pneumonie, Keratokonjunktivitis epidemica
Hepadnaviren	Hepatitis B	Caliciviren	Hepatitis E
Herpesviren	Herpes simplex, Windpocken, Gürtelrose (Herpeszoster)	Noroviren	Enteritis
Retroviren HIV	AIDS	Papillomviren	Dornwarzen, Uteruskrebs
Orthomyxoviren	Influenza	Parvoviren	Ringelröteln, Gastroenteritis
Paramyxoviren	Masern, Mumps, Parainfluenza	Picornaviren	Hepatitis A, Poliomyelitis, Enteritiden, Schnupfen
Rhabdoviren	Tollwut	Reoviren/Rotaviren	Enteritis
Togaviren	Röteln, Enzephalitis, hämorrhag. Fieber		
Coronavirus SARS-CoV-2	Coronaviren,		COVID-19

2.2.2.1 Prione

Noch weniger als Viren: Prione

Prione sind infektiöse Partikel, die in der Lage sind, sich durch Umfalten körpereigener Eiweißmoleküle zu vermehren. Sie bringen also kein eigenes Erbgut mit, sondern beeinflussen die für die Funktion wichtige Faltung vorhandener Proteine so, dass jeweils ein weiteres pathogenes Protein entsteht. Das häufigste Krankheitsbild heißt *Creutzfeld-Jakob-Erkrankung* und ist bei Verdacht, Erkrankung und Tod meldepflichtig.

Die Krankheit ist durch Funktionsstörungen des Zentralnervensystems gekennzeichnet. Anfangs sind unspezifische Gedächtnisstörungen, Schwindelgefühl, depressive Verstimmung u. ä. Symptome zu beobachten. Schließlich entwickelt sich das Vollbild einer *Demenzerkrankung.*

Die Übertragung erfolgte früher durch neurochirurgische Transplantate (z. B. Augenhornhaut, Dura mater) und in neuerer Zeit durch Aufnahme der Prione über den Verdauungstrakt (BSE). Eine Ausbreitung gibt es in Deutschland nicht. Erkranken kann nur, wer eine bestimmte genetische Disposition hat.

Achtung

Durch die üblichen Sterilisations- und Desinfektionsmaßnahmen können diese Erreger *nicht* beseitigt werden, was im Krankenhaus bei neurochirurgischen und HNO-Operationen berücksichtigt wird. Der Übertragungsweg über den Magen-Darm-Trakt soll durch aufwändige Untersuchungen tierischer Lebensmittel unterbrochen werden. Insgesamt fehlt bisher aber jede Evidenz für eine relevante Übertragung durch Endoskope oder Instrumente. In Deutschland gibt es auch keine Hinweise auf Infektionen über Lebensmittel, die Inzidenz der Creutzfeld-Jakob-Erkrankung ist seit Jahrzehnten unverändert, was selbst bei einer mittleren Inkubationszeit von 24 Jahren eher gegen Übertragungen in Deutschland spricht.

Spezielle Viren

2.2.2.2 Hepatitisviren

Risiko für Pflegepersonal – Hepatitis

Es handelt sich um unterschiedliche Viren, die aufgrund der Ähnlichkeit der Krankheitsbilder zusammengefasst und alphabetisch geordnet wurden. Hinsichtlich der Hygiene können wegen der *identischen Übertragungswege Hepatitis-A- und Hepatitis-E-Erreger* sowie die anderen in jeweils eine Gruppe zusammengefasst werden.

HAV (Hepatitis-A-Virus)
Nach *fäkal-oraler Übertragung* und einer Inkubationszeit von 15 bis 40 Tagen die Hepatitis A in etwa 5 % der Fälle mit akut auftretenden Krankheitszeichen wie Müdigkeit, Abgeschlagenheit und hellem Stuhl. In etwa 10 % der Fälle tritt *Gelbsucht (Ikterus)* auf, vor allem im Bereich der Augäpfel (Sklerenikterus) und der Haut. Die Infektion hinterlässt i. d. R. keine Folgeschäden.
Mögliche Übertragungswege sind direkter Hautkontakt, Infektion durch kontaminiertes Trinkwasser bzw. Lebensmittel.
Ansteckung durch Badewasser oder Geschlechtsverkehr (selten).
Die Diagnose erfolgt durch Nachweis des Virus im Stuhl und/oder der Antikörper im Blut.

HBV (Hepatitis-B-Virus)
Hier erfolgt die Ansteckung durch *Blut* und *Sexualverkehr.* Die Inkubationszeit beträgt 30 bis 120 Tage, dann beginnt die Erkrankung schleichend. Die Symptome entsprechen denen der Hepatitis A, Gelbsucht ist jedoch häufiger zu beobachten. Folgeschäden und Verbleib des Virus im Körper werden in 5 bis 10 % der Fälle beobachtet. Nach längerem Krankheitsverlauf entsteht eine Leberzirrhose, aus der ein Hepatom (Hepatozelluläres

Karzinom, Leberzellkarzinom) resultieren kann. Heute ist die Infektion nicht nur impfpräventabel, sondern gilt auch als heilbar.

HCV (Hepatitis-C-Virus)
Am häufigsten erfolgt die Ansteckung durch *Blut,* allerdings bleibt in 40 % der Fälle der genaue Infektionsweg unbekannt. Die Inkubationszeit beträgt ein bis fünf Monate, meist etwa zwei Monate. Nach unspezifischem Beginn tritt in einem Drittel der Fälle Gelbsucht auf. Chronische Verläufe sind relativ häufig. Eine Impfung gibt es durch die hohe Mutationsrate des Virus nicht, jedoch steht heute eine Therapie zur Verfügung.

HDV (Hepatitis-Delta-Virus)
Das Deltavirus ist auf die *Helferfunktion* des *HBV* angewiesen und tritt nur dann auf, wenn bereits eine Hepatitis-B-Infektion besteht. Nach einer Inkubationszeit von 21 bis 90 Tagen verschlimmert dieses inkomplette Virus die bestehende Infektion.

HEV (Hepatitis-E-Virus)
Der Krankheitsverlauf ist dem der Hepatitis A ähnlich. Das HEV kommt in tropischen Ländern wie Afrika, dem Nahen Osten, Mexiko und Indien vor. Allerdings treten zunehmend Fälle auch in Deutschland auf – im Jahr 2013 wurden 459 Fälle an das RKI gemeldet und damit 18 % mehr als im Vorjahr. Dieser Trend setzte sich ungebrochen fort, 2018 waren es bereits 3.396 Meldungen. Im Jahr 2019 wurde mit 3.724 Fällen nur noch eine moderate Steigerung beobachtet, 2022 waren es 3.506 Fälle.

2.2.2.3 HIV (Human immunodeficiency virus)

HIV – 100-mal weniger infektiös als HBV

Von HIV (humanes Immundefizitvirus) sind bisher zwei Typen (HIV-1 und HIV-2) bekannt. Derzeit leben nach Schätzung des Robert Koch-Institutes etwa 46.500 mit HIV-infizierte Menschen in der Bundesrepublik Deutschland, im Jahr 2022 kamen 3.239 Fälle dazu. Die Hauptinfektionsquellen sind *ungeschützter Geschlechtsverkehr,* Ansteckung durch *kontaminierte Injektionskanülen* und *Blutkontakte.* Die Erkrankung wird – bei Erreichen des Vollbildes, was bei konsequenter Therapie – als *AIDS (erworbenes Immundefektsyndrom)* bezeichnet.

Nach einer Inkubationszeit von sechs bis 40 Tagen ist ein dem Pfeiffer'schen Drüsenfieber (infektiöse Mononukleose) ähnliches Krankheitsbild zu beobachten. Dies kann jedoch so leicht ausgeprägt sein, dass es entweder kaum bemerkt wird oder aber nicht zu einer weiterführenden Diagnostik führt. Danach bleibt die Infektion u. U. bis zu mehreren Jahren asymptomatisch. Gelegentlich auftretende Lymphknotenschwellungen oder Milzvergrößerungen werden beschrieben. Beschwerden können unspezifisch sein, Veränderungen an Haut und Schleimhäuten werden sichtbar, u. U. treten gastrointestinale Beschwerden auf. Gelegentlich zeigen sich auch neurologische Symptome. Im Vollbild der Erkrankung treten *opportunistische Infektionen* mit an sich relativ harmlosen Erregern wie *Pneumocystis jerovici, Toxoplasma gondii* und *Candida albicans* auf. Vorhandene *Tuberkuloseerreger* können reaktiviert werden.

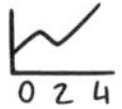

Therapie

Inzwischen stehen viele unterschiedliche Medikamente zur Verfügung, die an verschiedenen Stellen des Virusvermehrungszyklus angreifen und in Kombination gegeben werden. Eine vollständige Heilung, also Viruselimination, ist noch nicht möglich, jedoch kann unter Dauertherapie eine normale Lebensspanne erreicht werden.

2.2.2.4 Adenoviren

Augenerkrankungen

Adenoviren sind Verursacher der *Keratokonjunktivitis epidemica,* einer schweren Binde- und Hornhautentzündung des Auges. Zu beachten ist, dass Adenoviren auch außerhalb des Organismus, z. B. auf dem Instrumentarium und dem Inventar, lange infektiös bleiben können. Sie führen gelegentlich zu Ausbrüchen in Pflegeeinrichtungen. Mehr dazu in Kapitel 10.4.2.

2.2.2.5 Herpesviren

Anhängliche Viren – Herpes

Alle hier genannten Herpesviren lieben ihren Wirtsorganismus so, dass sie sich gar nicht mehr von ihm trennen wollen. Sie verbleiben nach einmal erfolgter Infektion wahrscheinlich lebenslang im Körper, wobei sie Nervengewebe bevorzugen.

Herpes-simplex-Virus Typ 1 (HSV 1)
Erreger des *Herpes labialis* (Lippenherpes). Auf Haut und Schleimhaut kommt es zu Bläschen, die mit klarem Sekret gefüllt sind. Die Übertragung erfolgt durch direkten Kontakt, aber auch Tröpfchen- und Schmierinfektion sind möglich. Werden die Bläschen aufgekratzt, kommt es zur bakteriellen Superinfektion. Der *generalisierte Herpes (Herpessepsis)* und die *Hirnentzündung (Herpesenzephalitis)* kommen nur bei abwehrgeschwächten Patienten vor.

Herpes-simplex-Virus Typ 2 (HSV 2)
Erreger des *Herpes genitalis.* Der Genitalbereich ist überwiegend betroffen, der Verlauf gleicht dem bei Infektion mit HSV 1.

Varizella-Zoster-Virus (VZV)

VZV – ein Virus, zweiKrankheiten

Erreger der *Windpocken (Erstinfektion)* und der *Gürtelrose (Rezidiv).* Die Ansteckung erfolgt meist durch Tröpfcheninfektion. Nach einer Inkubationszeit von zwei bis drei Wochen entwickelt sich ein stark juckendes

Exanthem, das sich vom Rumpf ausgehend über den ganzen Körper einschließlich der Kopfhaut ausbreitet. Zunächst entstehen rote Flecken, dann Papeln, später wasserklare Bläschen, die nach Krustenbildung abheilen. Gleichzeitig bestehen Effloreszenzen unterschiedlicher Stadien (»Sternenhimmel«). Komplikationen wie Meningoenzephalitis und Pneumonie sind selten, aber gefährlich.

Jahrzehnte nach der Erstinfektion kann es zum Rezidiv in Form der *Gürtelrose* kommen. Dabei ist das Exanthem auf ein Hautsegment (entsprechend ein oder zwei Dermatomen), meist im Rumpfbereich, beschränkt. Die Hauterscheinungen sind grundsätzlich als *infektiös* anzusehen, d. h. es kann bei nicht immunen Personen zur Windpockenerkrankung (*nicht* zur Gürtelrose!) kommen. In letzter Zeit treten vereinzelt Fälle einer Zweitinfektion mit Windpockenmanifestation bei über 50 Jahre alten Personen auf. Die Ursache ist noch nicht klar.

Die Impfung gegen das Varicella-Zoster-Virus wird heute meist bereits in Kindertagen durchgeführt.

Für ältere Menschen und Immungeschwächte wird eine Impfung gegen Gürtelrose angeboten.

2.2.2.6 Influenzaviren

Influenza – echte Grippe

Influenzaviren sind die Erreger der *Virusgrippe.* Man unterscheidet drei verschiedene Typen, die mit Großbuchstaben (A, B und selten auftretend C) bezeichnet werden. Eine erweiterte Bezeichnung erfolgt nach vorhandenem Typ des Hämagglutinins und der Neuraminidase (z. B. H1N1). In Deutschland sind vor allem A (Hauptsaison meist November bis Januar) und B (Hauptsaison meist Dezember bis März) vertreten. Die Übertragung erfolgt durch Tröpfcheninfektion. Nach kurzer Inkubationszeit (ein bis drei Tage) entwickelt sich das typische Krankheitsbild mit hohem Fieber, Kopf- und Gliederschmerzen. Als Komplikation kann eine Herzmuskelentzündung (Myokarditis), eine Hirnhautentzündung (Meningoenzephalitis) oder eine Lungenentzündung (Pneumonie), entweder durch das Virus selbst oder eine bakterielle Sekundärinfektion entstehen. Mehr dazu in Kapitel 10.4.1. Die Influenzaviren erweisen und erwiesen sich als Pandemie-fähig. Eine Impfung für Influenza A und B steht zur Verfügung, muss aber jedes Jahr aktualisiert werden.

2.2.2.7 Papillomviren

Warzen

Papillomviren sind die Erreger der *Dornwarzen.* Ständig werden aktive Viren über die Warzen abgegeben. Bei einer Blutung steigt die abgegebene Virusmenge noch. V. a. zur Bekämpfung dieser Viren ist es erforderlich, den Fußboden eines von mehreren Bewohnern bzw. Patienten genutzten Badezimmers regelmäßig viruswirksam (viruzid) zu desinfizieren, insbesondere, wenn Warzen nachgewiesen wurden.

2.2.2.8 Rotaviren

Niedrige Infektionsdosis

Diese unbehüllten und damit relativ stabilen Viren gehören zur Familie der Reoviridae. Bemerkenswert ist ihre sehr *niedrige Infektionsdosis* (10 Viren sind für eine Infektion ausreichend) bei gleichzeitig sehr hoher Ausscheidung (10^9 bis 10^{11} Viren pro Gramm Stuhl). Neben der fäkal-oralen Übertragung kommt offenbar auch eine aerogene Übertragung in Frage. Nach einer Inkubationszeit von ein bis drei Tagen treten wässrige Durchfälle in Verbindung mit Erbrechen und Fieber auf. I. d. R. halten die Symptome zwei bis sechs Tage an. Gelegentlich treten begleitend schnupfenähnliche Symptome auf.

2.2.2.9 Noroviren

Erfolgreichstes Enteritisvirus: von ca. 9.000 (2001) auf weit über 200.000 Fälle (2008) gestiegen

Diese zur Familie der Caliciviridae gehörenden Viren sind eine der häufigsten Ursachen für akute *Gastroenteritisfälle* in Pflegeeinrichtungen. Die sehr niedrige Infektionsdosis liegt bei 10 bis 100 Viren. Die Infektion erfolgt auf fäkal-oralem Weg oder durch Aerosol, das beim Erbrechen entsteht. Die Übertragung durch kontaminierte Lebensmittel und andere Gegenstände ist ebenfalls möglich. Die Inkubationszeit beträgt ein bis ca. drei Tage. Neben Erbrechen und starkem Durchfall fällt ein ausgeprägtes Krankheitsgefühl auf, das durch Bauch-, Kopf- und Muskelschmerzen gekennzeichnet ist. Fieberhafte Temperaturen werden selten beobachtet. Im Normalfall dauert die Erkrankung etwa zwölf bis 72 Stunden. Das Virus kann aber noch bis zu zwei Wochen nach Abklingen der Symptomatik ausgeschieden werden. Die Anzahl der Ausbrüche und Erkrankungen schwankt i. d. R. von Jahr zu Jahr und liegt im Schnitt bei ca. 40.000.

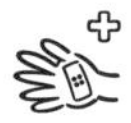

Spezieller Pflegehinweis

Die Händehygiene mit Alkoholkombinationspräparaten kann versagen, daher Herstellergutachten anfordern. Als Testvirus im Gutachten sollte das murine Norovirus (MNV) verwendet worden sein. Einwirkzeiten länger als 30 Sekunden sind nicht mehr Stand der Technik. Sie soll über einen Zeitraum von zwei Wochen (nach Abklingen der Symptome) bei jedem möglichen Stuhlkontakt bzw. Toilettengang fortgeführt werden.

2.2.2.10 Coronaviren

Noch ein pandemiefähiges Virus

Diese unbehüllten Viren gehen von Tieren auf den Menschen über. Es gibt auch »einheimische« Coronaviren, die keine Schlagzeilen machen und meist bei Kindern banalen Schnupfen und Durchfall auslösen. Schlagzeilen machte das SARS-Coronavirus, das wohl von Schleichkatzen zum Verzehr auf den Menschen in China überging. MERS dagegen wurde wohl von Dromedaren in der arabischen Welt übertragen. Das SARS-CoV-2 stammt dagegen wieder aus China, als Überträger gelten Fledermäuse, die zum Verzehr gedachte Tiere infizierten, allerdings hält sich hartnäckig der Verdacht, es handele sich um ein entkommenes Laborvirus. Coronaviren werden meist über Tröpfchen (5 μ oder größer) übertragen. Selten sind wohl auch Schmierinfektionen möglich. Das Virus hat mit den Omikron-Varianten die Infektiosität der Grippe erlangt, hat dafür aber auch keine höhere Letalität mehr, schwere Verläufe sind selten geworden. Der Verlauf wird – wie bei anderen Erregern auch -durch humangenetische Komponenten bestimmt, wie jüngste Forschungsergebnisse zeigen.

2.2.3 Pilze

2.2.3.1 Sprosspilze

Besiedler und Infektionserreger

Wie der Name schon andeutet, vermehren sie sich durch Sprossung, d. h. eine kleine Tochterzelle sprosst aus der Mutterzelle. Die Erreger werden auch als Hefepilze bezeichnet. Manchmal ziehen sich die Sprosspilzzellen in die Länge, sog. Pseudomyzel. Sie sind etwa zehnmal so groß wie Staphylokokken. Auch Sprosspilze haben Haftorgane und Endotoxine.

Candida albicans und andere Candida-Spezies
In geringeren Mengen sind sie physiologische Bewohner des Verdauungstraktes. Erst ihre durch eine *Störung der normalen Flora* (Antibiotikabehandlung!) oder der *regionalen Abwehr* hervorgerufene massenhafte Vermehrung führt zu *Candidose* oder *Soor.*

Auf Schleimhäuten (z. B. Mund, Zunge) bildet sich ein weißlicher Belag. Die Candidose des Darms ist symptomarm (eventuell Blähungen, gelegentlich leichte Durchfälle) und wird oft erst bemerkt, wenn die Analhaut oder die Genitalien mit befallen werden. Auch an der Inkontinenz-assoziierten Dermatitis (IAD) sind sie meist beteiligt. Zunehmend zeigt sich ein Zusammenhang zwischen Mundsoor und Pneumonien, daher sollte bei der Mundpflege auf Candida geachtet werden.

Merke

Im Pflegebereich treten vor allem Mundsoor und Windeldermatitiden als typische Hefepilzinfektionen auf. Aber auch andere Hautbereiche sowie Zehen- und Fingernägel können befallen sein. Katheter und Implantate können mit Pilzen besiedelt sein.

Zur *systemischen Infektion* (Sepsis mit Absiedelungen in Organen und Augenhintergrund) kommt es nur bei schwerer Grunderkrankung mit Immunsuppression. Charakteristischerweise entwickelt sich ein schleichendes Krankheitsbild mit geringen Temperaturerhöhungen.

Mit *Candida auris* trat 2019 ein seit 2009 in Asien grassierender Hefepilz in Deutschland auf den Plan und breitet sich seitdem aus. Im Gegensatz zu den anderen Candida-Spezies ist er hochinfektiös, relativ resistent, auch gegen bestimmte Desinfektionsmittel und Betroffene müssen im Krankenhaus isoliert werden. In Pflegeeinrichtungen werden Betroffene mit Schutzkleidung gepflegt und Desinfektionen müssen mit Perverbindungen bzw. mit vom Hersteller für *C. auris* freigegebenen Desinfektionsmitteln durchgeführt werden.

2.2.3.2 Schimmelpilze

Überall und Feuchte-liebend – Schimmelpilze

Die meisten Schimmelpilze sind eher lästige Verunreiniger von Lebensmitteln und Besiedler von feuchten Gegenständen, als dass sie gefährlich für Menschen wären. I. d. R. werden »nur« Allergien ausgelöst. Schimmelpilze vermehren sich durch Sporen, die im Gegensatz zu den Bakteriensporen *keine resistenten Dauerformen* sind. Eine typische Schimmelpilzkolonie besteht aus *Substratmyzel* (echtes Myzel, bestehend aus spezialisierten Zellen) zur Ernährung der Kolonie und aus in die Luft gestreckten Myzelien (für Atmung und Vermehrung, daher das »pelzige« Aussehen der Kolonien).

Medizinisch wichtig sind die *Aspergillus-Gruppe* (Gießkannenschimmel) und die *Mucor-Gruppe* (Köpfchenschimmel). Beide Gruppen können verletzte Haut befallen sowie mit Fremdkörpern in tiefere Hautschichten gelangen. Die Gehörgänge können besiedelt werden. Die Lunge kann nach Einatmen der Sporen infiziert werden, insbesondere bei Abwehrgeschwächten, die Pilze wachsen invasiv in das Lungengewebe (Aspergillose). Aspergillen können als Allergene für Asthma fungieren. Mucor besitzt eine besondere Affinität zu Blutgefäßen, dies kann zu Thrombosen führen. Aspergillus-Arten können *Aflatoxine* erzeugen, die *lebertoxisch* sind. *Verschimmelte* Lebensmittel, vor allem Nüsse, daher *immer verwerfen.*

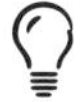

Merke

Schimmelpilze können Ursache für allergische Beschwerden bis hin zu Asthma sein. Dabei verursachen Stoffwechselprodukte der Pilze in der Luft (MVOCs – microbial volatile organic compounds) die Beschwerden.

2.2.3.3 Dermatophyten

Lästige Liebhaber von Haut, Haaren und Nägeln

Diese Pilzgruppe ernährt sich von Bestandteilen der menschlichen Haut, Haare und Nägel. Auf häufigsten tritt sie als »*Fußpilz*« in Erscheinung. Wie bei den Schimmelpilzen erfolgt die Vermehrung durch Sporen, die als *Konidien* bezeichnet werden. Prophylaktisch wirkt schonendes Waschen mit tensidhaltigen Waschlösungen, therapeutisch stehen verschiedenste Präparate zur Verfügung. Bei alten Menschen sind Infektionen der Fußnägel mit Dermatophyten häufig. Die Anwendung von Salbenpräparaten ist i.d.R. hierbei nicht erfolgreich. Ist der Nagel noch nicht komplett befallen, kann mit speziellen, gegen Pilze wirksamen Lösungen oder Nagellacken versucht werden, den Nagel zu retten. Haben die Pilze das Nagelbett erreicht, wächst der Nagel fortan bereits pilzbefallen. In diesem Fall ist manchmal nur eine systemische Therapie mit Tabletten erfolgversprechend.

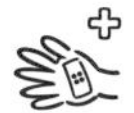

Spezieller Pflegehinweis

Pflegepersonal bzw. Fußpfleger, die Fußpilz und pilzbefallene Nägel behandeln, müssen entsprechende Schutzmaßnahmen treffen. Eine Keimverschleppung ist durch geeignete Desinfektions-/Sterilisationsmaßnahmen und das Tragen von Einmalhandschuhen zu verhindern.

2.2.4 Parasiten

Prinzipiell unterscheidet man *Endo- und Ektoparasiten.* Endoparasiten sind z.B. Spulwürmer, Bandwürmer, Echinokokken, Einzeller wie Lamblien und Kryptoporidien, kurz also Parasiten, die im *Inneren* des *menschlichen Körpers* bzw. in seinen *Organen* leben.
Dem gegenüber stehen *Ektoparasiten* wie Läuse, Krätzmilben und Flöhe, also Parasiten, die auf oder in der *Haut* und auf *Haaren* leben.
Während Endoparasitosen in Deutschland insgesamt nicht mehr oft auftreten, dafür aber immer wieder übersehen werden, sind Ektoparasiten nach wie vor relativ häufig.

Endoparasiten von Bedeutung sind Giardia lamblia (mit ca. 3.000 gemeldeten Fällen pro Jahr) und die Kryptosporidien (mit ca. 1.000 gemeldeten Fällen pro Jahr). Beide können über Wasser (z.B. in Badeseen) oder durch Haustierkontakt mit mangelnder Händehygiene vor der nachfolgenden Nahrungsaufnahme übertragen werden.

Ektoparasiten von Bedeutung sind die *Kopflaus*, die *Kleiderlaus* und die *Filzlaus.* Noch häufiger tritt in Pflegeeinrichtungen die achtbeinige *Krätzmilbe Scabies* auf. Hausstaubmilben können durch ihren Kot Allergikern das Leben schwer machen, den Menschen jedoch nicht direkt besiedeln.

Wo Haustiere gehalten werden, können auch Flöhe auftauchen. V.a. der Katzenfloh weist keine sehr hohe Wirtsspezifität auf und befällt auch mal gerne Menschen. Pulex irritans, der eigentliche *Menschenfloh*, ist sehr selten geworden.

2.2.4.1 Endoparasiten

A Protozoen (Einzeller)
Protozoen sind im Gegensatz zu Bakterien *Eukaryonten*, d.h. sie besitzen einen *Zellkern*, daneben noch *Organellen* und meist Geißeln. Häufig kommen sie bei Mensch und Tier vor, einige werden durch Insekten übertragen.

In der Bundesrepublik Deutschland sind im wesentlichen Toxoplasmen, Trichomonaden und seltener Lamblien und Amöben von Bedeutung.

Toxoplasma gondii

Gefährlich für Schwangere – Toxoplasmen

Dieses bananenförmige Protozoon bevorzugt neben dem Menschen noch Jungkatzen, andere Haustiere und Vögel als mögliche Wirte. Die Übertragung auf den Menschen erfolgt durch den Umgang mit Haustieren (insbesondere das Leeren und Reinigen des Katzenklos), Nutztieren und durch den Genuss von rohem Fleisch und Salat. Die Infektion bleibt i.d.R. symptomarm (Abgeschlagenheit, Lymphknotenschwellung, evtl. leichtes Fieber). Gelegentlich bilden sich kleine, verkalkte Zysten im Gehirn. Die Infektion in der *Schwangerschaft* (2. und 3. Trimenon) ist hingegen für den Embryo gefährlich. Gleichfalls stark bedroht sind abwehrgeschwächte Patienten.

Achtung

Zu beachten ist, dass auch alte, symptomarm oder symptomlos verlaufene Toxoplasmoseinfektionen bei einer späteren Abwehrschwäche, z. B. bei einer HIV-Infektion reaktiviert werden können. Nachfolgende Komplikationen sind z. B. Netzhaut-, Lungen- oder sogar Hirnschäden.

Trichomonas vaginalis

Trichomonaden

Dieser Flagellat kommt bei Frau und Mann in der Genitalregion vor. Er wird beim *Geschlechtsverkehr* von Mensch zu Mensch übertragen. Bei der Frau ruft er eine *Zervizitis* (Gebärmutterhalsentzündung), beim Mann eine *Harnröhrenentzündung* hervor.

Lamblien – auch in Europa heimisch

Giardia lamblia (Lamblia intestinalis) besiedelt den *oberen Dünndarm* des Menschen, nachdem die Zysten (umweltresistente Form) mit kontaminiertem Wasser (Fäkalien) oder durch Fliegenkot kontaminierten Lebensmitteln aufgenommen wurden. Die Klinik reicht von Beschwerdelosigkeit bis zu schweren wässrigen Durchfällen. Der Nachweis erfolgt im Stuhlnativpräparat (Beweglichkeit der Lamblien oder Nachweis typischer Zysten).

Amöben

Chlorresistent und Legionellentaxi – Amöben

Tatsächlich befinden sich in unserem Trinkwasser verschiedene Amöbenspezies. Das ist darauf zurückzuführen, dass Amöben in der Lage sind, Zysten zu bilden. Diese Zysten sind gegen Chlor, das in Deutschland das gebräuchlichste Wasserdesinfektionsmittel ist, relativ resistent. Als Krankheitserreger spielen sie hier keine große Rolle, sie sind jedoch als *Transportorganismen für Legionellen* bekannt. In Deutschland heimische Amöben wie *Endolimax nana* können zumindest bei disponierten Menschen leichte Durchfälle hervorrufen. Die Amöbenruhr (Entamoeba histolytica) wird gelegentlich aus dem Ausland eingeschleppt.

B Helminthen (Eingeweidewürmer)

Große Würmer – heute selten

Die klassischen Bandwürmer wie der *Schweine- und Rinderbandwurm* und der *Fischbandwurm* sind durch die heute üblichen Lebensmittelkontrollen selten geworden. Die Parasiten, die die beachtliche Länge von über zehn Metern erreichen können und z.T. eine hohe Lebenserwartung (mehrere Jahre) haben, werden daher kaum noch gefunden. Bandwürmer erkennt man an der Ausscheidung sog. *Proglottiden* (Bandwurmteile), die den ausgedehnten, verzweigten Uterus der Parasiten enthalten. Diese meist beweglichen, breiten und abgeflachten Wurmteile und der Ei-Nachweis im Stuhl sichern die Diagnose. Eine *Wurmkur* schafft schnell Abhilfe.

Echinokokken – eine OP-Indikation

Weitaus gefährlicher sind der *Hunde- und der Fuchsbandwurm* (Echinococcus granulosus und Echinococcus alveolaris). Diese Würmer wandern über die Darmwand in das Lebergewebe ein, wo sie sich ähnlich einem Tumor ausbreiten oder große zystische Blasen bilden. Die Therapie erfolgt chirurgisch durch Entfernung der Zysten und der befallenen Leberbezirke. Hunde- und Fuchsbandwurm kann durch Waldbeeren, Fallobst und Pilze übertragen werden. Werden diese Nahrungsmittel gekocht, besteht keine Ansteckungsgefahr.

Haustiere entwurmen

Haustiere können z.B. *Spulwürmer* wie Toxocara canis übertragen. Werden Haustiere in Einrichtungen des Gesundheitsdienstes gehalten oder kommen diese zu Besuch, ist eine regelmäßige Entwurmung nachzuweisen (► Kap. 9).

Oxyuren – oft bei Kindern

In der Bundesrepublik Deutschland sind *Oxyuren* (Enterobius vermicularis) verbreitet. Die Madenwürmer können über Eier, die das Weibchen nachts in der Analregion ablegt, die daraufhin stark zu jucken anfängt, von Mensch zu Mensch weitergegeben werden, aber auch den gleichen Menschen immer wieder infizieren. Der Nachweis der Würmer erfolgt durch den *Klebestreifentest*. In der Analregion wird ein Klebestreifenabklatsch mit klarem Klebefilm vorgenommen; anschließend werden die Eier mikroskopisch nachgewiesen.

Therapie

Durch die Verabreichung von Vermiziden (Wurmmitteln) werden die Parasiten abgetötet und rasch eine Heilung herbeigeführt.

2.2.4.2 Ektoparasiten

Sarcoptes scabiei hominis (Krätzmilbe)

Bei *Krätzmilbenbefall* unterscheidet man die klassische Krätze (Scabies) von der krustösen Krätze (Scabies crustosa). Die unterschiedlichen Krankheitsbilder werden von der gleichen Milbenspezies ausgelöst. Gemäß § 34 IfSG sind die Erkrankungen in Einrichtungen für Kinder und Jugendliche im Einzelfall, sonst bei Ausbrüchen meldepflichtig. Die Meldepflicht im Einzelfall gilt bei Verdacht oder Erkrankung auch für Leiter von Pflegeeinrichtungen (§ 35 IfSG). Die Anzahl der Milben pro betroffenen Patienten entscheidet über den Verlauf. Bei der *krustösen Krätze* ist der Faktor um das 20- bis 100 fache höher. Die Milbe, die sich vom Ei über das Larven- und Nymphenstadium zum erwachsenen Tier entwickelt, gräbt Gänge in die oberste Hautschicht (Stratum corneum) des Menschen.

Symptome

Die Betroffenen verspüren einen oft *heftigen Juckreiz*, der weniger durch die Milbe selbst als durch ihren Kot ausgelöst wird. Wenn sie kratzen, kann durch das *Aufkratzen* der Gangmündungen und nachfolgende *bakterielle Infektionen* das Bild so verändert werden, dass die Skabiesdiagnostik stark erschwert wird. Die Milbe verhungert ohne Wirt nach vier bis fünf Tagen. Die Übertragung der Milben findet durch begattete Weibchen statt. Innerhalb von 30 Minuten haben sie sich in die Hornschicht der Haut eingebohrt. Bei niedrigen Temperaturen (12 °C) und feuchter Luft sind sie sogar bis zu 14 Tage überlebensfähig. Ab 16 °C werden sie immobil. Milben sitzen gelegentlich auf Hautschuppen und werden dann buchstäblich verloren. Dies erklärt, weshalb mögliche Übertragungswege außer dem direkten Kontakt von Mensch zu Mensch auch Matratzen, Handtücher, Waschlappen, ja sogar Polstermöbel oder Hautcreme sein können. (Zur Bekämpfung ► Kap. 4.7.9.6)

Kopfläuse

Kopfläuse können jedes behaarte Körperteil befallen

Befall mit Kopfläusen ist heute noch relativ häufig, vor allem in Einrichtungen für Kinder und Jugendliche. Die sechsbeinige Kopflaus klebt ihre *Eier*, die sog. *Nissen*, an die Kopfhaare, kann aber auch andere behaarte Körperstellen befallen. Nach 18 bis 21 Tagen ist der *Lebenszyklus Ei – Larve – vermehrungsfähige Laus* abgeschlossen. Mit einer Größe von 2,5 bis 3 mm sind Läuse mit bloßem Auge erkennbar; bei der Suche ist jedoch eine Lupe hilfreich. Untersucht werden müssen Schläfen, Ohren- und Nackengegend, bei starkem Befall oder entsprechenden Hautläsionen auch Barthaar und Brustbehaarung.

Kopfläuse übertragen in Deutschland keine Krankheitserreger, ihr Speichel führt aber zu ausgeprägtem *Juckreiz*. Durch Kratzen mit nachfolgender bakterieller Sekundärinfektion entsteht ein *ekzemähnliches Bild* mit kleinen, *eiternden Wunden*, ggf. mit *Schwellung* der betreffenden regionalen *Lymphknoten*.

Neben der direkten Übertragung »von Kopf zu Kopf« werden Läuse über Kleidung, Kämme, Haarbürsten, Kopfkissen, Decken und Plüschtiere übertragen. (Zur Bekämpfung ► Kap. 4.7.9.7)

2.3 Wer ist wer in der Welt der Mikroorganismen?

2.3.1 Meldepflichtige Krankheiten und ihre Erreger

In der nachfolgenden Tabelle werden verschiedene Krankheitsbezeichnungen genannt und Erreger, Übertragungswege und Leitsymptome angegeben. Diese Tabelle soll die Zuordnung meldepflichtiger Erkrankungen (entsprechender Paragraph des IfSG in Klammern) mit den notwendigen Schutzmaßnahmen erleichtern.

Tab. 2.2: Meldepflichtige Erkrankungen

Krankheit (§ IfSG)	Erreger	Übertragungsweg	Leitsymptom
Botulismus (6)	Clostridium botulinum	Lebensmittel	Schluckstörungen, Doppelbilder
Carbapenemase-Bildner bei div. Infektionen (7)	Enterobacterales, Acinetobacter baumannii-Komplex	Direkte oder indirekte Kontaktinfektion	Je nach Infektion, asymptomatische Besiedlung möglich
COVID-19 (6, 7)	Coronavirus SARS-CoV-2	Tröpfchen von Mensch zu Mensch	Fieber, trockener Husten, Gliederschmerzen, Atembeschwerden, Druckgefühl im Brustbereich, Verlust von Geschmacks- und Geruchssinn
Cholera (6, 34)	Vibrio cholerae	Wasser, Lebensmittel	wässriger, heller Durchfall, viele Entleerungen am Tag
CDI (6)	Clostridioides difficile	fäkal-oral	Durchfall ohne Erbrechen, Antibiotika-gabe in der Anamnese
Diphtherie (6, 34)	Corynebacterium diphtheriae, toxinbildend	von Mensch zu Mensch über die Luft oder direkten Kontakt	Halsentzündung, membranöse Beläge der Mandeln
Enteritis durch enterohämorrhagische Escherichia coli (EHEC) (6, 34)	EHEC	kontaminierte Lebensmittel, rohes Fleisch, fäkal-oral	Durchfälle, später evtl. Anämie und Nierenversagen im Rahmen des hämolytisch-urämischen Syndroms (HUS)
Virusbedingtes hämorrhagisches Fieber (6, 34)	Marburg-Virus, Ebolavirus, Denguevirus und andere	unterschiedlich, meist Insekten, in Europa nur Kontaktinfektion relevant	hohes Fieber mit Blutungsneigung nach Auslandsaufenthalt

Tab. 2.2: Meldepflichtige Erkrankungen – Fortsetzung

Krankheit (§ IfSG)	Erreger	Übertragungsweg	Leitsymptom
Haemophilus-influenzae-Typ B-Meningitis (34)	Haemophilus influenzae Typ B	von Mensch zu Mensch über die Luft oder durch direkten Kontakt	Fieber, Kopfschmerzen, Nackensteifigkeit, oft nach Erkältung
Hepatitis A oder E (6, 34)	Hepatitisviren	Lebensmittel, Kontakt mit Erkrankten	Müdigkeit, Abgeschlagenheit, Appetitlosigkeit, Gelbfärbung der Augäpfel und der Haut (Ikterus)
Hepatitis B, C, D (6)	Hepatitisviren	Blut, Stuhl	wie Hepatitis A und E, chronische Verlaufsformen möglich
Impetigo contagiosa (ansteckende Borkenflechte) (34)	Staphylococcus aureus, Streptococcus pyogenes	Kontakt (Schmierinfektion)	eitrige Pusteln auf der Haut
Keuchhusten (6, 34)	Bordetella pertussis	aerogen von Mensch zu Mensch	Halsschmerzen, Erkältung, später heftige, vor allem nächtliche Hustenattacken mit Erbrechen
Ansteckungsfä-hige Lungentuberkulose (6, 34)	Mycobacterium bovis, tuberculosis, africanum, microti	aerogen von Mensch zu Mensch	schleichende Gewichtsabnahme, Müdigkeit, »Depression«, Husten
Masern (6, 34)	Morbillivirus	aerogen von Mensch zu Mensch	Halsschmerzen, Fieber, später konfluierende rote Hautflecken
Meningokokken – Meningitis oder – Sepsis (6, 34)	Neisseria meningitidis	aerogen von Mensch zu Mensch	Halsschmerzen, Fieber, später Kopfschmerzen, Nackensteifigkeit
Mumps (6, 34)	Mumpsvirus	aerogen von Mensch zu Mensch	Halsschmerzen, Fieber, Schwellung der Speicheldrüsen (Parotitis)
Paratyphus (6, 34)	Salmonella paratyphi A, B, C	Lebensmittel, fäkal-oral (Ausland)	Fieber, Gelenk- und Kopfschmerzen, inital Obstipation, später Diarrhoe
Pest (6, 34)	Yersinia pestis	Beulenpest (Rattenfloh) Lungenpest (aerogen von Mensch zu Mensch)	Lymphknotenschwellung v. a. im Achsel- und Halsbereich schwere Lungenentzündung, Bluthusten (Hämoptoe)

Tab. 2.2: Meldepflichtige Erkrankungen – Fortsetzung

Krankheit (§ IfSG)	Erreger	Übertragungsweg	Leitsymptom
Poliomyelitis (Kinderlähmung) (6, 34)	Polioviren	aerogen von Mensch zu Mensch	plötzlich auftretende, schlaffe Lähmung oder fieberhafter Verlauf mit Muskelentzündung
Röteln (6)	Rubellavirus	aerogen von Mensch zu Mensch	Erkältungssymptomatik, feiner roter Ausschlag
Skabies (Krätze), krustöse Krätze (34, 35)	Krätzmilbe Sarcoptes scabiei hominis	von Mensch zu Mensch, Kleidung und Pflegeutensilien	rote, juckende Flecken in den Gelenkbeugen, u. U. am gesamten Rumpf oder Rücken
Scharlach (34)	Streptococcus pyogenes (Streptokokken der serologischen Gruppe A)	Kontakt, aerogen	Halsschmerzen wie bei Angina, später auftretendes, feinflächiges Scharlachexanthem, auch auf Schleimhäuten (Enanthem)
Shigellose (6, 34)	Shigella dysenteriae	Lebensmittel, Wasser	Durchfälle, bakterielle Ruhr
spongiforme humane Enzephalopathie (nicht hereditär) (6)	Prionproteine	Transplantate, kontaminierte Instrumente, Lebensmittel	unspezifisch, Depression, Gedächtnisstörung, Ataxie, Demenz
Tollwut, Lyssa (6)	Rabiesvirus	Tierbiss, Tierspeichel	Schluckbeschwerden, später Koma
Typhus abdominalis (6, 34)	Salmonella typhi	Lebensmittel	wie Paratyphus, jedoch deutlich schwererer Verlauf
Windpocken (6, 34)	Varizella- Zoster-Virus	aerogen von Mensch zu Mensch, Kontakt mit Gürtelrose-Bläschen	Halsschmerzen, Fieber, wässrige Bläschen, die platzen und dann abheilen

Länderregierungen können die Meldepflicht jederzeit ausweiten, weshalb man sich beim lokalen Gesundheitsamt nach ggf. bestehenden weiteren Meldepflichten erkundigen sollte, beispielhaft seien die Borreliose-Meldepflicht in Bayern. In bestimmten Fällen kann auch das Gesundheitsamt die Meldung bestimmter Erreger zusätzlich verlangen (z. B. MRSA-Erfassung zur Datenerhebung für ein Netzwerk). Bei CDI durch Clostridioides difficile sind schwere Verläufe, z. B. toxisches Megacolon oder Darmperforation, meldepflichtig.

2.3.2 Wer ist wer in der Bakterienwelt?

Mikrobiologische Befunde weisen oft fachlich korrekte Bakteriennamen auf, die man aber leider nicht kennt. Diese Tabelle soll helfen, den Keim richtig zuzuordnen, um dann eine angemessene Risikoabschätzung vornehmen zu können.

Tab. 2.3: Krankheitserreger und ihre Herkunft

Bakterienname	**Herkunft des Erregers**				
	Umwelt	**menschliches Mikrobiom oder Übertragung**	**Darmkeim**	**tierassoziierter Keim**	**Wasser**
Achromobacter	X				X
Acinetobacter-Komplex	X				
Actinobacillus		X			
Actinomyces		X			
Aerococcus	X				
Aeromonas			X		
Afipia				X	
Agrobacterium	X				
Alcaligenes					X
Arcanobacterium	X			X	
Bacillus	X				
Bacteroides			X		
Bartonella				X	
Bifidobacterium		X			
Borrelia				X	
Brucella				X	
Burkholderia					X
Campylobacter				X	
Capnocytophaga		X		X	
Cedecea			X		
Chlamydia		X		X	
Chlamydophila		X		X	
Chryseomonas					X
Citrobacter			X		

Tab. 2.3: Krankheitserreger und ihre Herkunft – Fortsetzung

Bakterienname	**Herkunft des Erregers**				
	Umwelt	**menschliches Mikrobiom oder Übertragung**	**Darmkeim**	**tierassoziierter Keim**	**Wasser**
Clostridioides	X		X		
Clostridium	X		X		
Comamonas					X
Coxiella	X			X	
Cutibacterium		X			
Edwardsiella			X		
Eikenella		X			
Enterobacter			X		
Enterococcus			X		
Erysipelothrix				X	
Escherichia			X		
Eubacterium		X			
Ewingella			X		
Flavobacterium					X
Francisella				X	
Fusobacterium		X			
Haemophilus		X			
Hafnia			X		
Johnsonella			X		
Klebsiella			X		
Legionella					X
Leptospira					X
Listeria	X			X	
Micrococcus		X			
Moraxella		X			
Morganella			X		
Neisseria		X			
Oerskovia		X			
Pantoea	X		X		

Tab. 2.3: Krankheitserreger und ihre Herkunft – Fortsetzung

Bakterienname	**Herkunft des Erregers**				
	Umwelt	**menschliches Mikrobiom oder Übertragung**	**Darmkeim**	**tierassoziierter Keim**	**Wasser**
Pasteurella				X	
Peptococcus			X		
Peptostreptococcus			X		
Plesiomonas					X
Porphyromonas		X			
Prevotella		X			
Propionibacterium		X			
Proteus			X		
Providencia			X		
Pseudomonas					X
Ralstonia					X
Salmonella			X		
Serratia			X		
Shigella			X		
Sphingomonas	X				
Staphylococcus		X			
Stenotrophomonas	X				
Vibrio					X
Yersinia			X		

2.4 Die Waffen des Körpers

Unwillige Wirte: Abwehrmechanismen

Nach dieser Masse von Erregern mit all ihren Tricks und Kniffen könnte man meinen, wir Menschen stünden auf verlorenem Posten. Weit gefehlt, unsere körpereigene Abwehr ist ein Wunderwerk der Natur, durchaus sehr vielen Herausforderungen gewachsen. Sie besteht aus der:

Barrierefunktion der Haut und Schleimhaut

Begrenzung und Außenweltkontakt

Haut und Schleimhaut grenzen unseren Körper nach außen ab und schützen ihn v. a. mechanisch vor Infektionen. Wird die Haut oder die Schleimhaut verletzt, sorgt eine mehr oder weniger starke *Blutung* dafür, dass Schmutzpartikel aus der Wunde »gespült« werden. Durch die *Blutgerinnung* wird die Wunde rasch verschlossen, um weitere Erreger abzuhalten, zusätzlich kommt es rasch zur Besiedlung der Wunde mit Hautkeimen. Die Luftwege können durch *Nasenbehaarung* zur Grobfilterung der eingeatmeten Luft sowie *Flimmerephithelien* in der Luftröhre auf mechanischem Wege Erreger aus der physiologischerweise sterilen Lunge fernhalten.

Der Gastrointestinaltrakt verfügt über *Kolonisationsresistenz* (siehe unten) und das *lymphatische System.* Das *schleimhautassoziierte Abwehrsystem* kann durch bestimmte Zellen darüber hinaus als »Trainingslager« für die gesamte körpereigene Abwehr dienen.

Die Harnwege sind bis auf die Harnröhrenmündung steril und verfügen gleichfalls über eine Art »Fresszellen«, mit denen sie aufsteigende Bakterien abwehren können. Regelmäßige *Spülung* durch den *abfließenden Harn,* besonders, wenn er schwach sauer ist, trägt darüber hinaus zur Aufrechterhaltung der Sterilität in den Harnwegen bei. Schleimhäute verfügen noch über eine Antikörperschicht aus sekretorischem Immunglobulin A (IgA).

Kolonisationsresistenz

Der Schutz durch Flora

> Unter diesem Begriff versteht man die Besiedlung von Haut und Schleimhäuten mit der natürlichen Bakterienflora. Die dabei erzielte Keimdichte ist beträchtlich (▶ Kap. 2.1). Manche Erreger besiedeln ohne das Auftreten von Infektionszeichen oder Bildung von Antikörpern.

Die Funktion »Kolonisationsresistenz« kann sehr gut plastisch dargestellt werden, indem man sich einen Parkplatz bei einer Großveranstaltung vorstellt. Überall dort, wo schon ein Auto steht, kann keines mehr abgestellt werden. Das Gleiche gilt für das Standortmikrobiom auf menschlicher Haut und Schleimhäuten. Wo sich bereits große Mengen von Bakterien befinden, haben es Eindringlinge schwer, noch einen Platz zu finden. Wiederholt auftretende Infektionen zeigen jedoch, dass es nicht unmöglich ist.

Die »chemischen Waffen« des Blutes

Chemische Abwehr

Erreger in der Blutbahn führen nicht zwangsläufig zu einer Infektion. Im Gefäßsystem steht eine »Proteinkaskade« bereit, das sog. *Komplementsystem.* Das normalerweise aus mehreren Proteinkomplementen bestehende System wird durch Erregerstrukturen aktiviert und bildet den sog. »*Membran-Attacke-Komplex*«, der in der Lage ist, die Bakterienzellwand zu durchbrechen. Die Bakterien, die ja nicht über innere Organe verfügen, laufen buchstäblich aus und werden so getötet. »*Chemotaxis*« nennt man das Anlocken von *Makrophagen* (Fresszellen) durch die Spuren der ausgelaufenen Bakteriensubstanz. Die chemische Abwehrfunktion des Blutes wird insge-

samt als »*unspezifische humorale Abwehr*« bezeichnet.
Darüber hinaus kann das Komplementsystem auch in Teilen Erreger für Fresszellen Makrophagen (siehe unten) markieren.

Rufbereite Zellen – die unspezifische zelluläre Abwehr

Killerzellen

Makrophagen stehen nicht nur im Blutstrom zur Verfügung, sondern auch regional in Organen, zum Beispiel in der Lunge.

Die sog. *natürlichen Killerzellen* eliminieren virusbefallene Zellen. Von Viren befallene Zellen »verraten« sich durch veränderte Oberflächenstrukturen und werden angegriffen und zerstört.

Natürliche Killerzellen können über Neurotransmitter und Zytokine mit dem zentralen Nervensystem Informationen austauschen. Die relativ neue Wissenschaft der *Psychoneuroimmunologie* beschäftigt sich mit diesen Fragestellungen. Das Wissen unserer Vorfahren, dass der *Zustand der Psyche* die *Infektionsabwehr* mitbestimmt, kann nun biochemisch bewiesen werden.

Den Steckbrief übergeben – die Funktion der antigenpräsentierenden Zellen

Vom Antigen zur spezifischen Abwehr

Die Aufgabe der unspezifischen Abwehr besteht in der Bekämpfung von Mikroorganismen, die in den Körper gelangen. Die spezifische Abwehr dagegen bekämpft bestimmte Erreger, die eine Infektion im Körper auslösen konnten. Die sog. antigenpräsentierenden Zellen vermitteln den *Übergang zur spezifischen Abwehr.* Diese Zellen sind in der Lage, z.B. bakterielle Antigene zusammen mit anderen Proteinen auf ihrer Oberfläche zu präsentieren. Damit gibt die Zelle den »Erregersteckbrief« an Zellen (Lymphozyten aus der sog. B- und T-Reihe) weiter. Diese Zellen sind aufgrund ihrer genetischen Ausstattung befähigt, eine große Zahl von Erregerantigenen zu »bearbeiten« und eine *passende Immunantwort* einzuleiten. Im Falle der B-Zellen wird die Antikörperproduktion aufgenommen, im Falle der *T-Zellen* werden *spezialisierte Helfer- (CD4-) und Effektor- (CD8-) Zellen* entwickelt.
Die Helferzellen unterstützen dabei die *Zusammenarbeit von B-und T-Effektorzellen,* deren Aufgabe das Vernichten von Erregern und virusbefallenen, körpereigenen Zellen ist.

Merke

Wurde die Infektion erfolgreich bekämpft, hinterlassen virale Infektionen und manche Bakterienerkrankungen einen langanhaltenden *Immunschutz,* der durch sog. *Gedächtniszellen* aufrechterhalten wird. Gedächtniszellen ermöglichen bei erneutem Erregerkontakt eine *rasche Abwehrreaktion.*

Bakterielle Infektionen hinterlassen seltener eine lang dauernde *Immunität,* meist nur dann, wenn das Krankheitsbild nicht durch das Bakterium selbst,

sondern z. B. durch sein *Toxin* (wie bei Tetanus oder Keuchhusten) ausgelöst wurde.
Den Effekt der Gedächtniszellen macht man sich auch bei der *Impfung* zu Nutze (▶ Kap. 2.6).

Wann lässt die Abwehr nach?

Abwehrstörungen

Diese normalerweise gut funktionierenden Abwehrfunktionen sind im Alter, aber auch bei bestimmten Erkrankungen, herabgesetzt. Abwehrschwäche liegt i. d. R. vor bei:

- hohem Alter (Nachlassen der Eiweißproduktion, also auch der Antikörperproduktion),
- Immobilität (Nachlassen der Flimmerhärchenaktivität in der Lunge, verminderter Sekretabtransport etc.),
- Nikotin- und Alkoholmissbrauch (Beeinträchtigung des Stoffwechsels),
- Zuckerkrankheit (Diabetes mellitus mit Beeinträchtigung des Stoffwechsels),
- chronischen Erkrankungen (z. B. Asthma, Arthritis, COPD, Psoriasis, lokale Abwehrstörungen, Dialyse),
- Krebserkrankungen (Stoffwechselbeeinträchtigung),
- Immunschwächeerkrankungen wie HIV u. a.,
- nach Transplantationen (abwehrschwächende Therapie zum Schutz des Transplantates),
- Leberschäden (verminderte Eiweißproduktion, reduzierte Stoffwechselleistung),
- offenen chronischen Wunden (gestörte Barrierefunktion, herabgesetzter Allgemeinzustand),
- medikamentöser Therapie mit Kortisonpräparaten, Immunsuppressiva u. a.,
- Depression (Bewegungsmangel, negativer Einfluss psychischer Störungen)
- genetischer Disposition (z. B. Mutationen oder Stückverluste (Deletion)).

Darüber hinaus erleichtern *akute Virusinfektionen* Bakterien die Infektion. Jeder *»unnatürliche Weg«* im Körper, z. B. *Venenkatheter, Tracheostoma, Harnwegskatheter* etc. führt gleichfalls zu einem erhöhten Risiko, bedingt durch die Wunde an der Eintrittsstelle und das Fremdkörpermaterial, das vor allem Bakterien Schlupfwinkel bietet. Weitere Beispiele in Kapitel 4.

2.5 Infektiologie – vom Kontakt zur Krankheit

Woher Erreger kommen

Die Infektionswege, auf denen die Erreger zu uns gelangen, sind vielgestaltig:

- über Lebensmittel und Wasser,
- durch Kontakt von Mensch zu Mensch oder von Tier zu Mensch, direkte Kontaktinfektion,
- über Insektenstiche,
- über kontaminierte (mit Erregern behaftete) Gegenstände und Flächen (indirekte Kontaktinfektion,
- über die Luft (Einatmen von erregerhaltigem Aerosol).

Infektionsablauf

Der Infektionsablauf ist entsprechend unterschiedlich, kann aber allgemein so dargestellt werden:

Bakterien gelangen in den Körper und heften sich an das Gewebe ihres Wirtes. Mit Hilfe ihrer nach außen abgegebenen Stoffwechselenzyme und Toxine verdauen sie das Gewebe und vermehren sich durch Teilung. Die körpereigene Abwehr des Wirtes beginnt mit Gegenmaßnahmen (chemische Abwehr, Makrophagen, Granulozyten, Fieber). Die Symptome richten sich nach Erreger und Infektionsort. Eventuell unterstützt durch Antibiotika besiegt die Infektionsabwehr schließlich die Erreger, der Wirtsorganismus wird gesund. Nur wenn die Abwehrfunktion nicht ausreichend ist, schreitet die Infektion fort, meist, indem die Keime in die Blutbahn gelangen und sich im ganzen Körper ausbreiten (Sepsis).

Kolonisationsmodell »Biofilm«

Schleimiger Bakterienmix

Als Ursache *chronischer Infektionen* wie z. B. Parodontitis (Zahnfleischentzündung mit Zahnfleischschwund) sowie für die unreine Phase *chronischer Wunden* als Folge eines Dekubitus bzw. venöser oder arterieller Mikrozirkulationsstörungen hat sich das Kolonisationsmodell, von einigen Autoren als »Biofilm« bezeichnet, herausgestellt.

Biofilme entstehen durch die Anlagerung genetisch befähigter Bakterien der gleichen Art, die sich mittels ihrer Haftorgane am Wundgrund anlagern. Das Gen führt – vereinfacht ausgedrückt – zur »Schleimbildung«. Wissenschaftlich wird dieser Schleim als Matrix oder Glykokalix bezeichnet und bewirkt:
Schutz der Bakterien vor Antibiotikawirkung.
Zusätzlich vor der Einwirkung von Antiseptika und Besiedelung mit weiteren Keimen.

Im Biofilm herrscht ab einer gewissen Schichtdicke ein Sauerstoffgefälle. Auf dem Wundgrund siedeln sich so vielleicht *Anaerobier* an, Bakterien, die unter Sauerstoffabschluss leben. Diese verraten sich durch einen unangenehmen Geruch. Andere Bakterien bilden im Biofilm quasi »Nester«, die als Mikrokolonien bezeichnet werden.

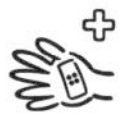

Spezieller Pflegehinweis

Der Biofilm muss auf chronischen Wunden vor der weiterführenden Therapie durch Reinigung und ggf. den nachfolgenden Einsatz von Antiseptika entfernt werden. Hierzu bieten sich im Wundbereich intensive Spülungen mit physiologischer Kochsalzlösung und ggf. eine mechanische Reinigung mit einer sterilen Kompresse oder einem »Wundputzer« (Debridierhilfe mit Mikrofasern oder Schaumstruktur) an. Wasserstoffperoxid (3 %ig) kann durch die Freisetzung von Sauerstoff zur Ablösung des Biofilms beitragen, ist aber heute dank moderner Spüllösungen veraltet und sollte nicht mehr verwendet werden.

Der Biofilm bildet sich auch in flüssigkeitsführenden Systemen wie in Katheterlumina von Harnwegs- wie auch Venenkathetern.

2.5.1 Typische bakterielle Infektionen

Infektionsmuster der Bakterien

Typische bakterielle Infektionen sind:

Abszess
Der Abszess ist eine Eiteransammlung in einer durch Gewebeeinschmelzung entstandenen Höhle. Abszesse können bspw. in der Muskulatur (Spritzenabszess) auftreten. Sie können spontan aufbrechen, wobei der Eiter nach außen abfließt, oder chirurgisch gespalten werden (Eröffnung und Abfluss des Eiters (Drainage)). Eine Antibiotikatherapie ist bei Abszessen i. d. R. nicht sinnvoll.

Empyem
Als Empyem wird eine Eiteransammlung in bereits vorhandenen Körperhöhlen wie Gelenken, dem Pleuraspalt oder der Kieferhöhle bezeichnet. Die jeweilige Körperhöhle füllt sich dabei ganz oder teilweise mit Eiter.

Phlegmone oder Erysipel
Hier breiten sich Bakterien wie Staphylococcus aureus oder Streptococcus pyogenes (Erysipel) ohne Eiterbildung flächenhaft in der Haut aus. Die betroffenen Hautabschnitte sind hoch gerötet, überwärmt und schmerzempfindlich. Im Gegensatz zu Abszess und Empyem, wo nur eine Drainage Erfolg bringen kann, muss diese Erkrankung auf jeden Fall antibiotisch angegangen werden.

Andere bakterielle Infektionen

Merke

Andere bakterielle Infektionen werden meistens allgemein als Entzündung bezeichnet und mit der Endung »-itis« bedacht, z. B. Meningitis (Hirnhautentzündung) oder Orchitis (Hodenentzündung).

Sepsis
Eine besondere Form der bakteriellen Infektion, die den ganzen Körper erfasst, ist die Sepsis. Hier sind Keime in großer Anzahl in die Blutbahn eingedrungen und werden in die Organe geschwemmt. Der bakterielle Stoffwechsel kann dabei zu einem *septischen Schock* führen oder *Embolien* auslösen. Heute wird auch von Blutstrominfektion (BSI) gesprochen. Der gemeinsame Bundesausschuss der Ärzte und Krankenkassen, G-BA, hat eine QS-Sepsis-Leitlinie veröffentlicht, die Krankenhäuser umsetzen müssen und die viele diagnostische, organisatorische sowie Dokumentationspflichten enthält.

Bakterielle Pneumonie
Die Pneumonie (Lungenentzündung) wird meist durch Streptococcus pneumoniae oder Haemophilus influenzae ausgelöst und ist i. d. R. auf *einen Lungenlappen (Lobärpneumonie)* begrenzt. Sie geht mit hohem Fieber, rostbraun-eitrigem Auswurf und typischen Atemgeräuschen einher. Diesem Krankheitsbild steht die sog. *atypische Pneumonie* gegenüber, die i. d. R. nicht auf einen Lungenlappen begrenzt ist, mit mäßigem Fieber, überwiegend trockenem Husten und geringen Rasselgeräuschen beim Abhören einhergeht. Erreger sind hier neben Viren z. B. Chlamydophila (Chlamydia) pneumoniae, Mycoplasma pneumoniae oder Legionella pneumophila.

Merke

Bakterielle Infektionen verlaufen häufig akut. Nur wenige verlaufen sehr langwierig wie die Tuberkulose oder chronisch wie z. B. die Endokarditis, wenn sie nicht behandelt wird. Außer dem Abszess und – mit Einschränkung – dem Empyem werden bakterielle Erkrankungen wirkungsvoll durch die Gabe von Antibiotika bekämpft. Entscheidend ist, ob das Bakterium für das entsprechende Antibiotikum sensibel (empfänglich) ist oder ob sich bereits Resistenzen gebildet haben.

2.5.2 Mögliche Verlaufsformen von Virusinfektionen

Virusinfektionen – nicht immer nach »Schema F«

Fast jeder denkbare Infektionsverlauf durch Viren ist möglich. Prinzipiell kann man folgende Unterteilungen treffen:

Stille Infektion
Nicht immer folgt dem Viruskontakt auch eine Infektion, oder die Infektion verläuft symptomarm bzw. symptomlos. Der Körper setzt sich aber dennoch mit dem Erreger auseinander und bildet Antikörper, die oft noch nach Jahren nachgewiesen werden können.

Akuter Verlauf
Hier wird die Infektion offensichtlich. Die Krankheit klingt jedoch vollständig ab, ohne Spätschäden zu hinterlassen. Zurück bleiben Antikörper,

die oft über viele Jahre oder sogar lebenslang nachgewiesen werden können. Ein verzögerter Krankheitsverlauf ist möglich, d.h., nach einer zunächst eintretenden Besserung verschlechtert sich das Krankheitsbild noch einmal, um dann vollständig abzuklingen.

Chronisch rezidivierende Infektion
Nach der initialen und symptomatischen Infektion verlassen die *Viren* den Organismus nicht, sondern *kapseln sich in Zellen ab,* in denen sie gewissermaßen »ruhen« können. Die Infektion kann i. Abh. v. der Abwehrlage des Wirtsorganismus wieder aufflammen.

Chronisch persistierende Infektion
Diese Form der Infektion führt nach Virusbefall des entsprechenden Organs zu einem schleichenden Verlauf. Obwohl die Symptomatik des Krankheitsbildes sehr schwach ausgeprägt oder fast gar nicht vorhanden sein kann, werden ständig neue Viren produziert. Der betroffene *Patient* ist also *dauerhaft infektiös.* Diese Verlaufsform ist z.B. bei *Hepatitis B* und *Hepatitis C* möglich, die Infektionsgefahr variiert dabei mit der Viruslast.

Chronisch aggressive Infektion
Die chronisch aggressive Infektion stellt eine Virusinfektion über einen langen Zeitraum dar. Zellen werden dabei permanent geschädigt, das Leben des infizierten Patienten wird durch Organfunktionsstörungen oder -versagen verkürzt. Dauerhaft werden relativ große Mengen an Viren erzeugt, der Betroffene ist bis zu seinem Lebensende infektiös. Beispiele für solche Infektionsabläufe stellen bestimmte Formen der *Hepatitis-B-* und die *HIV-Infektion* dar.

2.6 Schutzimpfungen

2.6.1 Prinzip der Impfung

Impfung – »Training« für die Abwehr

Durch inaktive Teile, selten *abgeschwächte, lebende Infektionserreger* wird die körpereigene Abwehr »trainiert«. Gegen diese Impfkeime findet eine Antikörperbildung statt, die beim Auftreten der »echten« Krankheitskeime eine schnelle Antikörpervermehrung bewirkt und die eindringenden Mikroorganismen unschädlich macht. Im Falle der Diphtherie- und Tetanusimpfung werden die *Giftstoffe* (Toxine) der jeweiligen Bakterien *chemisch verändert (Toxoide*). Die entsprechenden Antikörper bieten Schutz bei einer Infektion. Bei der mRNA-Impfung wird ein Anteil Erregererbgut in eine menschliche Zelle eingeschleust und dort die darauf befindliche Information in Eiweiß, den eigentlichen Impfstoff, »übersetzt«.

Merke

Schutzimpfungen können die jeweilige Infektion vollständig verhindern oder aber stark abschwächen. Komplikationen und Nebenwirkungen sind bei den öffentlich empfohlenen Impfungen, die im Impfplan der ständigen Impfkommission (STIKO) am Robert Koch-Institut angegeben sind, relativ selten. Die Grundimmunisierung besteht meist aus mehreren Impfungen; zur Auffrischung, falls erforderlich, reicht i. d. R. eine Impfung. Bei sehr schnell zugelassenen Impfungen (< 6 bis 8 Jahre, ausgenommen Impfung gegen die saisonale Grippe) ist Vorsicht geboten, die Schweinegrippeimpfung z. B. zeigte überdurchschnittlich viele Nebenwirkungen, z. T mit chronischen Schäden.

2.6.2 Wann soll nicht geimpft werden?

Kontraindikationen

Die beste Wirkung von Impfungen wird erzielt, wenn der Körper gesund ist.

Impfungen sollten daher nicht durchgeführt werden

- während akuter Infektionen,
- bei anderen akuten Erkrankungen, z. B. im akuten Schub einer Neurodermitis,
- bei vorbekannten heftigen Impfreaktionen (mit Fieber und/oder Hautreaktionen).

Bei bekannter Allergie sowie während einer hoch dosierten Kortisonbehandlung ist eine Risikoabwägung vor der Entscheidung zur Impfung notwendig. Bei Dialysepatienten kann die Antikörperbildung nach der Impfung vermindert sein.

2.6.3 Wer ist im Betrieb für den Impfschutz zuständig?

Zuständigkeiten

Gemäß der TRBA 250 (BGR 250) ist der Arbeitgeber verpflichtet, den Arbeitnehmer über Präventionsmaßnahmen wie stichsichere Kanülen, Schutzimpfungen und Postexpositionsprophylaxe (PEP, Medikamenteneinnahme nach vermutetem Erregerkontakt, um eine Infektion zu verhindern) aufzuklären. Die Impfung ist jedoch freiwillig, da es in Deutschland keine Impfpflicht gibt, ausgenommen die Masernimpfung für bestimmte Personengruppen, die nach dem 31. 12. 1970 geboren sind siehe 3.3.3). Gemäß § 23 a IfSG kann der Arbeitgeber den Impfstatus auch vor einer geplanten Einstellung abfragen.

Die Kosten für die *Betriebsärztliche Vorsorge* muss der Arbeitgeber tragen (Abschn. 10 TRBA 250). Die Impfungen werden vom *Betriebsarzt* festgelegt, der auch die Voruntersuchung durchführt und die korrekte Durchführung überwacht, die Postexpositionsprophylaxe (PEP) kann mit einem Fachzentrum individuell abgesprochen werden. Allerdings werden Impfungen durch Betriebsärzte zunehmend nicht mehr durchgeführt, so dass in der Praxis zumindest in Einrichtungen ohne eigene Ärzteschaft der Weg zum Hausarzt bleibt.

2.6.4 Empfohlene Schutzimpfungen für das Pflegepersonal

Funktion

Die derzeit von der ständigen Impfkommission des Robert Koch-Institutes empfohlenen Impfungen haben den Zweck, Pflegepersonal und Bewohner vor schweren Infektionen zu schützen. Unter diesem Gesichtspunkt sind derzeit die im Folgenden aufgeführten Schutzimpfungen sinnvoll.

Hepatitis-B-Impfung
Hepatitis-B-Impfstoffe haben den Nachteil, dass sie in Einzelfällen schlecht wirken (sog. »Nonresponder«) und daher nach relativ kurzer Zeit eine Nachimpfung erforderlich sein kann.

Beachte

Dennoch ist die Hepatitis-B-Impfung für Pflegepersonal zu empfehlen, da Infektionsgefahr bei Kontakt mit Blut, Körperflüssigkeiten und Stuhl besteht. Die Wirkung verbessert sich bei Kombination mit der Impfung gegen Hepatitis A (in der gleichen Spritze), weswegen die Kombinationsimpfung heute allgemein empfohlen ist.

Evtl. schlechte Wirkung des Impfstoffes

Die Hepatitis-B-Impfung erfolgt durch Applikation der Erstdosis. Vier bis acht Wochen später wird die zweite und nach sechs Monaten die dritte Dosis verabreicht. Nach der dritten Impfung ist eine Titerkontrolle erforderlich, die eine Beurteilung des Impferfolgs und der Antikörperbildung erlaubt. Der ermittelte Titerwert erlaubt eine Abschätzung, wann eine Kontrolluntersuchung bzw. eine Nachimpfung erforderlich ist. Wurde jedoch ein ausreichender Titer erreicht, wird die Impfung heute ohne Titer-Bestimmung alle zehn Jahre aufgefrischt.

Hepatitis-A-Impfung
Zunehmend hat sich die Erkenntnis durchgesetzt, dass eine Hepatitis-A-Impfung auch in Deutschland eine sinnvolle Ergänzung ist. Die Hepatitis A wird auf verschiedensten Wegen übertragen und ist dadurch schneller zu akquirieren als die Hepatitis-B. Sie wird relativ häufig aus dem Ausland eingeschleppt, und auch in Deutschland werden regelmäßig Neuerkrankungen beobachtet. Die Hepatitis-B- und die Hepatitis-A-Impfung werden kombiniert in einer Spritze angeboten, können aber auch einzeln verab-

reicht werden.
Die Hepatitis-A-Impfung (zweimalige Gabe) ist fast immer erfolgreich, Titerkontrollen sind daher nicht erforderlich.

Tetanusschutzimpfung

Hinweis

Die Tetanusimpfung wirkt in aller Regel umgehend und schützt vor der spastischen Lähmung nach Infektion. Sie muss alle zehn Jahre aufgefrischt werden, bei ausgedehnten Verletzungen früher. Die Auffrischungsimpfung für *Tetanus* wird in einer 4fach-Impfung zusammen mit *Pertussis*, *Diphtherie* und *Polio* in einem Impfstoff kombiniert angeboten.

Diphtherieimpfung

Auch gegen Diphtherie besteht normalerweise durch eine Impfung im Kindesalter Impfschutz. Allerdings geht dieser nach zehn Jahren verloren, so dass regelmäßige Auffrischungen erfolgen sollten. Obwohl die Diphtherie in Osteuropa wieder rückläufig ist, sollte der Schutz wieder aufgefrischt werden. Nach Grundimmunisierung und Auffrischungsinjektion besteht der Impfschutz für weitere zehn Jahre.

Grippeschutzimpfung

Die Grippeschutzimpfung muss jährlich neu durchgeführt werden, da die Grippeerreger dazu neigen, ihre Oberflächenantigene stark zu verändern. Eine einmalige Injektion gewährt ausreichend Schutz für die jeweilige Saison.

Merke

Die Grippeschutzimpfung ist im Altenpflegebereich besonders empfehlenswert, da die Grippe bei älteren Menschen tödlich verlaufen kann. Jüngere, sonst gesunde Menschen erkranken gleichfalls relativ schwer, und Komplikationen wie eitrige Bronchitis und Lungenentzündung sind nicht selten. Nach Möglichkeit sollten daher Pflegende und Bewohner geimpft werden.

Pertussis-Schutzimpfung

Weil zunehmend Erwachsene an Keuchhusten erkranken, wurde eine Meldepflicht nach § 6 IfSG eingeführt und die Impfung für Personen, die keinen Keuchhusten hatten, empfohlen. Kritisch kann die Erkrankung für Menschen mit Herz-Kreislauf-Problemen und Lungenvorschädigung sein. Neuere Daten führen zur Empfehlung für die Impfung von Menschen mit vor langer Zeit durchgemachtem Keuchhusten. Damit sollen die alle 5–6 Jahre auftretenden Infektionswellen abgeschwächt werden.

Schutzimpfungen gegen respiratorische Viren
Hier wäre die Influenza-Impfung und die »Corona«-Impfung zu nennen. Während erstere für Menschen, die sie vertragen, durchaus empfehlenswert ist, kann die Coronaimpfung durch die Vielzahl der Varianten des SARS-CoV-2-Virus und die rasche Ausbreitung von Mutanten schnell an Wirksamkeit verlieren, sie wird dennoch für Risikopatienten empfohlen.

Spezieller Pflegehinweis

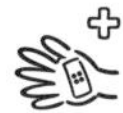

Der Anhang 2 der TRBA/BGR 250 enthält eine Übersicht über empfohlene Impfungen für Praktikanten in verschiedenen medizinischen Einrichtungen. Er kann herangezogen werden, um Mitarbeitende einer Einrichtung des Gesundheitsdienstes bei der Auswahl von Impfungen zu beraten.

2.6.5 Empfohlene Schutzimpfungen für Bewohner

Auch Bewohner brauchen Impfschutz

Auch die Bewohner sollten über ausreichenden Impfschutz verfügen. Neben Tetanus, Diphtherie und Influenza und ggf. Corona ist die Impfung gegen *Pneumokokken* sinnvoll. Sie richtet sich gegen die Kapsel der Pneumokokken. Die Impfung schwächt den Verlauf der Pneumokokkenpneumonie und verhindert Komplikationen wie die Meningitis und hält i. d. R. drei bis sechs Jahre. Bei Bedarf sollte auch die Pertussis-Impfung durchgeführt werden. Gerade bei Lungen- und Herzkranken kann eine Impfung gegen respiratorische Viren sinnvoll sein.

2.7 Von Proben für die Mikrobiologie und Befunden

Normalerweise ist die Entnahme mikrobiologischer Proben in Pflegeeinrichtungen Arztsache. U. U. müssen Proben aber auch vom Pflegepersonal entnommen und versandt werden.
Folgende mikrobiologische Proben werden in Pflegeeinrichtungen besonders häufig entnommen: Urinproben, Stuhlproben, Wundabstriche, Rachenabstriche, Abstriche auf multiresistente Erreger, besonders MRSA und Trachealsekret bzw. Abstriche von Trachestomata.

Das muss das Labor wissen

Um dem Labor eine optimale Interpretation der angezüchteten Keime zu ermöglichen, müssen auf dem Begleitschein folgende Angaben gemacht werden:

- Patientendaten (Name, Vorname, Geburtsdatum, Geschlecht)
- Art des Untersuchungsmaterials und Entnahmebereich (z. B. Wundabstrich Ulcus cruris re.)
- Datum ggf. Uhrzeit der Abnahme
- Angaben zu einer eventuellen antibiotischen Vorbehandlung
- Angaben zu abwehrschwächenden Grunderkrankungen (z. B. Diabetes, Karzinom)
- Materialbezogene Diagnose (z. B. Wundinfektion bei einem Abstrich oder bei Stuhlproben Diarrhoe)

Lagerung im Kühlschrank

Proben, die nicht sofort verschickt werden können, sollten in o. g. Beispielen zunächst im *Kühlschrank* aufbewahrt werden. I. d. R. bleiben die Keimzahl und das Keimspektrum im Wesentlichen erhalten. Bei Wundabstrichen ist zu beachten, dass Anaerobier absterben können. Dies ist jedoch zur Diagnose einer Wundinfektion meist von nachgeordneter Bedeutung.

Merke

Ein schneller Transport der Proben ins Labor gewährleistet ein unverfälschtes Ergebnis und ist daher immer anzustreben!

Keimnachweis im Labor

Im *Labor* wird die Probe bearbeitet. D. h., sie wird auf verschiedene Nährmedien aufgebracht und ggf. mikroskopiert. Das Mikroskop erlaubt eine grobe Zuordnung wie »gramnegative Stäbchen«. I. d. R. haben sich die Keime nach einer *Bebrütung* über Nacht vermehrt und können differenziert und getestet werden. Die *Differenzierung* ist ein Nachweis verschiedener Stoffwechselfunktionen der Keime und ermöglicht es, den Erreger einer bestimmten Spezies/Erregergruppe zuzuordnen, z. B. »Escherichia coli«. Zeitgleich wird eine Kultur angelegt, die es ermöglicht, den angezüchteten Keim auf i. d. R. zwölf Antibiotika gleichzeitig zu testen.

Nach weiteren 24 Stunden kann aus den Testergebnissen der *Befund* gestellt werden. Danach erfolgt die Mitteilung der Namen der angezüchteten Keime sowie das dazugehörige *Antibiogramm* oder *Resistogramm*.

Um einen vollständigen Befund liefern zu können, vergehen i. d. R. mindestens 48 Stunden. Im Einzelfall kann die Befunderstellung auch länger dauern, weil bestimmte Keime, wie z. B. *Campylobacter*, Anaerobier u. a., deutlich mehr Zeit zur Vermehrung und damit zur Bildung sichtbarer Kolonien benötigen. Wichtige Erreger werden allerdings in der Routineuntersuchung nicht nachgewiesen, z. B. die Pneumonieerreger *Chlamydophila pneumoniae* und *Mycoplasma pneumoniae* oder Darmparasiten.

Die Befundmitteilung enthält außer dem Antibiogramm und den Namen der ermittelten Keime noch eine *semiquantitative Mengenangabe*. Diese wird durch Pluszeichen oder in Textform mitgeteilt und im Allgemeinen in drei Stufen (vereinzelt, reichlich oder massenhaft) angegeben. Der Hinweis »nach Anreicherung« bedeutet, dass so wenige Keime im

Abstrichtupfer vorhanden waren, dass ein Erregernachweis erst nach einer Bebrütung über 24 Stunden erbracht werden konnte.

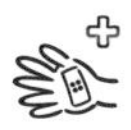

Spezieller Pflegehinweis

Für Hygienebeauftragte sind vor allem die Keimdifferenzierung und das Antibiogramm interessant. Wenn der Verdacht besteht, dass sich ein Keim in der Einrichtung ausbreitet oder mehrere Bewohner oder Patienten mit dem gleichen Keim infiziert sind, müssen Keimnamen und Antibiogramm bzw. Resistogramm verglichen werden. Kommt man zu dem Ergebnis, dass es sich um ein identisches Muster handelt, ist dies ein Indiz (kein Beweis!) für einen Ausbruch. Hier kann ggf. Rücksprache mit dem mikrobiologischen Labor genommen werden, das eventuell weitere Hinweise bei der Beurteilung der biochemischen Reaktionen der fraglichen Erreger liefern kann.

Einen sichereren Nachweis für die Identität der bei verschiedenen Bewohnern isolierten Erreger gibt nur der genetische Fingerabdruck. Die Erstellung ist jedoch meist recht langwierig und kostenintensiv. Im Allgemeinen ist es ausreichend, davon auszugehen, dass identisch aussehende Keime mit gleichem Antibiogramm auch identisch sein könnten.
Bei Ausbrüchen viraler Infektionen werden nur die ersten zwei, drei Fälle beprobt, alle anderen klinisch gleichen Fälle werden dann dem Ausbruch ohne weitere Diagnostik zugeschlagen.

3 Juristisches – was man als Hygienebeauftragter wissen sollte

3.1 Kleine Rechtskunde – vom Gesetz bis zur Empfehlung

Differenzierung

Wer sich intensiv mit Fachliteratur beschäftigt, stößt auf eine Fülle von Gesetzen, Verordnungen, Normen, Richtlinien und Empfehlungen. Hierbei stellt sich die Frage, welche Bestimmungen bindend und welche als Empfehlung anzusehen sind, somit also Variationsmöglichkeiten bieten.

Im Folgenden werden die wichtigsten Begriffe anhand unterschiedlicher Beispiele geklärt. Darüber hinaus findet sich eine Zusammenstellung, die eine Übersicht über Rechtsgrundlagen für Hygienebeauftragte gibt. Ab Ziffer 3.2 werden die wichtigsten Details zu den verschiedenen Rechtsgrundlagen dargestellt.

3.1.1 Erläuterung der juristischen Begriffe

Gesetze

Was zu befolgen ist …

Gesetze sind zwingend zu beachten. Als Zusatz zu Gesetzen gibt es sog. *Durchführungsbestimmungen*, die den Aufsichtsbehörden mitteilen, wie im Detail vorgegangen werden soll. Bundesinstitute wie das RKI mit seinen Kommissionen sollen Empfehlungen zum Vollzug aussprechen (§§ 4 und 23 Abs. 1–3 Infektionsschutzgesetz). Diese Kommissionen sind die Ständige Impfkommission (STIKO), die Kommission für Infektionsprävention in medizinischen Einrichtungen und in Einrichtungen und Unternehmen der Pflege und Eingliederungshilfe (KRINKO) und die Kommission Antiinfektiva, Resistenz und Therapie (ART).

Verordnungen

Verordnungen können Gesetze ergänzen oder bestimmte Fragestellungen regeln. Sie sind wie Gesetze zu behandeln und entsprechend *verbindlich*, also zu beachten. Auch hierfür kann es *Durchführungsbestimmungen* geben. Wichtig für Hygienebeauftragte sind neben den jeweiligen Hygieneverordnungen des Bundeslandes die folgenden, jeweils bundesweit geltenden Verordnungen:

- Europäische Lebensmittelhygieneverordnung EG 852/2004 (Küche, HACCP-Konzept),

- Lebensmittelhygieneverordnung (LMHV) 2007,
- Trinkwasserverordnung (TrinkWV 2023), auch als TVO bezeichnet),
- Gefahrstoffverordnung (GefStoffV, Umgang mit Gefahrstoffen, Gefahrstoffkataster, z. B. Desinfektionsmittelkonzentrate),
- Biostoffverordnung (BiostoffV, Umgang mit biologischen Arbeitsstoffen) und die
- Medizinproduktebetreiberverordnung (MPBetreibV, Aufbereitung von medizinischen Geräten). Eingeschränkt kann auch einmal die Verordnung über die Meldung von mutmaßlichen schwerwiegenden Vorkommnissen bei Medizinprodukten sowie zum Informationsaustausch der zuständigen Behörden (Medizinprodukte-Anwendermelde- und Informationsverordnung – MPAMIV) mit einer Meldepflicht von Zwischenfällen im Zusammenhang des Einsatzes oder der Aufbereitung mit Medizinprodukten von Interesse sein.
- In besonderen Situationen können auch spezielle Verordnungen erlassen werden, etwa die zur SARS-CoV-2 Meldepflicht.

Unfallverhütungsvorschriften der Berufsgenossenschaften

Nicht vom Staat – aber wie Gesetze

Auch diese Veröffentlichungen haben *Gesetzescharakter* und sind zu beachten. Bei Missachtung kann eine Geldstrafe verhängt werden. Die Vorgaben zum Mitarbeiterschutz wurden gegliedert in Regeln der gesetzlichen Unfallversicherungen (DGUV).

Beachte

Nicht nur Arbeitgeber, sondern auch Arbeitnehmer können bestraft werden, wenn sie die Vorschriften missachten.

Unfallverhütungsvorschriften sind daher ein wertvolles Instrument des Hygienebeauftragten zur Durchsetzung *personalhygienischer Maßnahmen. In Einrichtungen des Gesundheitsdienstes gelten erstrangig die TRBA bzw. BGR 250.*

Richtlinien und Leitlinien

Empfehlungen des RKI

Die frühere Richtlinie für Krankenhaushygiene und Infektionsprävention nebst Anlagen wird seit 1998 sukzessive durch möglichst evidenzbasierte Empfehlungen der KRINKO am RKI ersetzt. Diese sind in § 23 Abs. 3 des Infektionsschutzgesetzes begründet und sollten nur von Experten abgewandelt werden, mehr dazu unten. *Leitlinien* können von jeder Fachgesellschaft aufgestellt werden. Sie haben *empfehlenden Charakter.* Man kann durchaus Alternativen in den Hygieneplan oder ins Hygienemanagement aufnehmen. Allerdings sollte die gefundene Lösung das gewünschte Ziel auch erfüllen. Sie muss eventuell einer externen Begutachtung standhalten. Dies gilt auch für die zunehmende Anzahl an Expertenstandards und Konsensusempfehlungen für die Pflege, z. B. vom Deutschen Netzwerk für Qualitätsentwicklung in der Pflege (DNQP).

Normen

Normen sind keine Gesetze

Normen spiegeln den Stand der Technik wider. Darüber hinaus dienen sie der Vereinheitlichung von Anforderungen, z. B. an den Bau von Geräten und die Entwicklung von Verfahren, insbesondere Prüfverfahren. Für die Belange des Hygienebeauftragten haben die einschlägigen Normen insbesondere für die Überprüfung von Reinigungs- und Desinfektionsverfahren Bedeutung. Besonders wichtige Anhalte geben sie aber auch bei der Planung von Neubauten bzw. ausgedehnten Sanierungsmaßnahmen.

Normengruppen

Insgesamt gibt es drei verschiedene Normengruppen:

- die DIN-Normen, die nur für die Bundesrepublik Deutschland gelten,
- die Europäischen Normen (EN), die im Bereich der Europäischen Union gelten,
- die Weltnormen (International Standard Organisation, ISO), die weltweite Gültigkeit haben.

Empfehlungen und persönliche Meinungen verschiedener Institutionen

Nicht alles glauben, was erzählt wird!

Der Hygienebeauftragte sollte nach eingehender Prüfung einer Empfehlung selbst entscheiden, ob die vorgegebene Empfehlung stichhaltig und nachvollziehbar ist. Mitunter erschwert die Argumentation einzelner Hygieniker die Arbeit des Hygienebeauftragten, insbesondere, wenn durch die Empfehlung, erforderliche Hygienemaßnahmen zu unterlassen, ein großes Einsparpotenzial in Aussicht gestellt wird. Diese Behauptungen halten zumindest gelegentlich einer kritischen Nachprüfung nicht stand, und es finden sich gegenteilige Argumentationsstrategien, die es zu berücksichtigen gilt. Man sollte aber gegenläufige Meinungen zulassen und in die Entscheidungsfindung einfließen lassen. Sie regen zum Nachdenken über das eigene Vorgehen an. Die letztendliche Entscheidung fällt heute aber nach einer eingehenden Risikobewertung (► Kap. 4).

Merke

Eine wichtige Grundlage für Hygienebeauftragte stellen die Empfehlungen der Kommission für Krankenhaushygiene und Infektionsprävention (KRINKO) beim Robert Koch-Institut dar. Gegen sie zu verstoßen bedarf einer gerichtsfesten Begründung! § 23 Abs. 3 IfSG sieht vor, dass die Empfehlungen der KRINKO als Stand der medizinischen Wissenschaft auf dem Gebiet der Infektionsprävention gelten. Entsprechendes gilt nach § 35 IfSG für Pflegeeinrichtungen und ambulante Dienste.

Seit 1998 werden die entsprechenden Veröffentlichungen des RKI nicht mehr als Richtlinie, sondern als Empfehlung bezeichnet. Diese Empfehlungen ergehen aufgrund einer umfangreichen Literaturrecherche, sie sind nach Evidenzkategorien (▶ Kap. 3.8) abgestuft.

3.1.2 Weitere relevante Begriffe

Beweislastumkehr

Bedeutung der Dokumentation

Bei rechtlichen Auseinandersetzungen muss i. d. R. der Geschädigte beweisen, dass und wie er geschädigt wurde. Dies gilt nicht immer im medizinischen Bereich, da die Richter davon ausgehen, dass ein Patient die komplexen Vorgänge in einer Pflegeeinrichtung oder einer Arztpraxis nicht durchschauen kann. Daher kann – bei Verdacht auf einen groben Behandlungs-/Pflegefehler und gegebener Wahrscheinlichkeit, dass die Probleme des Geschädigten darauf zurückzuführen sind (Kausalität) – die Beweislast umgekehrt werden. Dann muss die Einrichtung beweisen, dass der vorliegende Schaden nicht durch Fehlverhalten oder fehlerhafte Maßnahmen entstanden ist. Dies gelingt nur, wenn durch entsprechende Planung, Arbeitsanweisungen und Dokumentation der geforderte Nachweis überzeugend erbracht werden kann. Gelingt dies nicht, kann eine Verurteilung sogar ohne zwingend bewiesenen Zusammenhang zwischen Behandlung und Schaden erfolgen, dies allerdings nur im Zivilrecht (Anscheinsbeweis).

Organisationsverschulden

Ein Organisationsverschulden liegt immer dann vor, wenn es dem Personal einer Einrichtung durch entsprechende Arbeitsanweisungen und/oder Arbeitsplanung der Leitung unmöglich ist, Maßnahmen korrekt durchzuführen. Dies ist z. B. der Fall, wenn durch Sparmaßnahmen auf notwendige Hygienemaßnahmen verzichtet wird.
Das Medizinprodukterecht kennt diese Form nur im Ausnahmefall, i. d. R. haftet immer der Anwender für die möglichen Folgen durch fehlerhafte Medizinprodukte.

Fahrlässigkeit

Definition

Fahrlässig handelt jemand, der die gebotene Sorgfaltspflicht nicht walten lässt. Im Bereich der Hygiene liegt Fahrlässigkeit vor, wenn aus Zeitmangel oder Unachtsamkeit kleinere Punkte des Hygienestandards missachtet werden.

Fahrlässige Handlungen können geschehen, da kein Mitarbeiter ununterbrochen vollkommen konzentriert tätig sein kann. Ablenkung, vermehrter Arbeitsanfall, Stress, Müdigkeit und Überarbeitung begünstigen Fahrlässigkeit. Bei fahrlässigem Handeln besteht Versicherungsschutz.

Grobe Fahrlässigkeit

Definition

Grobe Fahrlässigkeit liegt vor, wenn gegen Gesetze, allgemeine Standards oder Arbeitsanweisungen bzw. gegen den allgemein anerkannten Stand der medizinischen Wissenschaft oder Technik verstoßen wird. Der Mitarbeiter lässt die erforderliche Sorgfalt außer Acht und handelt so, dass selbst Laien die Unzweckmäßigkeit erkennen können.

Wird grobe Fahrlässigkeit vermutet oder nachgewiesen, kann – je nach Vertrag – die Versicherung, die Betroffene zunächst entschädigt hat, das Geld vom Versicherten zurückfordern.

Vorsatz

Vorsatz liegt vor, wenn bewusst gegen Hygienestandards verstoßen wird mit dem erklärten Ziel, Betreuten oder dem Arbeitgeber Schaden zuzufügen.

3.1.3 Rechtsgrundlagen

Die folgenden Tabellen geben eine Übersicht über Rechtsgrundlagen für Hygienebeauftragte.

Hygienerelevante Gesetze

Tab. 3.1: Hygienerelevante Gesetze

Gesetz	Wichtige Paragraphen	Inhalte
Infektionsschutzgesetz (IfSG)	§§ 6, 7, 8, 9, 10, 11, 34	Meldewesen an Gesundheitsamt und Robert Koch-Institut
	§ 5	Epidemische Lage nationaler Tragweite mit weitgehenden Einschränkungen der Grundrechte und Aussetzen der Zulassung von Medizinprodukten und Arzneimitteln
	§§ 17, 18	Rolle des Gesundheitsamts
	§ 20	Impfungen, besonders Masern-Pflichtimpfung und Ausnahmen, Abs. 6 bietet auch Möglichkeiten der Pflichtimpfung für »besonders bedrohte Bevölkerungsgruppen«
	§ 23	Kommissionen am RKI (KRINKO, ART), Wertigkeit derer Empfehlungen, Pflicht zur Vermeidung der Weiterverbreitung von Krankheitserregern, insbesondere solcher mit Resistenzen,

Tab. 3.1: Hygienerelevante Gesetze – Fortsetzung

Gesetz	Wichtige Paragraphen	Inhalte
		und Infektionsstatistik (Krankenhaus, amb. Operieren)
	§§ 33–34, 35, 36	Einrichtungen zur Betreuung von Kindern und Jugendlichen, Gemeinschaftseinrichtungen einschließlich stationärer und ambulanter Pflege, Hygieneplan, Ausschlusskriterien für Mitarbeiter und Betreute mit bestimmten Infektionen
	§§ 42, 43	Umgang mit Lebensmitteln, Ausschlusskriterien bei bestimmten Erkrankungen
Medizinprodukterecht-Durchführungsgesetz (MPDG)	div. §§	Medizinprodukte müssen mindestens ein CE-Zeichen, sterile und invasive Geräte die Prüfnummer einer benannten Stelle tragen. Der Hersteller muss deutschsprachige, verständliche Gebrauchsanweisungen liefern, ggf. persönliche Einweisung bei aktiven Medizinprodukten.
Pflegequalitäts-Sicherungsgesetz (PQsG), Pflege-Weiterentwicklungsgesetz	div. §§	Pflicht zur Qualitätssicherung in der Hygiene
Sozialgesetzbuch XI (SGB XI)	§§ 112, 113, 113a	Internes Qualitätsmanagementsystem (Pflegeeinrichtungen)
SGB IX	§ 37	Pflicht zur Qualitätssicherung (Rehabilitationseinrichtungen)
SGB V	§ 135a	Pflicht zur Qualitätssicherung (Krankenhaus, Arztpraxen)
Arbeitsschutzgesetz (ArbSchG)	div. §§	Personalschutz allgemein
Arzneimittelgesetz (AMG)	div. §§	Händedesinfektionsmittel, Schleimhautdesinfektionsmittel
Lebensmittel-, Bedarfsgegenstände- und Futtermittelgesetzbuch (LFGB)	div. §§	Umgang mit Tieren und Pflanzen für den menschlichen Verzehr, Lebensmittelhygiene, Grundlagen, Kontrollen durch Aufsichtsbehörden

Hygienerelevante Verordnungen

Tab. 3.2: Hygienerelevante Verordnungen

Verordnungen	Wichtige Paragraphen	Inhalte
Biostoffverordnung (BiostoffV)	§ 4 §§ 8,11,12 § 14 §§ 20,21	Gefährdungsbeurteilung potenzieller Erreger, ungezielte Tätigkeit, Grundpflichten, Arbeitsmedizinische Vorsorge Betriebsanweisungen, Ordnungswidrigkeiten und Straftaten
Eur. Lebensmittelhygiene-Verordnung (EG 852/2004)	div. §§	Lebensmittelhygiene, HACCP-Konzept
Gefahrstoffverordnung (GefStoffV)	div. §§ § 14	Erfassung von Gefahrstoffen nach Mengen und Lagerort (Gefahrstoffkataster), Sicherheitsdatenblätter für relevante Produkte, Betriebsanweisungen
Medizinproduktebetreiberverordnung (MPBetreibV)	§ 4 div. §§	Validierte Aufbereitung, Pflichten beim Betrieb von Medizinprodukten
Medizinprodukte-Anwendermelde- und Informationsverordnung (MPAMIV)	div. §§	Meldepflicht bei Zwischenfällen oder Beinahezwischenfällen mit Medizinprodukten
Hygieneverordnungen der Länder	div. §§	Organisation der Hygiene (medizinische Einrichtungen)
Arbeitsstättenrichtlinien (ASR)	div. §§	Bedingungen, z. B. Raumgröße, Temperatur von Arbeitsplätzen
Trinkwasserverordnung (TVO, TrinkwV, 2023)	div. §§	Wasserqualität für Leitungswasser und Trinkbrunnen, Wasserproben

Technische Regeln

Tab. 3.3: Technische Regeln zur praktischen Umsetzung der GefStoffV (TRGS) und BiostoffV (TRBA)

Regeln	Bezeichnung	Inhalte
Technische Regeln Gefahrstoffe (TRGS)	TRGS 540	Puderfreie Handschuhe
	TRGS 525	Desinfektionsmittel
Technische Regeln Biologische Arbeitsstoffe	TRBA 400 (Gefährdungsbeurteilung) TRBA 250 (Personalhygiene im Alltag)	Vollzug der Biostoffverordnung

Berufsgenossenschaftliche Veröffentlichungen

Tab. 3.4: Berufsgenossenschaftliche Veröffentlichungen

Veröffentlichung	Bezeichnung	Inhalte
Berufsgenossenschaftliche Vorschriften (DGUV)	DGUV 1, DGUV 100–101	Prävention Grundsätze
	DGUV 2	Arbeitsmedizinische Vorsorge
Berufsgenossenschaftliche Regeln (BGR)	DGUV 100–500 2.6	Personalschutz Wäscherei
	DGUV 101–605	Reinigungsarbeiten bei Infektionsgefahr in medizinischen Bereichen

Normen

Tab. 3.5: Normen

Norm	Bezeichnung	Inhalte
DIN (in Deutschland gültige Normen)	1946–4 2018–06	Raumlufttechnik im Krankenhaus
	19 643	Wasser in Schwimmbädern
EN (europaweit gültige Normen)	div.	Sterilisation und Sterilisationskontrolle

Übersicht 4: Richt-, Leitlinien, Empfehlungen

Richtlinien, Leitlinien und Empfehlungen ohne Gesetzescharakter (Beispiele)

- Empfehlungen der KRINKO und ART am RKI
- Richtlinien und Empfehlungen der Gesundheitsministerien der Länder, sofern nicht als Verordnungen oder Allgemeinverfügungen ausgegeben
- Leitlinie »Hygienebeauftragte in der Pflege« der Deutschen Gesellschaft für Krankenhaushygiene (DGKH)
- »Konsensusempfehlung für Hygiene bei der Wundversorgung« der Initiative chronische Wunde (ICW e. V.)
- Expertenstandard »Pflege von Menschen mit chronischen Wunden«, DNQP

3.2 Sozialgesetzbücher, Heimgesetz

Die *Sozialgesetzbücher (SGB)* regeln das Vertragswerk zwischen *Leistungserbringern* (Einrichtungen) und *Leistungsträgern* (Kassen). Sowohl Krankenhäuser (SGB V), Rehabilitationseinrichtungen (SGB IX)als auch Pflegeeinrichtungen (medizinische Leistungen SGB V, SGB XI) werden in den entsprechenden Paragraphen zum Etablieren eines Qualitätsmanagementsystems aufgefordert. Hierzu dienen geeignete Prüfungen und Auswertungen der Prüfungsergebnisse mit dem Ziel eines kontinuierlichen Verbesserungsprozesses. Die Unterlassung dieser Maßnahmen kann durch Kürzungen des Pflegesatzes geahndet werden.
Die Heimmindestbauverordnung sieht eine bestimmte Ausstattung von Heimen vor, in der Heimpersonalverordnung ist der Personalschlüssel mit den erforderlichen Qualifikationen geregelt.

3.3 Infektionsschutzgesetz

3.3.1 § 5 Epidemiologische Lage nationaler Tragweite

Mit diesem neuen, auf COVID-19 basierenden Paragraphen können die Grundrechte und die Verfassung von einzelnen Bundesländern auf unterschiedliche Weise außer Kraft gesetzt werden, bspw. die Pressefreiheit, die Reisefreiheit, die Bewegungsfreiheit, das Demonstrationsrecht und das Recht der Unversehrtheit der Personen. Dies ist umso bedauerlicher, da die Maßnahmen unter Umgehung der demokratischen Instanzen wie Parlamente beschlossen werden können und regelmäßig ohne kompetente Beratung erfolgen. Leidtragend ist dann das Hygienefachpersonal vor Ort, das die oft unlogischen und ungeeigneten Maßnahmen umsetzen und vermitteln soll.

3.3.2 Meldepflicht bei Infektionen gemäß Infektionsschutzgesetz (IfSG)

Was wird wann gemeldet?

Eine Meldung der entsprechenden Erkrankungen muss vom behandelnden und ggf. hinzugezogenen Arzt oder von der Einrichtungsleitung binnen 24 Stunden an das zuständige Gesundheitsamt erfolgen. Die Meldung ergeht per Formular (► Anlage 1).

Die Meldung der gemäß Infektionsschutzgesetz meldepflichtigen Erkrankungen kann mit einem standardisierten Meldebogen, der kostenfrei vom Gesundheitsamt bezogen werden kann, erfolgen. Alle erforderlichen Daten werden abgefragt.

Das IfSG enthält eine Liste der namentlich zu meldenden Erkrankungen und der Keime (§ 6, Labormeldepflicht § 7 ► Anlage 2). Einrichtungen für Kinder und Jugendliche haben weitere Meldepflichten (§ 34 IfSG ► Tab. 2.2).

Man unterscheidet:

Unterscheidungen

Meldepflicht bei Verdacht auf bzw. *Erkrankung und Tod* an Botulismus, Cholera, Diphtherie, humane spongiforme Enzephalopathie (nicht hereditär), akute Virushepatitis A bis E, hämolytisch-urämisches Syndrom (HUS), virusbedingtes hämorrhagisches Fieber, Masern, Mumps, Menigokokkenmeningitis oder -sepsis, Milzbrand, Polio, Pertussis, Pest, Röteln, Tollwut (siehe unten), Typhus, Paratyphus, Varizellen.

Meldepflicht bei Erkrankung und Tod an Tuberkulose (auch Behandlungsbeginn ohne Erregernachweis, Behandlungsverweigerung oder -abbruch).

Meldepflicht bei Verdacht oder Nachweis von Enteritis infectiosa bzw. mikrobieller Lebensmittelvergiftung bei Beschäftigten in der Lebensmittelherstellung oder beim Auftreten von zwei oder mehr Fällen, wenn ein Zusammenhang zu vermuten ist.

Meldepflicht bei über das übliche Maß hinausgehenden *Impfreaktionen.Meldepflicht bei* besonders *schweren Krankheitsverläufen* (z. B. Clostridioides difficile).

Meldepflicht bei Ausbrüchen

§ 6 Abs. 3 IfSG bestimmt eine nicht namentliche *Meldepflicht* im Falle von *Ausbrüchen nosokomialer Infektionen* (zwei oder mehr) in Einrichtungen (gleich welcher Erreger). Diese Meldung kann gemäß § 8 Abs. 1 Satz 5 IfSG auch von examinierten Pflegekräften abgegeben werden.

Nach § 7 IfSG besteht weiterhin eine namentliche *Meldepflicht für 51 Erreger,* die der *Laborarzt* melden muss. Nicht namentliche Meldung durch das Labor soll weiterhin erfolgen bei Treponema pallidum, HIV, Echinokokken, Malaria, Röteln (konnatal) und Toxoplasma gondii (konnatal). Nach § 10 IfSG ist auch ein »Besiedlungsausbruch« meldepflichtig, d. h. wenn Patienten oder Bewohner mit einem Indexfall in Berührung kamen und z. B. mit MRE besiedelt sind, ohne selbst erkrankt zu sein.

3.3.3 § 20 Masern-Impfpflicht

Wer in einer Gemeinschaftseinrichtung (also auch Einrichtungen des Gesundheitsdienstes) arbeitet, muss, sofern nach dem 31. 12. 1970 geboren, entweder einen Immunstatus gegen Masern oder eine Bestätigung einer vorgenommenen Impfung nachweisen. Dies gilt auch für Kinder, die in Kitas oder Schulen betreut werden.

Bei Neueinstellung kann der Impfschutz abgefragt werden und falls er mangelhaft ist und auch nicht aufgebessert werden soll, kann der Bewerber nicht eingestellt werden (§ 23a IfSG).

In § 20 Abs. 6 IfSG wird auch eine Impfpflicht für besonders bedrohte Teile der Bevölkerung, z. B. Personal des Gesundheitsdienstes, möglich gemacht.

3.3.4 § 23 IfSG

§ 23 IfSG definiert die Kommissionen am RKI: KRINKO (Kommission bei Krankenhaushygiene und Infektionsprävention) und ART (Antiinfektiva, Resistenz und Therapie) sowie den Vorrang der Empfehlungen dieser Kommissionen. In diesem Paragraphen sind außerdem die Anforderungen an medizinische Einrichtungen (Krankenhäuser, Rehabilitationskliniken, ambulantes Operieren, Tageskliniken, Dialysen, Arztpraxen etc.) zusammengefasst.

3.3.5 §§ 33, 34, 35 IfSG

Betreuung von Kindern und Jugendlichen

§ 33 IfSG definiert »Gemeinschaftseinrichtungen« zunächst als Einrichtungen für Kinder und Jugendliche. In *§ 34* wird eine *Meldepflicht* für Betroffene und ein *Tätigkeitsverbot* für Mitarbeiter mit entsprechenden Erkrankungen (▶ Tab. 2.2) ausgesprochen. Hinzu kommt Verlausung (Befall mit Läusen).

Dieses Verbot gilt für den Umgang mit den Betreuten so lange, bis eine Ansteckungsgefahr nach ärztlichem Urteil nicht mehr zu befürchten ist. Betreute dürfen Betriebsräume nicht betreten, Einrichtungen nicht benutzen und auch nicht an Gemeinschaftsveranstaltungen teilnehmen.
Dies gilt auch für Personen, in deren Wohngemeinschaft ein Mitglied an einer der oben genannten Erkrankungen *außer* Impetigo contagiosa, Keuchhusten, Scharlach oder anderer Streptococcus-pyogenes-Infektion und Windpocken vermutlich (Verdacht) oder tatsächlich erkrankt sind.

In Satz 6 wird eine Mitteilung an das Gesundheitsamt (personenbezogen und krankheitsbezogen) durch die Einrichtungsleitung gefordert, wenn nicht anderweitig eine Meldung erstattet wurde. Ein Skabiesbefall ist, auch wenn nur ein Bewohner oder eine Pflegeperson befallen ist, durch die Einrichtungsleitung meldepflichtig. In *§ 35* wird eine entsprechende *Belehrung* der Mitarbeiter dieser Einrichtungen bei Arbeitsantritt und mindestens im Abstand von zwei Jahren gefordert. Diese Belehrung ist zu protokollieren, das Protokoll ist drei Jahre beim Arbeitgeber aufzubewahren.

§ 35 IfSG fordert von stationären und ambulanten Pflegeeinrichtungen einen Hygieneplan, um die Weiterverbreitung von multiresistenten Keimen zu vermeiden. In Absatz 4 ist die Meldepflicht für Skabiesfälle enthalten, In Absatz 5 der Nachweis zum Fehlen von Anzeichen des Vorliegens einer *Lungentuberkulose* gefordert.

3.3.6 § 36 IfSG

Hygieneplan ist Pflicht!

§ 36 IfSG fordert von Gemeinschaftseinrichtungen die *Erstellung von Hygieneplänen*. Die genannten Einrichtungen sollen auch durch das Gesundheitsamt infektionshygienisch überwacht werden; dies kann z. B. durch *Begehungen des Amtsarztes* erfolgen.

Absatz 2 von § 36 IfSG dehnt die *Überwachung* durch das *Gesundheitsamt* aus *infektionshygienischer Sicht* auch auf sonstige Einrichtungen, in denen bei Tätigkeiten am Menschen Krankheitserreger durch Blut übertragen werden können, aus, z. B. Piercing und Tattoo.

3.3.7 §§ 42, 43 IfSG

Lebensmittel und Belehrung

Diese Paragraphen enthalten die Pflicht zur Belehrung von Personen, die mit Lebensmitteln umgehen. *§ 42* enthält eine Liste der *Lebensmittel*, *§ 43* die *Pflicht zur Belehrung*. Die Erstbelehrung ist durch das Gesundheitsamt durchzuführen, Folgebelehrungen alle zwei Jahre durch den Arbeitgeber. Die Belehrungen sind entsprechend zu dokumentieren.

3.4 BiostoffV und TRBA bzw. BGW-Regel 250

3.4.1 BiostoffV

Erreger in Risikogruppen

Die BiostoffV ist eine Umsetzung von Europäischem Recht zum Schutz von Mitarbeitern vor biologischen Arbeitsstoffen, also Bakterien, Pilzen, Parasiten und Viren sowie ggf. deren Toxinen. Sie wird in die Praxis umgesetzt durch ergänzende Durchführungsbestimmungen, die »Technischen Regeln für Biologische Arbeitsstoffe« (TRBA). In der BiostoffV werden Erreger in Risikogruppen (RG) eingeteilt:

- RG 1: Keine Krankheitserreger oder extrem selten Krankheitserreger. Beispiele hierfür sind Käse veredelnde Schimmelpilze und die Bier- oder Bäckerhefe, aber auch Teile der Hautflora.
- RG 2: Krankheitserreger, Prävention und Therapie unkompliziert oder möglich. Beispiele hierfür sind Staphylococcus aureus (auch als MRSA), Darmkeime, Wasserkeime, Hefen der Gattung Candida, Parasiten und »Schnupfenviren«.
- RG 3(**): umfasst die Hepatitis B, C und D, das HI-Virus sowie Typhus. Hier sind also gravierende Krankheitsbilder zusammengefasst, die aber nicht aerogen übertragbar sind.
- RG 3: Erreger schwerer Erkrankungen, Ausbreitung möglich, Vorbeugung möglich, Therapie eventuell möglich. Zur RG 3, die auch eine aerogene Ausbreitung umfasst, gehören bspw. die Erreger der Tuberkulose.
- RG 4: Schwere Erkrankung, leichte Ausbreitung der Bevölkerung denkbar, Prävention und Therapie schwer oder nicht möglich. In dieser Gruppe sind nur Viren, die in Europa nicht heimisch sind, etwa die Ebola-Viren und andere Erreger des viralen hämorrhagischen Fiebers.

Tätigkeiten in Schutzstufen

Allerdings hängt das Infektionsrisiko für Mitarbeiter nicht nur von den Erregern mit ihren Eigenschaften ab, sondern auch von den Tätigkeiten, die mit ihnen ausgeübt werden. Diese werden in Schutzstufen gleichfalls von 1 bis 4 eingeteilt. In der TRBA 250 werden eher krankenhaustypische Tätigkeiten beispielhaft genannt, daher wurde hier auf Pflegetätigkeiten umgeschrieben.

- Schutzstufe (SST) 1: Infektion unwahrscheinlich
  Führen, Essen eingeben, Ergo- u. Beschäftigungstherapie, einfache Untersuchung ohne Körperöffnungen und Augen, Hauswirtschaft: Reinigung von wenig kontaminierten Bereichen wie Vorhalle, Flure
- SST 2: Kontakt mit Körperflüssigkeiten und entsprechenden Erregern, z. B. Injektionen, Punktionen, Wundversorgung, absaugen, Inkontinenzmaterial wechseln, Hauswirtschaft: Aufbereitung von Zimmern nach Infektionen oder von Bewohnern mit MRE
- SST 3: Hohe Konzentrationen von Erregern Risikogruppe 3, erhebliche Aerosolbildung oder besondere Verletzungsgefahr (Krankenhaus: Tuberkulosestation)
- SST 4: Mit Tätigkeiten mit Krankheitserregern RG 4 (nur Sonderisoliereinheiten für Patienten mit RG-4-Infektionen)

Zusammenfassend kann also gesagt werden, dass Pflegepersonal i. d. R. zu Erregern der Risikogruppe 2, bei Viren 3(**) exponiert sind und Tätigkeiten in der Schutzstufe 2 ausüben. Diese Tätigkeit ist ungezielt im Sinne der BiostoffV, da gezielte Tätigkeiten nur mit bekannten Erregern, z. B. im Labor, durchgeführt werden.

3.4.2 TRBA 400

Die TRBA 400 fordert von Arbeitgebern in Einrichtungen des Gesundheitsdienstes eine Arbeitsplatz- und Tätigkeits-bezogene Gefährdungsbeurteilung für alle Mitarbeiter, die während ihrer Arbeit Kontakt zu biologischen Arbeitsstoffen haben können. Hierzu gehören auch Reinigungskräfte und Verwaltungskräfte mit regelmäßigem Bewohnerkontakt. Bei der Beurteilung soll der Betriebsarzt hinzugezogen werden. Eine Kopie der Gefährdungsbeurteilung sollte den Hygienebeauftragten vorliegen.

3.4.3 TRBA 250

Was in der TRBA 250 steht

Die TRBA 250 entspricht der Berufsgenossenschaftlichen Regel (BGR) 250. Sie verpflichtet Arbeitgeber zur Bereitstellung von betriebsärztlicher Versorgung, Schutzmitteln (Persönlicher Schutzausrüstung, PSA) und Arbeitsanweisungen (Hygieneplan). Die Arbeitnehmer wiederum sind verpflichtet, den Hygieneplan zu befolgen und die Schutzmittel einzusetzen.

Beispielhaft und auszugsweise seien einige Ziffern genannt und in ihren Inhalten gekürzt dargestellt:

Ziffer 4.1 Mindestschutzmaßnahmen

4.1.1 Den Versicherten sind leicht erreichbare Händewaschplätze mit fließendem warmen und kalten Wasser, Direktspender für Händedesinfektionsmittel, hautschonende Waschmittel, geeignete Hautschutz- und -pflegemittel und Einmalhandtücher zur Verfügung zu stellen.

4.1.2 Spender für die Händedesinfektion sind bereitzustellen.

4.1.3 Bereitstellung von Hautschutz und Hautpflege durch den Arbeitgeber

4.1.4 Oberflächen (Fußböden, Arbeitsflächen, Oberflächen von Arbeitsmitteln) sollen leicht zu reinigen und beständig gegen die verwendeten Reinigungsmittel und ggf. Desinfektionsmittel sein.

4.1.6 Pflicht zum Hygieneplan

4.1.7 Keine Nahrungsmittel und Getränke in »unreinen« Bereichen, z. B. Reinigungswagen

4.1.8 Verbot von Schmuck, Piercing an Händen und Unterarmen sowie künstlichen Fingernägeln in Bereichen mit der Notwendigkeit zur Händedesinfektion

4.1.9 Umkleideräume für das Personal

4.2.2 Toiletten für das Personal

4.2.5 Stichsichere Arbeitsmittel zur Prävention von Nadelstichverletzungen und Schnitten (hierzu auch Anhang 4, 5, 6)

4.2.5 (6) Für das Sammeln von spitzen oder scharfen Gegenständen müssen Abfallbehältnisse bereitgestellt und verwendet werden, die stich- und bruchfest sind und den Abfall sicher umschließen. Gilt auch für die ambulante Pflege in Wohnungen!

4.2.6 Persönliche Schutzausrüstung

4.2.7 Schutzkleidung

4.2.8 Schutzhandschuhe

4.2.9 Augen- und Gesichtsschutz

4.2.10 Atemschutz (hierzu auch Anhang 4)

Beachtenswert für die ambulante Pflege ist die Ziffer 5.1, die speziell hierfür in die TRBA 250 eingefügt wurde. Wer Praktikanten oder Schüler beschäftigen möchte, erhält mit Anhang 2 umfassende Informationen zum korrekten Arbeitsschutz für diese Personengruppen.

3.5 Medizinprodukterecht

3.5.1 Medizinprodukterecht-Durchführungsgesetz (MPDG)

Definition

Zweck dieses Gesetzes ist es, die Zulassung nach der Europäischen »Medical Device Directive, MDD« und den Verkehr mit Medizinprodukten zu regeln und dadurch für die Sicherheit, Eignung und Leistung der Medizinprodukte sowie die Gesundheit und den erforderlichen Schutz der Patienten, Anwender und Dritter zu sorgen.

Medizinprodukterecht – täglich aktuell

Keine Medizinprodukte im Sinne des MPDG sind Arzneimittel (Arzneimittelgesetz, AMG), kosmetische Mittel (Lebensmittel- und Futtermittelgesetzbuch, LFGB), menschliches Blut oder dessen Bestandteile davon sowie Blutprodukte. Persönliche Schutzausrüstung im Sinne der Richtlinie 89/686/EWG des Europäischen Rates gehört ebenfalls nicht zu den Medizinprodukten.

Als *Medizinprodukte* gelten alle einzeln oder miteinander verbunden verwendeten Instrumente, Apparate, Vorrichtungen, Stoffe oder andere Gegenstände einschließlich der für ein einwandfreies Funktionieren des Medizinproduktes eingesetzten Software, die vom Hersteller zur Anwendung für Menschen bspw. für folgende Zwecke bestimmt sind:

- Erkennung, Verhütung, Überwachung, Behandlung oder Linderung von Krankheiten.
- Erkennung, Überwachung, Behandlung, Linderung oder Kompensation von Verletzungen oder Behinderungen.
- Untersuchung, Ersatz oder Veränderung des anatomischen Aufbaus oder eines physiologischen Vorgangs.

Merke

Die bestimmungsmäßige Hauptfunktion der Medizinprodukte im oder am menschlichen Körper wird weder durch pharmakologische oder immunologische Mittel noch metabolisch erreicht, ihre Wirkungsweise aber durch solche Mittel unterstützt.

Zubehör für Medizinprodukte sind Gegenstände, Stoffe, Zubereitungen aus Stoffen sowie Software, die vom Hersteller dazu bestimmt sind, mit einem Medizinprodukt verwendet zu werden, damit dieses entsprechend der von ihm festgelegten Zweckbestimmung des Medizinproduktes angewendet werden kann.

Anwenderhaftung

Medizinprodukte dürfen nicht angewendet werden, wenn das vom *Hersteller angegebene Datum* abgelaufen ist, bis zu dem eine gefahrlose Anwendung nachweislich möglich ist (Verfalldatum). Zuwiderhandlung kann mit Geldstrafen bis zu 25.000; € belegt werden (Anwenderhaftung).

Medizinprodukte müssen ein *CE-Zeichen* (▶ Abb. 3.1) tragen und eine *deutschsprachige* ***Gebrauchsanleitung*** haben. Das Symbol steht für »Communauté Européenne = Europäische Gemeinschaft« und muss bei allen Medizinprodukten aufgebracht sein.

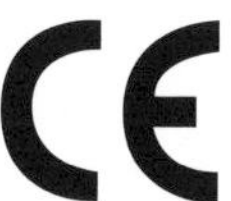

Abb. 3.1: CE-Zeichen auf Medizinprodukten

Bei sterilen Medizinprodukten muss auch die Prüfnummer einer benannten Stelle vorhanden sein (▶ Abb. 3.2).Fehlt die Nummer, hat der Hersteller die notwendigen Prüfungen selbst durchgeführt. Dies ist jedoch nur bei unsterilen Medizinprodukten der Klassen I und II a zulässig.

CE 0124

Abb. 3.2: CE-Zeichen auf sterilen Medizinprodukten

CE-Zeichen mit Prüfnummer einer benannten Stelle (0 steht für Deutschland).

3.5.2 Verordnungen

Verordnung über die Erfassung, Bewertung und Abwehr von Risiken bei Medizinprodukten

MP SicherheitsplanV

Diese Verordnung regelt die Verfahren zur Erfassung, Bewertung und Abwehr von Risiken im Verkehr oder im Betrieb befindlicher Medizinprodukte. Ein Vorkommnis im Sinne dieser Verordnung liegt vor, wenn ein Mangel oder eine Fehlfunktion eines Medizinprodukts zum Tode oder einer schwerwiegenden Verschlechterung des Gesundheitszustands eines Patienten, Anwenders oder Dritten geführt hat, führen könnte oder geführt haben könnte. Die Meldung geht an das Bundesinstitut für Arzneimittel und Medizinprodukte (BfArM).

Verordnung über das Errichten, Betreiben und Anwenden von Medizinprodukten (Medizinprodukte-Betreiberverordnung – MPBetreibV)

MPBetreibV

Diese das Medizinproduktegesetz ergänzende Verordnung hat folgende, auch für Pflegeeinrichtungen gültige Inhalte:

Medizinprodukte dürfen nur ihrer *Zweckbestimmung* entsprechend und nach den Vorschriften dieser Verordnung, den allgemein anerkannten

Regeln der Technik sowie den Arbeitsschutz- und Unfallverhütungsvorschriften errichtet, betrieben, angewendet und in Stand gehalten werden.

Qualifikation des Personals

Medizinprodukte dürfen nur von *Personen* errichtet (Fachpersonal des Herstellers oder Händlers), betrieben, angewendet (eingewiesenes Pflegepersonal) und in Stand gehalten (qualifiziertes Wartungspersonal) werden, die die dafür erforderliche *Ausbildung* oder *Kenntnis und Erfahrung* besitzen.

Miteinander verbundene Medizinprodukte sowie mit Zubehör einschließlich Software oder mit anderen Gegenständen verbundene Medizinprodukte dürfen nur betrieben und angewendet werden, wenn sie dazu unter Berücksichtigung der Zweckbestimmung und der Sicherheit der Patienten, Anwender, Beschäftigten oder Dritten geeignet sind.

Pflichten des Anwenders

Der Anwender hat sich vor der *Anwendung* eines Medizinproduktes von der *Funktionsfähigkeit* und dem *ordnungsgemäßen Zustand* des Medizinproduktes zu überzeugen und die Gebrauchsanweisung sowie die sonstigen beigefügten sicherheitsbezogenen Informationen und Instandhaltungshinweise zu beachten. Dies gilt entsprechend für die mit dem Medizinprodukt zur Anwendung miteinander verbundenen Medizinprodukte sowie Zubehör einschließlich Software und anderen Gegenständen. Unsichere Medizinprodukte (mit abgelaufenem Verfallsdatum des Herstellers, beschädigter Sterilgutverpackung z. B.) dürfen nicht genutzt werden.

Validierte Aufbereitung

Die *Aufbereitung* von bestimmungsgemäß keimarm oder steril zur Anwendung kommenden Medizinprodukten ist unter Berücksichtigung der Angaben des Herstellers mit geeigneten validierten Verfahren so durchzuführen, dass der Erfolg dieser Verfahren nachvollziehbar gewährleistet ist und die Sicherheit und Gesundheit von Patienten, Anwendern oder Dritten nicht gefährdet wird (► Kap. 4).

Der Betreiber hat bei Medizinprodukten, für die der Hersteller *sicherheitstechnische Kontrollen* vorgeschrieben hat, diese nach den Angaben des Herstellers und den allgemein anerkannten Regeln der Technik sowie in den vom Hersteller angegebenen Fristen durchzuführen oder durchführen zu lassen.

Bestandsverzeichnis

Der Betreiber hat für alle aktiven, nicht implantierbaren Medizinprodukte der jeweiligen Betriebsstätte ein *Bestandsverzeichnis* zu führen. Die Aufnahme in ein Verzeichnis, das aufgrund anderer Vorschriften geführt wird, ist zulässig. In das Bestandsverzeichnis sind folgende Angaben einzutragen:

- Bezeichnung, Art und Typ, Loscode oder Seriennummer sowie Anschaffungsjahr des Medizinproduktes,
- Name oder Firma und Anschrift des für das jeweilige Medizinprodukt Verantwortlichen,
- die der CE-Kennzeichnung hinzugefügte Kennnummer der »benannten Stelle«, soweit diese nach den Vorschriften des Medizinproduktegesetzes angegeben ist,
- soweit vorhanden, betriebliche Identifikationsnummer,
- Standort und betriebliche Zuordnung,

- die vom Hersteller angegebene Frist für die sicherheitstechnische Kontrolle oder die vom Betreiber festgelegte Frist für die sicherheitstechnische Kontrolle.

Für das Bestandsverzeichnis sind alle Datenträger zulässig, der zuständigen Behörde ist auf Verlangen jederzeit Einsicht in das Bestandsverzeichnis zu gewähren.
Der Betreiber muss auf seiner Website eine aktive Emailadresse des Medizinprodukte-Beauftragen angeben, um so ggf. erforderliche schnelle Rückrufaktionen zu ermöglichen.

Merke

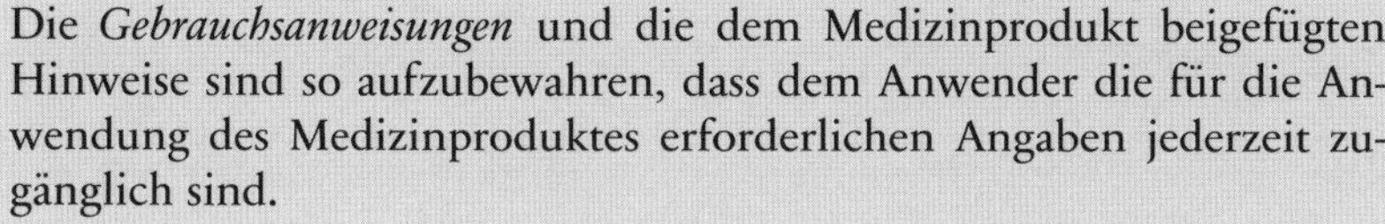

Die *Gebrauchsanweisungen* und die dem Medizinprodukt beigefügten Hinweise sind so aufzubewahren, dass dem Anwender die für die Anwendung des Medizinproduktes erforderlichen Angaben jederzeit zugänglich sind.

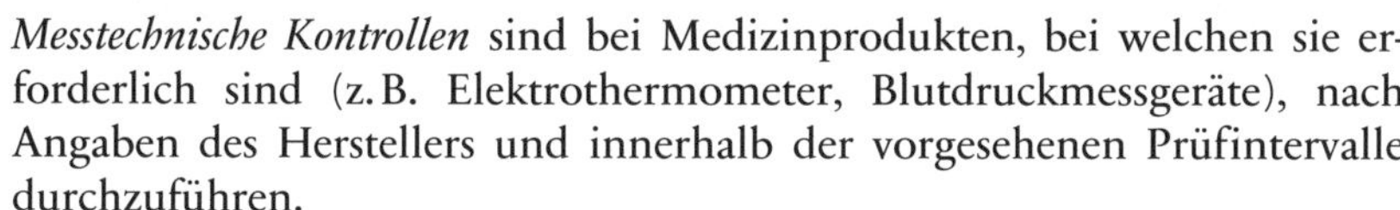

Messtechnische Kontrollen sind bei Medizinprodukten, bei welchen sie erforderlich sind (z. B. Elektrothermometer, Blutdruckmessgeräte), nach Angaben des Herstellers und innerhalb der vorgesehenen Prüfintervalle durchzuführen.

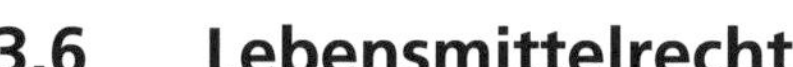

3.6 Lebensmittelrecht

Umgang mit Lebensmitteln

Rechtsgrundlagen für Küchen von Gemeinschaftseinrichtungen sind die Europäische Lebensmittelhygieneverordnung EG 852/2004 und das Lebensmittel-, Bedarfsgegenstände- und Futtermittelgesetzbuch (LFGB), beide seit 01.01.2006 in Kraft. Zu den Verordnungen, die Detailaspekte regeln, wie z. B. die Hackfleischverordnung, Eiproduktverordnung und Enteneierverordnung, der Kennzeichnungspflicht für Zusatzstoffe und Bestandteile mit Allergiepotential auf der Menükarte sind noch Auflagen für Hersteller tierischer Lebensmittel (EG 853/2004) und für die Kontrollen der Aufsichtsbehörden (EG 854/2004) gekommen. Von besonderer Bedeutung in Gemeinschaftseinrichtungen ist die Umsetzung dieser und der Deutschen *Lebensmittelhygieneverordnung*.

Die Verantwortung für die korrekte Umsetzung obliegt der *Küchenleitung*. Allerdings endet die Verantwortung der Küchenleitung, wenn die Lebensmittel die Küche verlassen haben. Sie müssen aber dann noch transportiert und z. B. in den Wohnbereichen zwischengelagert und ausgegeben werden. Auch der Rücktransport des Geschirrs in die Spülküche ist korrekt durchzuführen. Dieser Part der *Lebensmittellogistik* muss im *Hy-*

gienemanagement beschrieben und festgelegt werden (▶ Kap. 4, für die Küche ▶ Kap. 5). Bei Essensausgabe im Speisesaal bleibt die Küche in der Verantwortung, wenn Küchenpersonal die Speisen ausgibt. Das Kochen mit Gruppen von Bewohnern/Patienten (z. B. im Rahmen der Ergotherapie oder einer Diabetikerschulung) kann als haushaltsähnlich angesehen werden. Die Teilnehmer benötigen dann keine Belehrung nach § 43 IfSG, jedoch sollte natürlich die übliche Hygiene gewährleistet sein.

3.7 Gefahrstoffverordnung

Definition

Die Gefahrstoffverordnung regelt, dass Einrichtungen, in denen mit Gefahrstoffen umgegangen wird, diese mengenmäßig erfassen und ihre Mitarbeiter über die Risiken im Umgang mit diesen Gefahrstoffen informieren müssen.

Gefahrstoffe in Pflegeeinrichtungen sind bspw. Desinfektionsmittelkonzentrate, Sanitärreiniger und auch Händedesinfektionsmittel, da sie leicht entflammbar sind.

Beachte

Gefahrstoffe erkennt man an einer roten Raute, in der das entsprechende Gefahrstoffsymbol abgebildet ist.

Richtiger Umgang mit Gefahrstoffen

So gekennzeichnete Gefahrstoffe sollten in möglichst kleinen Mengen in der Einrichtung gelagert werden. Es muss erfasst sein, wo und wie viele dieser Gefahrstoffe durchschnittlich übers Jahr verteilt gelagert werden (Gefahrstoffkataster). Zu Gefahrstoffen sollten in der Einrichtung sog. Sicherheitsdatenblätter vorliegen, aus denen hervorgeht, welche Maßnahmen ergriffen werden, wenn der Gefahrstoff ausgelaufen ist oder verspritzt wurde und Personen damit kontaminiert wurden. Diese sollten jederzeit erreichbar gelagert werden, sind jedoch nicht aushangpflichtig.

Zum Vollzug der Verordnung gehört auch das *Anbringen von Betriebsanweisungen* gemäß § 14 Gefahrstoffverordnung. Diese enthalten *Informationen über* den jeweiligen *Gefahrstoff* und informieren über *Maßnahmen bei Zwischenfällen.* Auch die *sachgerechte Entsorgung* nicht mehr verwendeter Gefahrstoffe ist dort angegeben. Die Betriebsanweisungen gehören dorthin, wo Gefahrstoffe gelagert und Desinfektionsmittel aus Konzentraten angesetzt werden.

Die Umsetzung der Gefahrstoffverordnung ist nicht Aufgabe des Hygienebeauftragten, er sollte jedoch der Fachkraft für Arbeitssicherheit zuarbeiten, indem er z. B. von Desinfektionsmittelherstellern Sicherheitsdatenblätter und die Betriebsanweisung nach § 14 Gefahrstoffverordnung anfordert. Darüber hinaus sollten Hygienebeauftragte dazu beitragen, Gefahrstoffe nach Möglichkeit durch weniger gefährliche Substanzen zu ersetzen, wenn deren Wirkung vergleichbar ist.

3.8 Empfehlungen der Kommission für Infektionsprävention in medizinischen Einrichtungen und Einrichtungen und Unternehmen der Pflege und Eingliederungshilfe (vormals Kommission für Krankenhaushygiene und Infektionsprävention) – (KRINKO)

Evidenzbasierte Hygiene

Die Empfehlungen der KRINKO wurden von Hygienefachleuten entwickelt. Seit 1998 gibt die entsprechende Kommission am RKI Empfehlungen heraus, die in sog. Evidenzkategorien eingeteilt sind. Diese Kategorien, die 2010 überarbeitet wurden, geben wieder, wie gesichert die jeweiligen Empfehlungen sind:

Kategorie I A:
Diese Empfehlung basiert auf gut konzipierten systematischen Reviews (Literaturrecherchen mit zusammenfassender Schlussfolgerung) oder einzelnen hochwertigen randomisierten kontrollierten Studien (mit zufällig gewähltem Prüfmaterial und Kontrollen).

Kategorie I B:
Diese Empfehlung basiert auf klinischen oder hochwertigen epidemiologischen Studien und strengen, plausiblen und nachvollziehbaren theoretischen Ableitungen.

Kategorie II:
Die Empfehlung basiert auf hinweisenden klinischen oder epidemiologischen Studien/Untersuchungen und strengen, plausiblen und nachvollziehbaren theoretischen Ableitungen.

Kategorie III:
Maßnahmen, über deren Wirksamkeit nur unzureichende oder widersprüchliche Hinweise vorliegen. Deshalb ist eine Empfehlung nicht möglich.

Kategorie IV:
Anforderungen, Maßnahmen und Verfahrensweisen, die durch allgemein geltende Rechtvorschriften zu beachten sind.

Wo vorher nur von Krankenhäusern gesprochen wurde, gelten die einschlägigen Empfehlungen heute entsprechend auch für andere Betreuungs- und Pflegeeinrichtungen. Speziell für diese wurde 2005 die zur Überarbeitung anstehende KRINKO-Empfehlung »Infektionsprävention in Heimen« (RKI: »Heime«) herausgegeben, während für Rehabilitationseinrichtungen noch keine eigene Empfehlung existiert. Diese werden aber vereinzelt in anderen Empfehlungen kurz erwähnt. Ihre rechtliche Stellung entspricht deren »Stand der medizinischen Wissenschaft«. D. h., wenn ein Hygienemangel zur Anzeige gelangt, wird der beauftragte Gutachter prüfen, ob die Vorgaben der entsprechenden Richtlinie bzw. der vom RKI herausgegebenen Empfehlungen eingehalten wurde. Im nächsten Schritt muss der Gutachter prüfen, ob eventuell abweichende Maßnahmen ebenso geeignet waren, das vorgegebene Ziel zu erreichen. Alle RKI-Empfehlungen können auf der Website des RKI www.rki.de – Infektionsschutz – Krankenhaushygiene – Empfehlungen der Kommission für Krankenhaushygiene kostenlos eingesehen und heruntergeladen werden.

Merke

Die Empfehlungen der KRINKO entsprechen dem Stand der aktuellen Technik. Sie müssen nicht buchstabengetreu befolgt werden, wenn es adäquate Alternativlösungen gibt.

3.9 Hygieneverordnungen, Richtlinien und Empfehlungen der Bundesländer (Stand 01/2025)

Übersicht 5: Hygieneverordnungen und -richtlinien der Bundesländer

Bundesland	Verordnung
Baden-Württemberg	Verordnung des Sozialministeriums über die Hygiene und Infektionsprävention in medizinischen Einrichtungen (MedHygVO), Rahmenhygieneplan für ambulante Pflege 2/2013

Übersicht 5: Hygieneverordnungen und -richtlinien der Bundesländer – Fortsetzung

Bundesland	Verordnung
Bayern	Verordnung zur Hygiene und Infektionsprävention in medizinischen Einrichtungen (MedHygV), Rahmenhygieneplan
Berlin	Verordnung zur Regelung der Hygiene in medizinischen Einrichtungen (Hygieneverordnung), Rahmenhygieneplan für ambulante Pflege 2/2013
Brandenburg	Verordnung über die Hygiene und Infektionsprävention in medizinischen Einrichtungen (MedHygV), Rahmenhygieneplan stationäre Pflegeeinrichtungen 2006, Rahmenhygieneplan für ambulante Pflege 2/2013
Bremen	Verordnung über die Hygiene und Infektionsprävention in medizinischen Einrichtungen (HygInf-VO)
Hamburg	Hamburgische Verordnung über die Hygiene und Infektionsprävention in medizinischen Einrichtungen (HmMedHygVO)
Hessen	Hessische Hygieneverordnung (HHygVO)
Mecklenburg-Vorpommern	Verordnung zur Hygiene und Infektionsprävention in medizinischen Einrichtungen (MedHygVO M-V), Rahmenhygieneplan stationäre Pflegeeinrichtungen 11/2006, Rahmenhygieneplan für ambulante Pflege 2/2013
Nordrhein-Westfalen	Verordnung über die Hygiene und Infektionsprävention in medizinischen Einrichtungen (HygMed-VO)
Niedersachsen	Niedersächsische Verordnung über Hygiene und Infektionsprävention in medizinischen Einrichtungen (NMedHygVO)
Rheinland-Pfalz	Landesverordnung über die Hygiene und Infektionsprävention in medizinischen Einrichtungen (MedHygVO)
Saarland	Verordnung über die Hygiene und Infektionsprävention in medizinischen Einrichtungen
Sachsen	Verordnung der sächsischen Staatsregierung über die Hygiene und Infektionsprävention in medizinischen Einrichtungen (SächsMedHygVO), Rahmenhygieneplan stationäre Pflegeeinrichtungen 11/2006, Rahmenhygieneplan für ambulante Pflege 2/2013
Sachsen-Anhalt	Verordnung über die Hygiene und Infektionsprävention in medizinischen Einrichtungen (MedHyg-VO LSA), Rahmenhygieneplan stationäre Pflegeeinrichtungen 11/2006, Rahmenhygieneplan für ambulante Pflege 2/2013

Übersicht 5: Hygieneverordnungen und -richtlinien der Bundesländer – Fortsetzung

Bundesland	Verordnung
Schleswig-Holstein	Landesverordnung über die Infektionsprävention in medizinischen Einrichtungen (MedIpVO)
Thüringen	Thüringer Verordnung über Hygiene und Infektionsprävention in medizinischen Einrichtungen und zur Übertragung einer Ermächtigung nach dem Infektionsschutzgesetz (ThürMedHygVO), Rahmenhygieneplan stationäre Pflegeeinrichtungen 11/2006, Rahmenhygieneplan für ambulante Pflege 2/2013

Damit haben die Bundesländer die in § 23 IfSG formulierte Aufgabe gelöst. In allen Verordnungen findet sich die Forderung nach Beachtung der allgemein anerkannten Regeln der Hygiene. Dazu gehört auch die Bereitstellung personeller und struktureller Ressourcen. Geregelt werden die Ausstattung mit Hygienefachpersonal und die Pflichten von medizinischen Einrichtungen nach § 23 IfSG, Heime bleiben noch unerwähnt, sollen aber laut § 35 IfSG seit 2024 mit erfasst werden. Außer im Land Niedersachsen enthalten alle Hygieneverordnungen Tatbestände für Ordnungswidrigkeiten.

Alle Hygieneverordnungen enthalten die Pflicht zur sektorenübergreifenden Informationsweitergabe, d.h. hygienerelevante Informationen müssen von einer medizinischen Einrichtung an die andere (über die Ärzte) und an stationäre und ambulante Pflegeeinrichtungen weitergegeben werden.

Rahmenhygienepläne dagegen stellen Empfehlungen dar, die Hygienebeauftragte zur Erstellung ihres Hygieneplans nutzen sollten. Der relativ gesehen aktuellste und umfangreichste wurde vom Bayerischen Landesamt für Gesundheit und Lebensmittelsicherheit erstellt und steht im Internet zur Verfügung. Es gibt auch ein Angebot von einem landesübergreifenden Arbeitskreis mit Teilnehmern aus Baden-Württemberg und den östlichen Bundesländern für die ambulante Pflege, mit dem Suchwort »Rahmenhygieneplan« kann man sich eine Übersicht über das Angebot verschaffen.

Allen gemeinsam ist, dass sie derzeit nicht der aktuellen Rechtslage entsprechen, also zwar als Inspiration gelten können, aber für eigene Zwecke einer gründlichen Überarbeitung bedürfen. Auch müssen Hygienepläne einrichtungsindividuell sein, eine Anpassung ist somit auf jeden Fall erforderlich.

3.10 Ambulante Pflege und Sozialstationen

Hygienekonzept auch hier sinnvoll und in Landeshygieneverordnungen gefordert

Bezieht man sich auf § 35 des Infektionsschutzgesetzes, brauchen ambulante Pflegedienste einen Hygieneplan nach IfSG, gleichzeitig gilt Ziffer 4.1.6 TRBA 250 (Hygieneplanpflicht) in Verbindung mit der Ziffer 5.1. *Qualitätssicherung* ist laut der entsprechenden Sozialgesetzbücher im ambulanten Pflegebereich erforderlich. Dazu ist ein *Qualitätshandbuch* vonnöten. Die Erstellung eines umfassenden *Hygienekonzeptes* ist in diesem Zusammenhang überlegenswert. Das *Konzept* gliedert sich – im Gegensatz zu stationären Einrichtungen – in *zwei Teile.* Ein Part beinhaltet Hygienemaßnahmen, die die *Sozialstation* betreffen, die u.U. auch eine *Ambulanz* betreibt und Hilfsmittel verleiht. Der zweite Teil besteht aus Anweisungen, die das Verhalten des Pflegepersonals vor Ort, also in den *Wohnungen der Betreuten* regeln. Entsprechend ist das Kapitel 5.1 in der TRBA 250 aufgebaut.

Häuslicher Bereich

Gegenüber stationären Einrichtungen gibt es hier naturgemäß Einschränkungen, da bei der Versorgung Pflegebedürftiger im häuslichen Umfeld *Artikel 13 des Grundgesetzes* (Unverletzlichkeit der Wohnung) in besonderem Maße zu berücksichtigen ist. Pflegepersonal muss also, was Hygienemaßnahmen angeht, vor Ort improvisieren oder aber *Überzeugungsarbeit* bei Angehörigen und Betreuten leisten. Hierzu ist eine entsprechende Motivation und Schulung erforderlich. Hygienebeauftragte in der ambulanten Pflege können das Personal dabei unterstützen, indem sie geeignete Argumente liefern, die zur Überzeugung herangezogen werden können.

Ebenso wie stationäre Einrichtungen benötigt die Sozialstation den Vollzug der Biostoffverordnung (Gefährdungsbeurteilung für Mitarbeitende), einen Gefahrstoffkataster mit den dazugehörigen Sicherheitsdatenblättern und Betriebsanleitungen. Auch das Medizinprodukterecht muss vollzogen werden.

Das Betriebshandbuch für die Küche entfällt i.d.R. Bereitet das Pflegepersonal in den Wohnungen der Betreuten Nahrungsmittel zu, ist zu klären, ob eine Belehrung gemäß § 42/43 Infektionsschutzgesetz erforderlich ist. Dies wird in den Bundesländern, manchmal sogar in den Landkreisen, unterschiedlich gehandhabt. Das Lebensmittelrecht ist nicht im häuslichen Bereich gültig. Erwähnenswert ist in diesem Zusammenhang noch die Konsensusempfehlung »Leitlinie für Hygiene in der Wundversorgung« der Initiative Chronische Wunden e.V. (www.icwunden.de – Bestellungen), die speziell auch auf Probleme der ambulanten Pflege bei der Wundversorgung eingeht.

Merke

Im häuslichen Bereich können einige Hygienevorschriften etwas großzügiger gehandhabt werden, weil die Pflegebedürftigen von ihrem eigenen Mikrobiom umgeben sind. Hinzu kommt, dass Hygienemaßnahmen im häuslichen Umfeld nicht auf die gleiche Weise durchgeführt werden können, wie es in Pflegeeinrichtungen möglich ist. Bei Infektionen und Besiedlungen der Betreuten sind allerdings alle Maßnahmen zum Personalschutz gemäß TRBA 250 einzuhalten.

Gelegentlich vorherrschende desolate hygienische Verhältnisse mögen in manchem Mitarbeiter die Überlegung wachrufen, das Gesundheitsamt einzuschalten. Man muss aber berücksichtigen, dass diese Behörde nur dann einschreiten darf, wenn extreme Selbstgefährdung oder Gefahr für Dritte gegeben ist. Dies ist jedoch in aller Regel schwer nachzuweisen (zum Hygienekonzept ► Kap. 4.7).

4 Der Hygieneplan

4.1 Wie soll er aussehen?

Hygieneplan – welcher Stil?

Hygiene ist ein unverzichtbarer Bestandteil der Qualitätssicherung in der Pflege. Die einzelnen Abschnitte des Hygieneplans, in dem verschiedene Maßnahmen geregelt werden, werden zweckmäßigerweise als prozessorientierte Einzeldokumente verfasst. Auf die Weise ist es möglich, dass jeder Bereich nur diejenigen Hygieneplandokumente erhält, die benötigt werden.

Kurze und übersichtliche Darstellung

Wie der Hygieneplan aussehen soll, ist die Entscheidung der jeweiligen Einrichtung. Verschiedene Varianten bieten sich an:

Beim *Dokumentenstil* werden die einzelnen *Arbeitsläufe* nach einer *einheitlichen*, immer *wiederkehrenden Gliederung* (▶ Kap. 4.5) dargestellt. Für Hygienebeauftragte ist diese Art des Hygieneplans relativ leicht zu erstellen, da einheitliche Formulierungen verwendet werden können. Allerdings sollte man der Versuchung widerstehen, die Texte allzu lang werden zu lassen. Eine kurze, einprägsame Darstellung erleichtert den Zugang für die Mitarbeiter. Vorschriftenzitate sind für die Praxis irrelevant, da der Hygieneplan selber Vorschrift ist.

Merke

Gelingt es, die einzelnen Punkte in der richtigen Abfolge (d.h. in der Reihenfolge der Arbeitsschritte) und klar gegliedert darzulegen, wird der Dokumentenaufbau i.d.R. rasch von den Mitarbeitern akzeptiert.

Der Hygieneplan muss zumindest den Stand (Erstellungszeit, z.B. März 2025) und das Datum des Inkrafttretens (z.B. 1. April 2025) und die Versionsnummer (z.B. Version 2.0) auf dem Deckblatt oder in der Fußzeile haben. Für das Qualitätsmanagement können auf dem Deckblatt, bzw. bei Einzeldokumenten auf der ersten Seite Ersteller, Prüfer und Freigeber enthalten.

Tab. 4.1: Beispiel Deckblatt Hygieneplan

Ersteller	Prüfer	Freigeber
Ayse Güc	Silke Schmied	Herman Lade
HygBP	PDL	Leitung

1. Dienstkleidung:
Während der Arbeitszeit sind die Mitarbeiter des pflegerischen, medizinisch-technischen und Reinigungsdienstes verpflichtet, die ihnen vom Arbeitgeber zur Verfügung gestellte Dienstkleidung zu tragen.

Privat angeschaffte Dienstkleidung, die nur im Ausnahmefall nach Rücksprache mit der zuständigen Abteilungsleitung getragen werden darf, ist nur dann sinnvoll, wenn sie ausreichend temperaturbeständig (60 °C bzw. 40 °C in einem desinfizierenden Waschverfahren) ist und wäschereibeständige Knöpfe hat. Kontaminierte private Dienstkleidung darf nicht mit nach Hause genommen werden, sondern muss gemäß Ziffer 4.2.7 (Satz 3 und 4) TRBA 250 durch den Arbeitgeber in einem geeigneten desinfizierenden Waschverfahren aufbereitet werden. Die Dienstkleidung ist personenbezogen und sollte nur in der Einrichtung getragen werden. Im Ausbruchsfalle (Rota- oder Noroviren, Clostridioides difficile etc.) darf die Dienstkleidung grundsätzlich nicht zu Hause gewaschen werden.

Ein Wechsel der Dienstkleidung muss nach spätestens zwei Tagen erfolgen oder sofort bei offensichtlicher Verschmutzung. Ein Satz sauberer Wäsche ist für den Kontaminationsfall vorzuhalten.

2. Schutzkleidung (Einmalschürze, Schutzkittel mit Bündchen):
Sie soll verhindern, dass die Dienstkleidung der Beschäftigten durchfeuchtet oder kontaminiert wird und hierdurch Krankheitserreger weiterverbreitet werden.

2.1 Bei speziellen therapeutischen oder pflegerischen Tätigkeiten (z. B. Manipulation am Harn abführenden System, großer Verbandwechsel, Ganzkörperwaschung) ist eine Einwegschürze über die Dienstkleidung zu binden (TRBA 250, KRINKO-RKI: »Infektionsprävention in Heimen«). Der Schutzkittel muss bei Durchnässung oder Kontamination mit erregerhaltigem Material sofort in den vorgesehenen Wäschesack entsorgt werden oder nach Beendigung eines Arbeitstages der Wäscherei zugeführt werden.

2.2 Bei bestimmten Infektionen wird eine Einmalschürze als Schutzkleidung getragen. Die Einmalschürze wird nach Gebrauch verworfen (Abfallschlüssel 18 01 04, vormals »B-Müll«, ► Kap. 5.10).

2.3 Das Tragen von sonstiger Schutzkleidung (Schutzkittel, Mund-Nase-Schutz oder FFP-Masken, Schutzbrille oder Visier, Handschuhe, Haube etc.) wird in den Arbeitsanweisungen (AA) bzw. Hygieneplankapiteln über hygienisches Verhalten bei bestimmten Erregern geregelt. Beim offenen Absaugen ist auf jeden Fall ein Mund-Nase-Schutz anzulegen.

3. Schmuck (4.1.8 TRBA 250):
Bei pflegerischen Tätigkeiten, Umgang mit Lebensmitteln (Herstellung aus Vorprodukten) und bei Tätigkeiten, die eine Händedesinfektion erfordern, dürfen an Händen und Unterarmen keine Schmuckstücke, Uhren und Eheringe sowie Freundschafts- oder Veranstaltungsbänder getragen werden. Künstliche, aufgeklebte Fingernägel sind wegen Verkeimung und der

Gefahr von Mikroperforationen der Handschuhe untersagt, dies gilt auch für gegelte Fingernägel. Für letztere kann bei extrem brüchigen Nägeln durch den Betriebsarzt in Zusammenarbeit mit dem Hygienepersonal eine Ausnahme gewährt werden. Diese Nägel müssen rund sein, dürfen die Fingerkuppe nicht überragen und klar transparent sein.

4. Haare und Ohrringe:
Langes Haar muss in allen Bereichen zusammengebunden oder am Kopf anliegend festgesteckt werden. Beim Tragen von Ohrringen (Nasenringen, Piercing etc.) ist darauf zu achten, dass das Schmuckstück so beschaffen ist, dass weder für das Personal noch für den Patienten eine Verletzungsgefahr entstehen kann.

Der *tabellarische Hygieneplan* erfreut sich gleichfalls großer Beliebtheit, weil die meisten Mitarbeiter ihn als *sehr übersichtlich* einschätzen. Auch hier gibt es Vorlagen unterschiedlicher Hersteller. Der tabellarische Hygieneplan ist auf den ersten Blick vertrauter, weil er den seit Jahren *bekannten Desinfektionsplänen* ähnlicher sieht.

Hierzu werden die einzelnen Punkte meist im Querformat eines DIN-A-4-Blattes in den Spalten vorgegeben und die entsprechenden Anweisungen formuliert. Folgende Punkte sind aufgeführt:

- Was? (Maßnahme, Ziel)
- Wie? (benötigtes Material, Vorbereitung, Durchführung, Beendigung)
- Wann? (Zeitpunkt der Durchführung)
- Wer? (durchführende Mitarbeiter)

Die aus Desinfektionsplänen bekannte Spalte »Womit?« kann meist entfallen, da es ausreichend ist, auf entsprechende Stellen im Reinigungs- bzw. Desinfektionsplan zu verweisen (► Tab. 4.2).

Die Vorgabe der Spalten lässt jedoch die freie Formulierung der Inhalte nicht mehr ohne Weiteres zu. Egal für welche Version man sich entscheidet, Produktnamen, Konzentration und Einwirkzeiten der empfohlenen Mittel sollten nur im Reinigungs- und Desinfektionsplan erscheinen. Hier ist eine Änderung im Laufe der Zeit am wahrscheinlichsten. Werden die Produktnamen in den Hygieneplan integriert, müssen alle betroffenen Dokumente ausgetauscht werden. Wird dagegen im Hygieneplan diesbezüglich nur auf den Reinigungs- und Desinfektionsplan verwiesen, gilt der Hygieneplan weiter, auch wenn Präparate, Konzentration oder Einwirkzeiten sich geändert haben.

Hinweis

Bei der Darstellung der Rechtsgrundlagen sollten nur die *Paragraphen* und die entsprechenden *Abkürzungen* der Gesetze, Verordnungen, Unfallverhütungsvorschriften oder sonstigen Quellen angegeben werden.

Langwierige Zitate aus diesen Quellen vergrößern den Hygieneplan unnötig und sind für viele Mitarbeiter nicht ohne Weiteres verständlich.

Sofern auf Pflegestandards verwiesen wird, sind hier die jeweils hausinternen und nicht Expertenstandards im Sinn der Pflegewissenschaft gemeint.

Tab. 4.2: Musterdesinfektionsplan (andere Spaltenreihenfolge möglich): Reinigungs- und Desinfektionsplan gemäß TRBA 250

Dokument xx.000 des Hygieneplans gemäß § 35 IfSG				
Was?	**Womit?**	**Wann?**	**Wie?**	**Wer?**
Hände Reinigen Desinfizieren Pflegen	Waschlotion Seifoclean Desinfektionsmittel Bac-kill-fix Pflegecreme Schmusalind (siehe Hautschutzplan)	Vor Arbeitsbeginn und vor und nach Pausen waschen Vor und nach Pflegemaßnahmen sowie nach Ablegen von Handschuhen, bei Bedarf Pflegen: vor Pause, nach Arbeitsende, zwischendurch nach Bedarf	Desinfektion: Hohlhand mit ca. 3 ml Desinfektionsmittel füllen, Hände reiben, Fingerzwischenräume und -spitzen einreiben. Daumen in die jeweils andere Hand nehmen und gründlich einreiben, ca. 30 sec. einwirken lassen	Alle Mitarbeiter
Hautdesinfektion	Hautdesinfektionsmittel Fettweg forte (gebrauchsfertig, 15 sec. Einwirkzeit) Fertigtupfer eingeschweißt	Vor Injektion	Punktionsstelle einsprühen, mit sterilisiertem Tupfer nachwischen, noch einmal nachwischen, trocknen lassen, dann nicht mehr palpieren Wischen	Pflegepersonal
Flächen Arbeitsflächen, Inventar, Fußböden	Reiniger Blankneutral Desinfizieren mit Glanzotod 0,5 %, Einwirkzeit 1 Stunde	Arbeitstäglich Gezielte Desinfektion bei Bedarf Auf Anordnung der Hygienebeauftragten Vorsicht bei bewohnereigenem Inventar!	Wischen, trocknen lassen, sprühen, nachwischen! Restfeuchte lassen! Scheuer-Wisch-Desinfektion	Reinigungspersonal Pflegekräfte Reinigungspersonal

Tab. 4.2: Musterdesinfektionsplan (andere Spaltenreihenfolge möglich): Reinigungs- und Desinfektionsplan gemäß TRBA 250 – Fortsetzung

Dokument xx.000 des Hygieneplans gemäß § 35 IfSG				
Was?	**Womit?**	**Wann?**	**Wie?**	**Wer?**
Sanitär bereich, Toiletten	Saurer Reiniger: Putzblitz Ätz Desinfektion: Glanzotod 0,5 %	Täglich	Scheuer-Wisch-Desinfektion, trocknen lassen	Reinigungspersonal
Steckbecken; Urinflaschen, Nierenschalen, Waschschüsseln	Spülautomat (thermisch)	Nach Gebrauch	Reinigung und thermische Desinfektion erfolgen automatisch	Pflegepersonal
Instrumente	Viroverreck 4,0 %, 15 min. Einwirkzeit	Täglich einlegen 2 x wöchentlich Lösung wechseln **bei sichtbarer Verschmutzung sofort**	Instrumente offen einlegen, sie müssen vollständig mit dem Präparat bedeckt sein	Pflegepersonal
Arbeitskleidung	Wird extern gewaschen	Wechsel alle zwei Tage und nach Kontamination oder sichtbarer Verschmutzung	In Wäschesack geben, vorher Taschen vollständig leeren	Alle Mitarbeiter
Schutzkleidung	Wird extern gewaschen	Wechsel nach jeder Schicht	In Wäschesack »infektionsverdächtige Wäsche« geben	Alle Mitarbeiter
Abfall	(farbiger) Müllsack (AS 18 01 04)	Nach Bedarf entsorgen	B-Müll bis zur Abholung unzugänglich aufbewahren!	Reinigungspersonal

4.2 Woher nehmen, wenn nicht schreiben?

Hygieneplan – Vorlagen

Heutzutage muss eigentlich niemand mehr einen Hygieneplan vollständig neu schreiben. In einigen *Bundesländern* gibt es *Rahmenhygienepläne* oder *Empfehlungen*, in denen wesentliche Inhalte bereits von Experten zusammengestellt wurden (► Kap. 3). Auch *Hersteller* bieten Hygienepläne oder Hygieneanweisungen in verschiedensten Varianten an. Diese werden teilweise auf Datenträgern verkauft oder kostenlos angeboten, u.a. als »Download-Dateien« im *Internet.* Auch die Veröffentlichungen der Bundesländer können i.d.R. aus dem Internet bezogen werden. Für Musterdokumente ist das Internet eine etwas unsichere Quelle, da die Anbieter wechseln und oft nur ein Dokument oder eine Seite als Muster gezeigt wird. Jedoch bieten größere und kleinere Firmen auch komplette Hygienepläne zum Verkauf an. Im Kaufpreis ist meist auch die obligate Anpassung an die Bedingungen in der Einrichtung enthalten. Bei jeder Vorlage darf keinesfalls vergessen werden, eine exakte Anpassung an die Verhältnisse der Einrichtung vorzunehmen. Die Worte »kann« und »sollte« kommt in einem Hygieneplan nicht vor! Wenn Alternativen möglich sind, werden diese genannt. Formulierungen wie »bei Bedarf« bedürfen einer konkreten Erläuterung.

Prüfung der Inhalte

Bei jeder Vorlage – gleichgültig ob von staatlichen Institutionen oder von Privatfirmen – gilt es, folgende Prüfung zu absolvieren:

- Inwieweit treffen die Inhalte und Themen auf unsere Einrichtung zu?
- Können die darin enthaltenen (oft aus hygienischer Sicht idealen) Vorgaben in unserer Einrichtung verwirklicht werden?
- Sind die beschriebenen Maßnahmen für die Betreuten oder Bewohner in vollem Umfang erforderlich?
- Ist der Text auch für nicht sehr gut informierte und nicht examinierte Mitarbeiter verständlich formuliert?
- Sind die Gliederung und der Umfang des Textes ansprechend oder werden bspw. umfangreiche oder wenig verständliche Gesetzes- und Normenzitate gebracht?
- Ist der dargestellte Arbeitsablauf in den Räumlichkeiten der Einrichtung umsetzbar?
- Inwieweit entsprechen die Vorgaben der den Mitarbeitern vertrauten Arbeitsweise? – Muss die eigene Arbeitsweise korrigiert werden?

Können die Fragen im Großen und Ganzen positiv beantwortet werden, kann sich das Umschreiben lohnen und damit viel Zeit und Arbeit gespart werden.

4.3 Erst mal schauen – die Ist-Erfassung

Ausgangslage feststellen

Gleichgültig, ob ein neuer Hygieneplan erstellt, ein fertiger Hygieneplan an die Einrichtung angepasst oder der bereits bestehende Hygieneplan aktualisiert werden soll, stets ist es erforderlich, die Arbeit mit einer *»Ist-Erfassung«* zu beginnen.

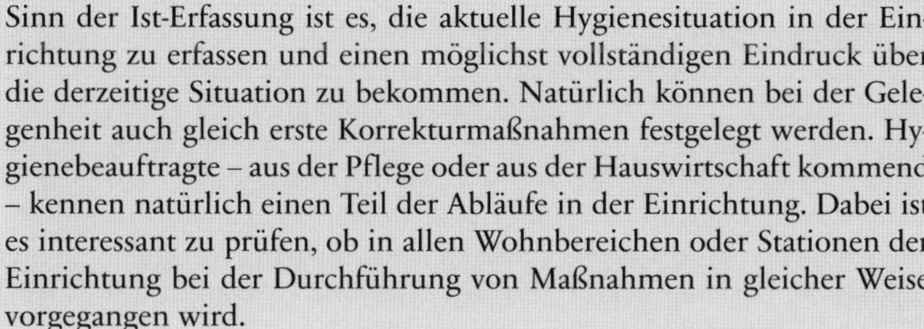

Merke

Sinn der Ist-Erfassung ist es, die aktuelle Hygienesituation in der Einrichtung zu erfassen und einen möglichst vollständigen Eindruck über die derzeitige Situation zu bekommen. Natürlich können bei der Gelegenheit auch gleich erste Korrekturmaßnahmen festgelegt werden. Hygienebeauftragte – aus der Pflege oder aus der Hauswirtschaft kommend – kennen natürlich einen Teil der Abläufe in der Einrichtung. Dabei ist es interessant zu prüfen, ob in allen Wohnbereichen oder Stationen der Einrichtung bei der Durchführung von Maßnahmen in gleicher Weise vorgegangen wird.

Ausführliche Angaben und eine Checkliste (► Kap. 6.3) »Ist-Erfassung im Detail«.

4.4 Grundlage der modernen Hygiene: Die Risikobewertung

Risiken in 4 Stufen bewerten

Im Gegensatz zur Gefährdungsbeurteilung nach TRBA 400 für Mitarbeiter hat die Risikobewertung die Bewohner/Patienten, also Menschen mit oft eingeschränkter Abwehr, im Blick. Das Instrument der Risikobewertung erlaubt es, durch Einholung von Informationen zu sinnvollen und angemessenen Hygienemaßnahmen auch gegenüber bisher nicht bekannten Erregern in einer Einrichtung zu kommen. Durch das folgende Schema wird die Risikobewertung etwas vereinfacht:

4.4.1 Erreger

Erreger – wie gefährlich?

Erreger und Erregergruppen haben definierte Eigenschaften. Interessant für Hygienebeauftragte sind die Dauer des Überlebens bzw. der Infektionstüchtigkeit auf Flächen, die Existenz multiresistenter Varianten, die Übertragungswege, der Manifestationsindex und die Letalität, ggf. vermindertes Ansprechen auf Desinfektionsmittel.
Weiterhin ist es erforderlich, ggf. über Impfprävention oder aber Postexpositionsprophylaxe Bescheid zu wissen.

4.4.2 Abwehrstatus der Exponierten

Wirtsdisposition

Exponiert gegenüber Erregern einer Einrichtung können die Mitarbeiter und die Bewohner sein. Bei Mitarbeitern wird in der Gefährdungsbeurteilung im Allgemeinen körperliche Gesundheit und eine intakte Abwehr unterstellt, dies kann jedoch im Einzelfall unzutreffend sein (z. B. akutes neurodermitisches Ekzem an den Händen). Derartige Einzelfälle sind in die Überlegungen beim Einsatz der Mitarbeiter mit einzubeziehen.

Weitaus häufiger wird jedoch der Abwehrstatus der Bewohner/Patienten reduziert sein. In der Tabelle 1 der KRINKO-Empfehlung »Infektionsprävention in Heimen« werden endogene (auf Grunderkrankung des Bewohners bzw. aktuellem Status des Bewohners beruhende) und exogene (auf Unterstützungs- und Therapiemaßnahmen beruhende) Faktoren benannt. Beispiele für endogene Faktoren sind schlechter Allgemeinzustand, Immobilität, Dialysepflicht, COPD und chronische Wunden; für exogene PEG-Sonde, Harnwegskatheter, Ports und Sonden.

4.4.3 Mögliche Maßnahmen

Was tun?

Zur Risikobewertung gehört auch zu wissen, welche Maßnahmen welchen Erfolg in Bezug auf Keimreduktion bzw. Unterbrechung von Übertragungswege haben. Im Allgemeinen stehen folgende Maßnahmen zur Verfügung:

»Wisch und weg?«

- **Reinigung**
  Die Reinigung von Flächen bringt nach Angaben des Robert Koch-Institutes in seiner KRINKO-Empfehlung »Anforderungen der Hygiene an die Reinigung und Desinfektion von Flächen« (2022) im Schnitt eine Keimreduktion von 50 bis 80 %. Umgekehrt bedeutet dies, dass 50 bis 20 % der ursprünglichen Kontamination erhalten bleiben. Diese werden auch durch den Reinigungsprozess an sich nicht abgetötet, sondern verweilen zunächst infektionstüchtig auf den Flächen und natürlich auch auf den zur Reinigung eingesetzten Utensilien. Eine Vermehrung von Erregern auf Flächen ist nicht möglich, sie bleiben jedoch je nach Erregerart stunden- bis monatelang infektionstüchtig.
  Dennoch wird in Pflege- und Rehabilitationseinrichtungen eine Flächenreinigung i. d. R. völlig ausreichend sein. Denn normalerweise geht der »Floraaustausch« zwischen Bewohnern/Patienten untereinander und Bewohnern und Mitarbeitern nicht über das bevölkerungsübliche Risiko hinaus, so dass auch die Abwehr älterer Menschen und von Menschen mit Grunderkrankungen unter erfolgreicher Therapie im Allgemeinen problemlos damit fertig wird.
  Vor aseptischen Tätigkeiten und bei Infektionsgefahr bzw. dem Risiko der Weiterverbreitung von Erregern oder bei der MRSA-Sanierung ist allerdings eine Flächendesinfektion erforderlich. Näheres hierzu in Kapitel 5 (► Kap. 5).
- **Desinfektion**

  Effiziente Maßnahmen

  Aufgrund der Wirkstoffe in Desinfektionsmitteln wird bei meistens auch guter Reinigungsleistung eine erheblich höhere Keimreduktion erreicht als bei der einfachen Reinigung. In der Praxis ist mit einer Keimreduktion um 75 bis 99,99 % zu rechnen. Dies bedeutet, dass im Idealfall bei der Flächendesinfektion von 10.000 Keimen nur einer übrig bleibt. Hohe Reduktionswerte werden jedoch nur erreicht, wenn die Flächen vorgereinigt sind, dies ist vor allem bei der Medizinprodukteaufbereitung zu berücksichtigen (▶ Kap. 4.7.7). Im Gegensatz zur Reinigung werden potenzielle Erreger auf den Flächen und auf den Reinigungsutensilien (Mopp, Lappen) abgetötet. In Pflege- und Rehabilitationseinrichtungen gibt es nur wenige Bereiche, wo eine Regeldesinfektion sinnvoll erscheint (▶ Kap. 5.6). Die »gezielte Desinfektion«, bei der gezielt Kontaminationen von Flächen entfernt werden, gehört jedoch zum Alltag in einer Pflegeeinrichtung. Konsequenterweise werden Desinfektionsmaßnahmen auch immer dann angeordnet, wenn die Infektionsgefahr für die Bewohner oder auch für Mitarbeiter über das bevölkerungsübliche Risiko hinausgeht.

- **Sterilisation**
  Die Sterilisation liefert Keimfreiheit, definitionsgemäß die Reduktion von einer Million Keimen auf einen. Durch die vorherige Reinigung und Desinfektion z. B. von Instrumenten werden sogar noch deutlich höhere Keimreduktionen erreicht. Aus Kostengründen aufgrund der Teuerung durch Industrie-Normen über das sinnvolle Maß geschraubten Anforderungen werden heute Sterilisatoren nur noch in Krankenhäusern und kaum noch in Pflegeeinrichtungen oder Arztpraxen (ausgenommen bei Praxen für ambulantes Operieren) betrieben. Näheres zu den aktuellen Anforderungen in Kapitel 4 (▶ Kap. 4.7.7).

Absolut tödlich für Erreger

- **Absonderung bzw. Isolierung**
  Da viele Pflegeeinrichtungen ja gleichzeitig Wohnung der Betroffenen sind, halten sich die Möglichkeiten für eine Isolierung, wie sie im Krankenhaus durchgeführt werden kann, in Grenzen. Dennoch können Übertragungswege mit ganz einfachen Maßnahmen (sog. Basishygiene) wie z. B. einer erweiterten Händehygiene oder der Nutzung nur der eigenen Toilette wirkungsvoll unterbrochen werden. Auch die rein bewohnergebundene Nutzung von Medizinprodukten wie Blutdruckmessgerät und das dazu gehörige Stethoskop stellen bereits eine wirkungsvolle Absonderungsmaßnahme dar.
  In einer Rehabilitationseinrichtung besteht eine Gradwanderung zwischen Absonderung betroffener Patienten und der Durchführung der Reha-Maßnahmen. Mehr dazu für verschiedene Erreger im Kapitel 4 (▶ Kap. 4.7.9).

Übertragung unterbrechen

4.4.4 Praktikabilität

Damit es klappt

Die letzte Stufe der Risikobewertung und der daraus zu treffenden Maßnahmen stellt die Praktikabilität dar. Ein Hygienemanagementsystem, das vielleicht auch in außergewöhnlichem Maße individuelle Reaktionen auf bestimmte Bewohner oder Patienten erlaubt, muss praktikabel sein. Dazu gehört das Erstellen von Hygienestandards im eigentlichen Sinne des

Wortes, das heißt im Einzelfall wird die Hygiene vielleicht zugunsten einer Vereinfachung etwas »übertrieben«.

Ein praktikables Hygienemanagementsystem muss aber an die Mitarbeiter vermittelt und von diesen dann auch konsequent durchgeführt werden, auch wenn das Personal knapp ist. Ob dies funktioniert, müssen geeignete Prüfverfahren zeigen. Mehr dazu in Kapitel 7 (► Kap. 7.5.1).

4.5 Arbeitsanweisungen selbst schreiben

Aufbau von Standards

Der *Aufbau* der einzelnen Anweisungen sollte dem Aufbau der anderen Qualitätsdokumente (wie z. B. Pflegestandards) in der Einrichtung nahe kommen. Die *Anweisungen* müssen *aktuell* sein und die *individuelle Situation* der Einrichtung widerspiegeln. Werden fertige, z. B. von der Industrie bezogene, *allgemeine Hygienepläne* verwendet, müssen diese den Verhältnissen in der Einrichtung *angepasst* werden. Das folgende, dem Qualitätsmanagement entliehene Schema soll helfen, beim Abfassen von Arbeitsanweisungen nichts zu vergessen. Verfahrensanweisungen beschreiben dabei ganze Prozesse, ggf. auch abteilungsübergreifend. Arbeitsanweisung erklären detailliert Einzelschritte und werden auch als SOP (Standard Operating Procedure) bezeichnet.

Schema

Ziel

Worum geht es?
Diesen Abschnitt könnte man auch mit »Einleitung« überschreiben. Ziel ist, das erwünschte *Ergebnis* des nachfolgenden Hygieneplandokuments zu *formulieren.* Dabei sind einfache Aussagen, wie z. B. »Die Mitarbeiter bereiten Hilfsmittel wie Gehstützen, Rollator und Rollstuhl korrekt auf«, völlig ausreichend. Man sollte aber bedenken, dass viele Menschen Tätigkeiten *motivierter* ausführen, wenn sie die *Gründe* für deren *Durchführung* kennen. Daher kann es durchaus sinnvoll sein, *Hintergrundinformationen* zu einzelnen Maßnahmen zu geben. In besonderem Maße trifft dies auf Dokumente zu, die sich mit infektiösen Bewohnern befassen. Hier können Informationen zu den Keimen, deren Übertragungswege und über die Infektionsgefahr für das Personal gegeben werden. Dies muss aber auch über regelmäßige Schulungen geschehen, in denen dann auch Fragen beantwortet und ggf. angstauslösende Informationen aus den Massenmedien relativiert werden.

Ansprechpartner

Wen kann ich fragen?
Hier werden besonders qualifizierte Kräfte genannt, etwa *Hygienebeauftragte.* Zu einem möglichst frühen Zeitpunkt sollte auch ein *Stellvertreter* benannt werden, der nicht unbedingt über eine vollständig abgeschlossene Hygieneweiterbildung verfügen muss. Dieser Punkt findet sich oft mit der

Bezeichnung »Verantwortliche«. Dies sind Hygienebeauftragte eben nicht, weshalb die Bezeichnung »Ansprechpartner« die Rechtslage besser beschreibt.

Wo kann ich nachlesen?

Grundlagen

Diese Passage gibt Aufschluss, auf welchen *Vorgaben* (z. B. Verordnungen, Gesetze, Normen, Richtlinien, Empfehlungen) die in der Anweisung angeordnete Tätigkeit beruht. Dieser Abschnitt ermöglicht raschen Zugang zu weiterführenden Quellen und beantwortet die häufig gestellte Frage »Wo steht, dass ich diese Tätigkeit ausführen bzw. auf diese Weise vorgehen muss?«

Was muss vorbereitet werden, welches Material wird benötigt?

Beschreibung der Voraussetzungen

Dieser Punkt beinhaltet eine *Auflistung des ggf. benötigten Materials* und eine Übersicht über die *Vorbereitungen,* die getroffen werden müssen, um die angestrebte Maßnahme korrekt durchführen zu können. Unter diesem Punkt können auch Angaben zur gewünschten *Personalqualifikation* gemacht werden. Eine kleine Checkliste kann z. B. darüber Auskunft geben, welche Schutzkleidung benötigt wird. Diese Hinweise sind besonders wichtig, wenn entsprechende Fälle in der Einrichtung relativ selten vorkommen, die erforderlichen Maßnahmen den Mitarbeitern also aus der täglichen Routine nicht präsent sind. Wichtig sind vor allem Hinweise auf *Gegenstände,* die nicht in jedem Wohnbereich vorhanden sind und erst zentral beschafft werden müssen. Hier haben sich mit Schutzkleidung gepackte, gut zugängliche »Notfallboxen« bewährt, die vor allem am Wochenende und an Feiertagen langes Suchen ersparen.

Wie wird die Maßnahme durchgeführt?

Beschreibung der Tätigkeit, Durchführung

Unter diesem Punkt wird der genaue Ablauf der Maßnahme nach Abschluss der Vorbereitungen beschrieben. Die Beschreibung endet, wenn der Zweck der durchgeführten Maßnahme erreicht ist.

Wann bin ich fertig, wie räume ich auf?

Nachbereitung

Dieser Punkt enthält Prüfkriterien für das Resultat, abschließende Maßnahmen und Hinweise auf Entsorgungsmöglichkeiten nach den verschiedenen Abfallfraktionen, die dem Abfallplan entnommen werden können. Auch die korrekte Entsorgung von Schmutzwäsche in den richtigen Säcken für die Wäscherei ist erforderlich. Hierzu gehören auch die Aufbereitung (Reinigung, ggf. Desinfektion) sowie die korrekte Lagerung des aufbereiteten Materials.

Wo und wie protokolliere ich meine Maßnahmen?

Dokumentation

Hier werden Angaben gemacht, wie und wo die getroffenen Maßnahmen festzuhalten sind. Wird von der einfachen Regel, dass der Durchführende der Maßnahme diese durch Handzeichen quittiert, abgewichen? Dann muss festgelegt werden, wer die Dokumentation durchführt. Eindeutig geregelt werden muss, wo und auf welche Weise zu dokumentieren ist. Bei der Etablierung von *Dokumentationssystemen* wird dringend empfohlen, die *Dokumentation möglichst einfach* und *rasch durchführbar* zu gestalten.

Wo kann ich noch Informationen finden?

Mitgeltende Dokumente oder Anweisungen

An dieser Stelle werden bei Einrichtungen mit vorhandenem Qualitätsmanagement Hinweise auf ergänzende und weiterführende Arbeitsanweisungen gegeben.

Anhang für erläuternde Skizzen und ergänzende Daten
Dieser Teil ist fakultativ; hier können Literaturzitate, ausführliche Erklärungen oder Musterformulare untergebracht werden. Es ist sinnvoll, kleine Skizzen zu reinigender Geräte beizulegen.

Angaben

Weitere *notwendige Angaben:*

- Quellenangaben, Angaben zum Verfasser
- Datum der Erstellung, Stand der verwendeten Quellen, Nummer der Version, Einsetzen der Gültigkeit
- Jede Seite der Anweisung muss eine Seitenzahl und den Hinweis auf die Gesamtzahl der Seiten tragen
- Bei Zertifizierung muss jedes Dokument einen Freigabevermerk der Einrichtungsleitung tragen (► Kap. 6.9)

Merke

Je größer die Einrichtung ist, desto detaillierter sollte der Hygieneplan sein, da mit einer größeren Personalfluktuation und vermehrten Anforderungen an das Hygienemanagement zu rechnen ist. Das heißt nicht, dass die einzelne VA umfangreicher sein muss, es müssen nur mehr Prozesse abgebildet werden. Hier machen auch bereichsbezogene Hygienepläne Sinn. Der Hygieneplan gehört in jedes Einarbeitungskonzept!

Folgende Übersicht soll Hygienebeauftragte unterstützen, die einen bereits vorhandenen Hygieneplan (z. B. vom Hersteller) auf Vollständigkeit überprüfen möchten.

4.6 Inhalte und Gliederung des Hygieneplans

Was ein Hygieneplan enthalten kann

Die Minimalanforderungen sind z. B. in dem Rahmenhygieneplan verschiedener Bundesländer (► Kap. 3) und für Reinigungs- und Desinfektionsverfahren in der BGW-Regel bzw. TRBA 250 und der KRINKO-Empfehlung »Anforderung an die Hygiene bei der Reinigung und Desinfektion von Flächen« festgelegt worden. Der teilweise noch zu findende Aushang »Hygieneplan« mit den fünf Spalten »Was, wie, wann, womit, wer« erfüllt heute nicht mehr die Anforderungen, da er eigentlich der Reinigungs- und Desinfektionsplan ist.

Checkliste Hygieneplan

Anforderungen an den Hygieneplan

Der Hygieneplan sollte:

- produktneutral sein (außer Reinigungs- und Desinfektionsplan),
- mit gängigen Qualitätssicherungssystemen kompatibel sein,
- als Arbeitsanweisung in Kraft gesetzt sein, dies geschieht durch Unterschrift der verantwortlichen Leitung,
- eine Versionsnummer zur Dokumentation der jährlichen Kontrolle haben,
- einrichtungsspezifische Gegebenheiten berücksichtigen,
- Bereiche mit Pflegebedürftigen unterschiedlicher Risikogruppen berücksichtigen.

Inhalte

Personalhygiene

- Arbeitskleidung (Farbe, Waschbarkeit, Vollzug Ziffer 4.2.7 TRBA 250)
- Schutzkleidung (Aussehen, wann anzulegen, Einfach-/Mehrfachverwendung)
- Händehygiene
- Schmuck, Fingernägel
- Haartracht

Betten

- Intervall Wäschewechsel
- Intervall Matratzenreinigung/-desinfektion
- Matratzenschutzbezüge
- Bettenaufbereitung nach Verlegung oder Tod

Injektionen und Infusionen

- Hautdesinfektion
- Vorbereitung Blutentnahme (kapillar/venös)
- Gefäßzugänge
- Vorbereiten von Infusionen
- Subkutan und intramuskulär applizierte Medikamente (Aseptische Vorbereitung und Applikation)
- Standzeiten von Mehrdosisbehältern einschließlich Tuben und Pflegemitteln

Verbandwechsel bei Wunden

- Sterile und unsterile Materialien
- Verbandwechsel bei kolonisierten und infizierten Wunden
- No(n)-touch-Technik

Atemwege

- Mundpflege zur Pneumonieprophylaxe
- Absaugen
- Tracheostomapflege
- Inhalation, Atemtraining, Insufflation
- Anwendung und
- Aufbereitung benötigter Medizinprodukte (z. B. Absauggerät)

Katheterismus der Harnblase

- Korrektes Legen von Kathetern
- Katheterpflege

Aufbereitung von Instrumenten und anderen Medizinprodukten

- Liste der aufzubereitenden Medizinprodukte mit Risikobewertung
- Entsorgung gebrauchter Instrumente
- Manuelle Aufbereitung
  - ggf. Reinigung/Dekontamination/Desinfektion
  - ggf. Nachreinigung, falls noch Rückstände
  - Pflege/Funktionsprüfung
  - Korrekte Lagerung
- Maschinelle Desinfektion (z. B. Steckbeckenspüler)
  - Wartungen, mikrobiologische Überprüfungen

Instrumentenzyklus, falls eigene Sterilisation, auf jeden Fall korrekte Lagerung und Transport von Einmalprodukten

- Entsorgung gebrauchter Instrumente
- ggf. Reinigung/Dekontamination/Desinfektion
- ggf. Nachreinigung, falls noch Rückstände
- Pflege/Funktionsprüfung
- Verpackung
- Sterilisation/Freigabe bzw. Vertrag und Arbeitsanweisungen bei externer Sterilisation
- Lagerung/Bereitstellung in der Einrichtung, ggf. Transport zum Einsatzort
- Aufbereitungsanweisungen für andere Medizinprodukte (z. B. Inhalatoren, Blutdruckmessgeräte)

Ausschließlich Nutzung von Einmalinstrumenten und Einmalmaterial

- Korrekte Lagerung und Bereitstellung
- Entsorgung (Instrumente nach Abfallschlüssel AS 18 01 01 (»Sharps«, zur Entsorgung ist eine durchstichsichere, flüssigkeitsdichte und fest ver-

schlossene Verpackung notwendig, die dann in den Pflegemüll kommt, siehe auch 4.7.4.2)
- Sonstige Entsorgung: AS 18 01 04

Details siehe unter Kapitel 4.7.7 (► Kap. 4.7.7).

Lebensmittel im Wohnbereich und auf Stationen

- Speisenverteilung/Zwischenreinigung
- Zubereitung von Speisen im Wohnbereich/auf der Station
- Lagerung von Lebensmitteln, Standzeit warmer Lebensmittel bei Raumtemperatur bis zur Wiedererhitzung
- Vorbereitung von Lebensmitteln vor der Verabreichung (z. B. in mundgerechte Happen schneiden)
- Bewohnereigene Lebensmittel
- Sondenkost

Kranke oder ansteckungsverdächtige Pflegebedürftige

- MRSA und andere multiresistente Erreger (VRE, MRGN)
- Sanierung (MRSA)
- Hepatitis B/Hepatitis C/HIV
- Hepatitis A und E
- Herpes zoster (Gürtelrose)
- Tuberkulose
- Skabies (Krätze), andere Ektoparasiten
- Enteritis infectiosa (verschiedene Formen)
- Keratokonjunktivitis epidemica
- Influenza, Pneumonie
- COVID-19

Meldewesen

- Einrichtungsinternes Meldewesen (► Kap. 6.5)
- Betriebsarzt
- Meldungen an das Gesundheitsamt (► Kap. 3)

Ausbruchsmanagement

- Ausbruchsmanagementteam
- Checklisten für die verschiedenen Funktionen
- Dokumentation

Körperpflege

- Zahnpflege/Mundpflege/Zahnprothesenreinigung
- Rasur und Aufbereitung der Rasierer

- Waschen, Waschutensilien
- Duschen, Baden (Voll- und Teilbäder)
- Uro- und Enterostoma
- Ggf. Pflege von Hörgeräten, Kontaktlinsen, Glasaugen (ggf. nach Herstellerangaben)

Aufbereitung von Pflegeutensilien

- Blutdruckmessgerät
- Thermometer
- Stethoskop
- Tablettenmörser, Medikamentendispenser
- Hilfsmittel (Gehstützen, Rollstühle, Lagerungshilfen usw.)

Aufbereitung von Medizinprodukten durch Patienten

- Blutdruckmessgeräte zur selbstständigen Nutzung durch Patienten (Rehabilitationseinrichtungen)
- Trainingsgeräte

Umgang mit Verstorbenen

Fußpflege (falls von der Einrichtung angeboten), wird die Fußpflegekraft vom Patienten/Bewohner engagiert, ist die Einrichtung nicht in der Pflicht.

Hauswirtschaft (► Kap. 5)

- Berufskleidung/Schutzkleidung
- Händehygiene und Hautschutzplan
- Hausreinigung mit Reinigungsplan (Intervalle, einzusetzende Produkte)
- Flächendesinfektion mit Desinfektionsplan
- Aufbereitung der Reinigungsutensilien (Wagen, Behälter, Wischtextilien)
- Stations-, Wohnbereichsbäder und Nasszellen
- Spülplan gegen Legionellen und Schmetterlingsmücken
- Lebensmittellogistik
- Wäschelogistik
- Abfallkonzept (Müllentsorgung, ► Kap. 5.10)

Bereich Küche

- Betriebshandbuch und HACCP
- Personalhygiene, Schulungen
- Wareneingangskontrolle
- Lagerung
- Produktionsablauf
- Reinigung, Desinfektion, Schädlingsbekämpfung

- Dokumentation (Kühlkette, Temperatur des ausgelieferten Essens vor Ort)
- Schnittstellen (z. B. Wohnbereichsküchen)
- Abfallkonzept (▶ Kap. 5.10)
- Küchenwäschelogistik

Bereich Wäscherei

- Berufskleidung
- Schutzkleidung
- Händehygiene und Hautschutzplan
- Verhalten auf der unreinen und reinen Seite
- Lagerung und Transport der reinen Wäsche
- Bei Fremdwäscherei: Hygienezeugnis oder RAL-Zertifikat, Logistik

Bereich technischer Dienst

- Verhalten in Räumen mit infektiösen Patienten/Bewohnern
- Reparatur von Medizinprodukten aus hygienischer Sicht, sofern zulässig durch technischen Dienst
- Bewegungs- und Therapiebecken (▶ Kap. 5.11)
- Lüftungs- und Klimaanlagen
- Wassertechnik, Wassersicherheitsplan

Mikrobiologische Untersuchungen zur Dokumentation des Hygienestandards

- Prozesskontrollen (▶ Kap. 7.5)
- Produktkontrollen (▶ Kap. 7.5)

4.7 Hygieneempfehlungen für die Pflege

4.7.1 Personalhygiene

4.7.1.1 Kleidung

Anforderung an Bekleidung

Arbeitskleidung soll hell sein (Verschmutzung ist leichter erkennbar); sie soll bei mindestens 60 °C waschbar sein. Heute stehen auch desinfizierende Waschverfahren bei 30/40 °C zur Verfügung. Wird sie zu Hause gewaschen, ist zu beschreiben, wie bei Kontamination und damit verbindlicher Aufbereitung durch den Arbeitgeber (TRBA 250, 4.2.7) vorgegangen wird. Die Arbeitskleidung muss in ausreichender Anzahl vorhanden sein. Da nie ausgeschlossen werden kann, dass es zu einer unerwarteten (auch unsichtbaren) Kontamination kommt, muss immer ein Satz (Hose, Oberteil) zum

Wechseln vorhanden sein. Aufgrund kultureller Besonderheiten kann die Arbeitskleidung erweitert werden, z. B. um ein Dienst-Kopftuch, das leicht desinfizierend zu waschen ist.

Schutzkleidung muss in ausreichender Menge vom Arbeitgeber bereitgestellt werden. Dieser sorgt auch für die Reinigung und Desinfektion gebrauchter Schutzkleidung sowie kontaminierter Arbeitskleidung (TRBA/BGW-Regel 250). Die persönliche Schutzausrüstung (PSA) umfasst geeignete Handschuhe, Schutzkittel, ggf. Schutzschürze, ggf. Atemschutz und ggf. eine Schutzbrille. Der Hygieneplan gibt Auskunft, wann welche Teile der PSA anzulegen sind.

Schutzkittel sind zweckmäßigerweise langärmlig mit Bündchen und werden hinten geschlossen. Die wasserabweisende *Einmalschürze* wird bei der Gefahr der Durchfeuchtung der Schutzkleidung angelegt, da durchnässte Schutzkleidung keinen Schutz mehr zu bieten vermag.

Der *Mund-Nase-Schutz* dient als Berührschutz für Nase und Mund bei vor allem länger dauernden Pflegemaßnahmen z. B. beim Vorliegen von Besiedlungen oder Infektionen mit multiresistenten Erregern. Bei aerogen übertragbaren Krankheiten, etwa der Influenza, sind sog. FFP-2-Masken nach TRBA 250 vorgeschrieben, dabei reicht ein Mund-Nase-Schutz, wenn auch der Patient oder Bewohner einen trägt. Dies gilt auch für Corona-Infektionen. Eine noch dichtere FFP3-Maske soll angelegt werden, wenn mit starker Aerosol-Kontamination zu rechnen ist, etwa bei der Intubation oder Bronchoskopie.

4.7.1.2 Händehygiene

Merke

Noch immer wird ein Großteil der Erreger in Heimen und Rehaeinrichtungen, aber auch in Krankenhäusern durch die Hände des Personals übertragen. Die Händehygiene ist jedoch ohne großen Aufwand durchführbar und leistet einen wichtigen Beitrag zur Unterbindung der Erregerverbreitung. Eine Anweisung zur Händehygiene und ein Hautschutzplan (TRBA/BGW-Regel 250), deren Einhaltung überwacht werden muss, ist daher unverzichtbarer Bestandteil jedes Hygieneplans.

Waschen der Hände

Schonendes Händewaschen

Die Hände werden mit einer geeigneten, einem *Wandspender* zu entnehmenden *Waschlotion* gewaschen. Bei Bedarf werden die kurz geschnittenen Nägel schonend mit einer Bürste gereinigt.

Das Händewaschen dient der Entfernung von »grobem« Schmutz (und damit in der Erde enthaltenen Sporenbildnern) und wird durchgeführt:

- bei Arbeitsantritt,
- nach dem Toilettengang,

- vor dem Essen in den Pausen, nach den Pausen,
- vor der Zubereitung und Darreichung von Lebensmitteln,
- bei sichtbarer Verschmutzung (siehe unten)
- nach Arbeitsschluss.

Natürlich können die Hände auch zwischendurch gewaschen werden, jedoch sollte zur Schonung der Haut generell möglichst wenig gewaschen werden.

Händedesinfektion

Händedesinfektion unter Verwendung *alkoholischer Händedesinfektionsmittel* ist zur *Keimreduzierung* und zur *Minimierung des Infektionsrisikos* obligat. Das ausschließliche Waschen vermag die transienten Keime auf den Händen nur um maximal 99 %, also von 100 auf einen zu reduzieren. Ein Milligramm Stuhl, kaum zu sehen, enthält aber über eine Milliarde Bakterien, so dass erst die Desinfektion eine ausreichende Keimelimination gewährleistet. Allerdings gibt es Erreger, bei denen das nicht klappt: Unbehüllte Viren, Sporenbildner und Ektoparasiten. Hier ist anders vorzugehen, siehe in den entsprechenden Kapiteln. Eine exakte Benetzung der Hände beschreibt die europäische Norm EN 1500. Aus dem Wandspender, der mit geeigneten Einmalflaschen bestückt ist, wird eine Hohlhand voll Desinfektionsmittel entnommen. Anschließend wird das Desinfektionsmittel nach folgendem Standard verrieben:

Obligat und immer wieder: Händedesinfektion

Achtung bei bestimmten Erregern!

1. Handfläche auf Handfläche.
2. Rechte Handfläche über linken Handrücken und linke Handfläche über rechten Handrücken.
3. Handfläche auf Handfläche mit gespreizten, verschränkten Fingern.
4. Außenseite der Finger auf gegenüberliegende Handfläche mit verschränkten Fingern.
5. Kreisendes Reiben des rechten Daumens in der geschlossenen linken Handfläche und umgekehrt.
6. Kreisendes Hin- und Her-Reiben mit geschlossenen Fingerkuppen der rechten Hand in der linken Handfläche und umgekehrt.

Übersicht 6: Händedesinfektion nach europäischem Standard

Händedesinfektionen sind erforderlich nach den fünf Indikationen der Händehygiene, die in der KRINKO-Empfehlung »Händehygiene in Einrichtungen des Gesundheitswesens« 2016 veröffentlicht wurden. In der Praxis sollten noch zwei weitere dazu kommen, die Zusammenfassung liefert die nachfolgende Tabelle 4.3:

Tab. 4.3: Indikationen der Händehygiene

Vor	Bemerkungen	Nach	Bemerkungen
Entnahme von Handschuhen aus der Spenderbox	Auf diese Weise können zu viel gezogene Handschuhe wieder in die	Patientenkontakt	Im Doppelzimmer entspricht im Falle, dass gleich der Mitpatient ge-

Tab. 4.3: Indikationen der Händehygiene – Fortsetzung

Vor	Bemerkungen	Nach	Bemerkungen
	Packung zurückgeschoben werden		pflegt wird, nach Patientenkontakt vor Patientenkontakt
Aseptischen Tätigkeiten	Hierzu zählt auch der Umgang mit Lebensmittel	Kontakt mit kontaminiertem Material	Starke Kontaminationen können zuerst durch Waschen entfernt werden
Patientenkontakt		Kontakt der patientennahen Umgebung	Ca. 1,5 m um den Patienten herum
		Ausziehen der Handschuhe	Handschuhe haben oft Mikroperforationen oder bekommen welche

Nachdem das Gehirn die Benetzung nur über Temperatursensoren messen kann, die größere Verdunstungskälte des Alkohols über die Benetzung täuscht und aufgrund genetisch vorgegebener Bewegungsmuster, wurde die »Eigenverantwortliche Einreibemethode« konzipiert. Hier können eigene Bewegungsmuster verwendet werden, allerdings muss über optische Kontrolle eine vollständige Benetzung der Hände gewährleistet sein.

Pflege nicht vergessen

Sichtbare Verunreinigungen werden zunächst mit einem *desinfektionsmittelgetränkten Einmalhandtuch*, Zellstoff o. Ä. entfernt. Anschließend werden die Hände gewaschen und gründlich abgetrocknet, abschließend desinfiziert. Kleinste Verschmutzungen werden mit dem desinfektionsmittelgetränkten Tuch vollständig entfernt. Das Waschen der Hände ist dann nicht erforderlich. Nach einer gründlichen Händedesinfektion kann die Arbeit fortgeführt werden.

Schutzhandschuhe

Handschuhe helfen schützen

Wie alle Medizinprodukte müssen auch geöffnete Handschuhboxen vor Staub- und UV-Licht geschützt aufbewahrt werden! Vor dem Anziehen von medizinischen *Einmalhandschuhen* müssen die Hände nach der Desinfektion vollständig getrocknet sein! Sie werden bei vorhersehbarem oder wahrscheinlichem *Erregerkontakt* sowie bei möglicher massiver Verunreinigung mit *Blut*, *Sekreten* und *Exkrementen* getragen. Nach Beendigung der Maßnahme und Ablegen der Schutzhandschuhe ist eine hygienische Händedesinfektion durchzuführen, da sich unsichtbare Handschuhverletzungen (Mikroperforationen) bzw. Produktionsfehler (AQL-Wert auf der Handschuhbox ≤ 1,5) bei der Arbeit nicht immer vermeiden lassen.

Indikationen

Medizinische Einmalhandschuhe sind angebracht bei:

- der Versorgung von Kathetereintrittsstellen, im Umgang mit Magensonden, bei der Katheter-, Drainagenpflege u. ä.,
- dem Umgang mit kontaminierten Geräten, Flächen, Gegenständen und Wäsche
- Pflegemaßnahmen an Heimbewohnern/Patienten, die in besonderem Maße vor Infektionen geschützt werden müssen (z. B. abwehrgeschwächte, tracheostomierte oder beatmete Personen),
- Pflegemaßnahmen an Bewohnern/Patienten, von denen Infektionen ausgehen können,
- dem Absaugen mit offenen Systemen,
- der Wundversorgung, hier bei Wundberührung sterile Handschuhe nehmen.

Schutzhandschuhe zum *Ausbringen von Flächendesinfektionsmitteln* sollen aus stabilem Material bestehen und mit Stulpen, die wenigstens den halben Unterarm bedecken, versehen sein. Die in der Pflege üblichen Einmalhandschuhe sind hier ungeeignet. Geeignete, für Chemikaliendurchschlag gesicherte Handschuhe sind auch als Einmalmaterial erhältlich und auf der Verpackung entsprechend gekennzeichnet.
Sterile Handschuhe sind bei *aseptischen Verbandwechseln* (außer No-touch-Technik), *Harnwegskatheterisierung* und *Portpunktion* einzusetzen.

Desinfektion von Einmalhandschuhen
Die Desinfektion von Einmalhandschuhen mit Händedesinfektionsmittel ist *im Einzelfall* möglich, kann jedoch *nicht als Regel* empfohlen werden. Einige Materialien sind nicht gegen Alkohol beständig (Klebeeffekte).

Insgesamt ist die Handschuhdesinfektion nicht sinnvoll, da auch kein Schutz vor Mikroperforationen besteht. Eine Ausnahme kann die Blutentnahme bei mehreren Personen kurz hintereinander sein, wobei Handschuhe nach sichtbarer Kontamination auf jeden Fall zu wechseln sind. Auch eine Indikation kann nach der Entfernung des alten Wundverbandes und vor Reinigung der gleichen Wunde sein.

Hinweis

Weitere detaillierte Ausführungen sind der KRINKO-Empfehlung »Händehygiene in Einrichtungen des Gesundheitswesens« (2016) zu entnehmen.

4.7.1.3 Schmuck

Schmuck – ein Sicherheitsrisiko

Bei allen Tätigkeiten, bei denen eine Händedesinfektion notwendig ist, ist das Tragen von Piercing und Schmuck an Fingern (einschließlich Eheringe) und Unterarmen verboten.

Merke

Selbstverständlich gibt es in der Pflege auch sonst wichtige Argumente gegen das Tragen von Unterarmschmuck. Das bedeutendste Argument ist der Selbstschutz, z. B. auch gegen Verletzungen.

Ringe, die Steine tragen oder sehr raue Oberflächen aufweisen, können Einmalhandschuhe bereits beim Anziehen beschädigen. Ferner kann es während der Arbeit durch die mechanische Einwirkung des Schmucks zu Beschädigungen kommen. Keime und Hautschuppen, u. U. auch Seifen- und Desinfektionsmittelreste sammeln sich unter Ringen an (► Abb. 4.1).

Armbanduhren und (Freundschafts- bzw. Veranstaltungs-)*Armbänder* sind nach erfolgter Kontamination schwer zu desinfizieren. Künstliche (aufgeklebte) Fingernägel sind im Pflegebereich gleichfalls abzulehnen, wie auch deutlich über die Fingerkuppen hinausragende eigene Nägel. Zu lange Nägel erhöhen das Risiko von Mikroperforationen der Handschuhe und damit von Erregerkontakt.

Auch Nagellack ist nicht erlaubt, wobei nach Risikobewertung »medizinischer Nagellack« z. B. bei Nägelkauen zulässig ist (Betriebsarzt und Hygienebeauftragte, wo vorhanden Krankenhaushygieniker, führen die Risikobewertung durch).

Sog. »*Piercings*« sind Geschmackssache und stellen in aller Regel kein Hygienerisiko dar. Das ändert sich natürlich, wenn die Piercingstelle oder der Piercingschmuck infiziert ist, kein seltenes Ereignis. Die Entzündung führt i. d. R. dazu, dass betroffene Mitarbeiter häufiger an die juckende und brennende Stelle fassen. Dadurch kontaminieren sie ihre Hände mit den lokalen Erregern. Piercingschmuck mit einer Entzündungsreaktion sollte auch im Interesse des Trägers umgehend entfernt und die Wunde versorgt werden. Body Modelling kann für ältere Menschen irritierend sein, soll es untersagt werden, gehört dies in eine Hausordnung, da auch diese Form der Veränderung des Äußeren kein Hygieneproblem darstellt.

Ausladende *Ohrringe* sowie lange *Halsketten* stellen im Wesentlichen ein mechanisches Risiko dar. Verwirrte Pflegebedürftige können danach greifen und auf die Weise den Träger behindern oder ihn verletzen.

4.7.1.4 Haartracht

Bei der Durchführung von Pflegemaßnahmen sollen lange Haare hochgesteckt werden. Neben dem Schutz vor Verletzung durch greifende Bewohner/Patienten bietet diese Maßnahme auch Schutz vor der Haarflora des Mitarbeiters, die transiente Keime wie Darmbakterien und Eitererreger enthalten kann. Kopftücher sind zulässig, wenn sie leicht desinfizierend zu waschen sind.

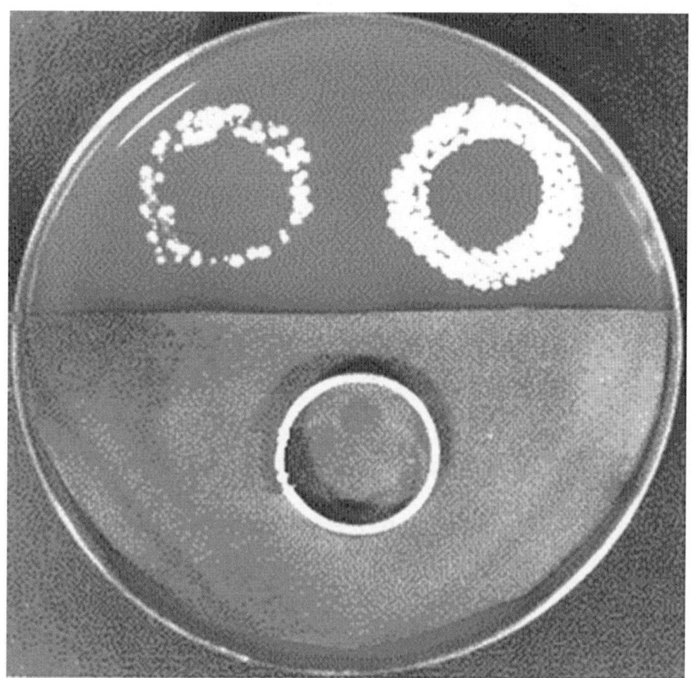

Abb. 4.1:
Ringe und Keime: Unter Ringen sammeln sich Hautschuppen und Bakterien. Diese Ringabklatsche zeigen das eindrucksvoll.

4.7.2 Bettenaufbereitung

Jeder Mensch gibt permanent sehr viele mikroskopisch kleine Hautschuppen ab, die mit Keimen behaftet sind und auch durch das Bettzeug und den Matratzenbezug in die Matratze gelangen können. Bei trockener Matratze und Bettwäsche ist eine Keimvermehrung nicht ohne Weiteres möglich. Die Hautschuppen fördern das Wachstum der *Hausstaubmilbe*, die sich in Matratzen einnisten kann. Problematisch wird sie nur, wenn eine Allergie gegen den Kot der Milbe besteht.

Merke

Aus den Ausführungen ergibt sich, dass Bettwäsche im Regelfall, also bei mobilen, nicht bettlägerigen Heimbewohnern, alle zwei Wochen, bei Bettlägerigen spätestens nach einer Woche gewechselt werden sollte. Selbstverständlich muss ein Bettwäschewechsel bei Bedarf sofort erfolgen, d. h. wenn Sekrete oder Exkremente die Bettwäsche kontaminiert haben.

Matratzenreinigung bzw. -desinfektion

Möglichst Schutzbezüge

Im Regelfall ist ein ausreichender Hygienestandard erreicht, wenn die Matratze *halbjährlich* mit einem starken *Staubsauger* abgesaugt wird. Dieser sollte mit Mikrofilter ausgestattet sein, um eine Streuung von Erregern zu vermeiden. Hierbei werden oberflächliche Hautschuppen aus der Matratze entfernt. Damit findet auch eine Keimreduktion statt, die hier nicht von besonderem Interesse ist, da es sich ja um die eigene Flora des Heimbewohners handelt, und i. d. R. auch nur Staphylokokken und Sporenbildner länger unter diesen Bedingungen überleben können.

Bei Verlegung oder Versterben eines Pflegebedürftigen, wenn die Matratze also für eine neue Person verwendet werden soll, ist es sinnvoll, sie zu einer professionellen Matratzenreinigung zu geben. Dies gilt auf jeden Fall für Dekubitusmatratzen mit Wechseldruckaggregaten, die ohnehin meist Eigentum der Krankenkasse oder eines Sanitätshauses sind. Ist der Betroffene an einer *Infektionskrankheit* gestorben, sind die *entsprechenden Hygienemaßnahmen* zu ergreifen. Haben die Matratzen einen entsprechenden Schutzbezug, reicht die sorgfältige Wischdesinfektion, daher sind solche Bezüge unbedingt zu empfehlen. Detaillierte Hinweise hierzu finden sich in der Tabelle 2 der RKI-Empfehlung »Infektionsprävention in Heimen«. Standard sind heute leicht zu reinigende und zu desinfizierende Schutzbezüge. Finden die Kräfte, die die Betten beziehen, Beschädigungen der Schutzbezüge, müssen sie das melden, um eine Reparatur zu veranlassen. Provisorisch kann auch ein Gewebeband als Flicken dienen, die Reparatur oder der Austausch müssen trotzdem so schnell wie möglich erfolgen.

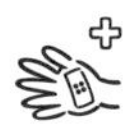

Spezieller Pflegehinweis

Zumindest bei dauerhaft Bettlägerigen und Inkontinenten empfiehlt es sich, die Matratze von vorneherein mit einem *Schutzbezug* zu versehen. Die heute zur Verfügung stehenden Materialien erlauben einen hohen Liegekomfort (weich, kein Rascheln) und haben den großen Vorteil, nach dem Abziehen des Bettlakens nur desinfizierend abgewischt werden zu müssen. Diese Schutzbezüge empfehlen sich auch bei hoher Nutzerfluktuation im Krankenhaus, aber auch im Rehabilitationsbereich.

Spezielle Maßnahmen

Wurde eine ungeschützte Matratze mit *Exkrementen* oder *Sekreten* kontaminiert, können sehr hohe Keimzahlen entstehen. Ein Absprühen der Matratze mit Sprühdesinfektionsmittel ist nicht nur sinnlos, sondern hinterlässt darüber hinaus chemische Rückstände, die für Allergiker ungünstig sein können. Der kontaminierte Bereich sollte zunächst mit Einmalhandtüchern grob gereinigt, getrocknet und ggf. mit einem mit alkoholischem Desinfektionsmittel getränkten Lappen nachgerieben werden. Damit wird eine Keimreduktion erreicht. Die nachfolgende gründliche Trocknung führt zu einer weiteren Keimreduktion. Bei ausgedehnter Kontamination, z. B. mit dünnflüssigem Stuhl, muss die Matratze *professionell* aufbereitet werden.

Dampfdesinfektion

Matratzen können mit Dampf desinfiziert werden. Beträgt die *Dampftemperatur über 95 °C*, ist eine gute *thermodesinfizierende Wirkung* (auch bei relativ kurzer Einwirkzeit) zu erwarten. Allerdings können Flecken regelrecht in die Textilien »eingebrannt« werden. Bei der professionellen Matratzenaufbereitung wird daher erst gereinigt, Flecken werden weitgehend entfernt, bevor abschließend die Desinfektion mit Dampf (105 °C) erfolgt.

4.7.3 Injektionen und Infusionen

Definitionen

Injektionen
Im Pflegebereich werden im Wesentlichen drei Injektionsformen unterschieden:

- die subkutane (s. c.-)Injektion (unter die Haut), die nach ärztlicher Anordnung von qualifiziertem Pflegepersonal durchgeführt wird, z. B. Insulin-, Heparininjektion,
- die intramuskuläre (i. m.-)Injektion (in den Muskel), die qualifiziertes Pflegepersonal mit entsprechenden Fachkenntnissen nach Anordnung durchführt, z. B. Injektion von Schmerzmitteln,
- die intravenöse (i. v.-)Injektion, die i. d. R. ausschließlich der Arzt vornimmt.

Punktionen
Die *Hautpunktion* (Einstich im Bereich der Haut) wird vom Pflegepersonal mit dem Ziel vorgenommen, Kapillarblut z. B. zur Blutzuckerbestimmung zu gewinnen.
Die *Venenpunktion* (Einstich in das venöse Gefäßsystem) obliegt dem Arzt oder eingewiesenem Pflegepersonal.

Infusionen
Infusionslösungen (Fertiglösung oder aufzulösende Trockensubstanz), die über einen venösen Zugang (Venenkatheter oder Flügelkanüle) in das Venensystem eingebracht bzw. mittels Flügelkanüle subkutan verabreicht werden.

Subkutaninfusionen
(Subkutane Punktionen zur nachfolgenden Dauerapplikation) dienen der Rehydrierung und werden i. d. R. über eine Butterfly-Kanüle durchgeführt.

Portpunktion
Die Portpunktion muss strikt aseptisch mit sterilen Handschuhen nach großflächiger Hautdesinfektion durchgeführt werden. Dazu werden Spezialkanülen benötigt (▶ Kap. 4.7.3.4).

Definitionen Material

Hautdesinfektionsmittel
Es handelt sich um:

- Alkoholpräparate ohne rückfettende Substanzen zur Anwendung auf der Haut (Einwirkzeit nach Herstellerangaben).
- Ethanol 70% (Einwirkzeit 30 Sekunden).
- Octenidin (Einwirkzeit mindestens ein bis fünf Min, Indikation streng stellen!).
- Remanenz-Hautdesinfektion, eine Mischung aus Alkohol und Octenidin oder Chlorhexidin, mit dem eine gegenüber dem reinen Alkoholpräparat verlängerte Wirkung erzielt werden kann.

Unsterile Tupfer
Zellstofftupfer in Großpackungen, die nicht sterilisiert sind (werden heute nicht mehr verwendet).

Sterile Tupfer
Tupfer in Sterilverpackung (einzeln oder in kleinen Mengen), die steril entnommen werden können.

Sterilisierte (keimarme)Tupfer
Sie werden in einmal sterilisierten Großpackungen vom Hersteller geliefert. Werden die Tupfer in Dispenser gefüllt und nach und nach entnommen, sind sie als unsteril zu betrachten.

Definition

»Stichsichere« oder sichere Arbeitsmittel
Die Neufassung der der TRBA 250 fordert den Einsatz von sog. »stichsicheren Arbeitsmitteln«. Das sind Kanülen und Lanzetten, die mit einem Mechanismus versehen sind, der die sichere Bedeckung der Spitze direkt am Bewohner/Patienten ermöglicht.

4.7.3.1 Hygienische Aspekte bei der praktischen Durchführung

Injektionen
Bei der *Vorbereitung* der zu injizierenden Lösung ist die Verpackung vor dem Öffnen zu inspizieren und auf das Mindesthaltbarkeitsdatum und Haarrisse sowie Trübungen oder Verfärbungen zu achten. Beim Entnehmen der Einmalspritzen darf der Spritzenkonus nicht mit den Händen berührt werden. Kanülen sollten nicht durch die Sterilverpackung gedrückt, sondern nach Öffnen herausgezogen werden (Peelmethode).

Beim *Aufziehen* ist darauf zu achten, dass der Spritzenkonus, die Kanüle und der Inhalt der Durchstichflasche (Mehrdosisbehälter) oder Ampulle nicht kontaminiert werden. Zum Aufziehen wird eine großlumige, sterile Kanüle verwendet. Zur Injektion soll eine frische Kanüle verwendet werden, die bei entsprechender Indikation als »sicheres Arbeitsmittel« (siehe oben) funktioniert.

Merke

Medikamente sollten erst unmittelbar vor Gebrauch aufgezogen werden.

Mehrdosisbehälter müssen bei Erstentnahme mit dem Anbruchdatum versehen werden. Die Haltbarkeit konservierter Lösungen in sog. Durchstichflaschen richtet sich nach den Herstellerangaben. Die Packungsbeilage gibt darüber hinaus Aufschluss über die Aufbewahrungsmodalitäten (z.B. Kühllagerung). Fehlen diese Herstellerangaben, handelt es sich nicht um Mehrdosisbehälter im Sinne des Europäischen Arzneimittelbuches. In diesem Falle muss grundsätzlich von der Notwendigkeit des unverzüglichen Verbrauchs ausgegangen werden. Daran denken: Auch Tuben sind Mehrdosisbehälter und können nach Anbruch in der Haltbarkeit reduziert sein!

Merke

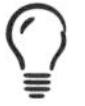

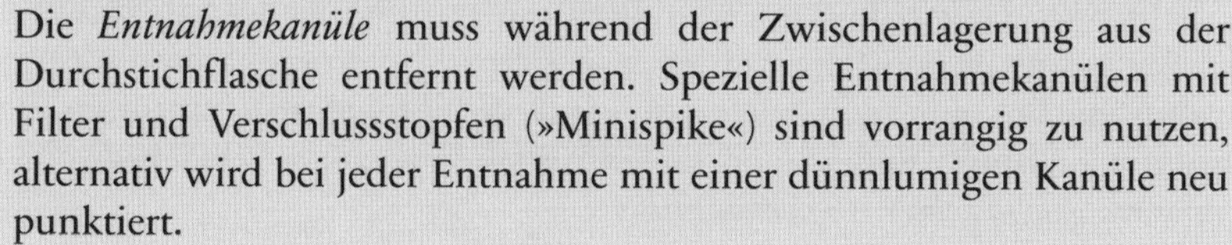

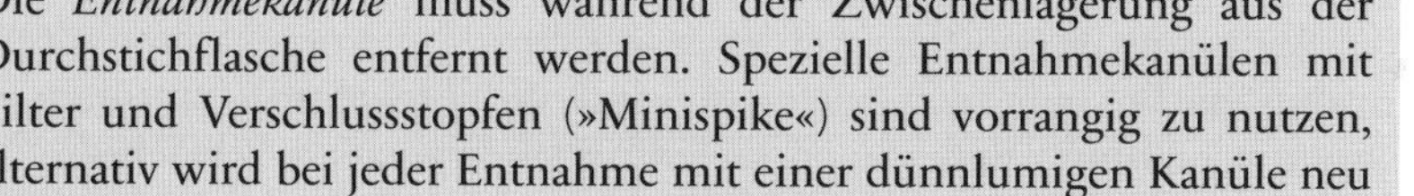

Die *Entnahmekanüle* muss während der Zwischenlagerung aus der Durchstichflasche entfernt werden. Spezielle Entnahmekanülen mit Filter und Verschlussstopfen (»Minispike«) sind vorrangig zu nutzen, alternativ wird bei jeder Entnahme mit einer dünnlumigen Kanüle neu punktiert.

Vor der Injektion wird die Hauteinstichstelle durch Aufsprühen eines Hautdesinfektionsmittels desinfiziert. Man lässt es antrocknen; dabei ist die Einwirkzeit zu beachten! Soll das Mittel abgerieben werden, müssen sterilisierte (beim Legen von Kanülen, Butterfly-Kanülen, Portpunktion und i.m.-Injektionen bei Risikopatienten, Kortikoidgabe oder Gabe gewebstoxischer Substanzen sterile) Tupfer verwendet werden. Sprühen und Wischen erhöht die Keimreduktion! *Nach erfolgter Injektion* wird die Injektionsstelle leicht mit einem sterilisierten Tupfer komprimiert, um eine Nachblutung zu vermeiden, und mit einem keimarmen Pflaster versorgt.

Subkutaninjektion – auch desinfizieren

Bei der *Subkutaninjektion* erfolgt die Hautdesinfektion durch Fachpersonal, während der Bewohner/Patient bei Selbstapplikation darauf verzichten kann.

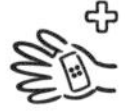

Spezieller Pflegehinweis

Verhalten bei Stichverletzungen

1. Durch Druck auf die Fingerbeere bzw. das umliegende Gewebe *Blutung anregen,* um das Eindringen von Erregern zu verhindern bzw. diese auszuschwemmen.
2. *Desinfektion:* Spülen und Betupfen mit alkoholischem Hautdesinfektionsmittel oder Wunddesinfektionsmittel (z. B. Octenisept®, Betaisodona® o. Ä. – hier aber längere Einwirkzeit!).
3. *Dokumentation* im sog. Verbandbuch (Bagatellheft, Verletzungsartenverfahren).
4. *Meldung* als Arbeitsunfall, Vorstellung beim Durchgangsarzt.

Hohe Infektionsgefahr

Aus hygienischer Sicht ist die *i. m.-Injektion* riskant. Geringe lokale Abwehrmechanismen werden u. U. durch die ungünstige Beschaffenheit der Injektionslösung (z. B. bei öligen Substanzen) verstärkt. Dann besteht die Gefahr eines *Spritzenabszesses* (Eiteransammlung im Injektionsbereich), dessen Behandlung vor allem von Glutealabszessen langwierig und oft nur durch eine chirurgische Intervention möglich ist. Daher ist hier eine besonders sorgfältige Hautdesinfektion erforderlich: Sprühen-wischen zur Reinigung ohne Einhalten der Einwirkzeit, anschließend zur Desinfektion erneut Sprühen, bzw. die Verwendung von zwei fertig verpackten Alkoholtupfern hintereinander, die bei Risikopatienten steril sein müssen.

Bei *i. v.-Injektionen* können Krankheitserreger über die Kanüle direkt in die Blutbahn transportiert werden und sich so über den gesamten Organismus ausbreiten. Normalerweise sind die Abwehrmechanismen des strömenden Blutes ausreichend. Gefährdet sind daher v. a. Pflegebedürftige mit stark *geschwächter Abwehrfunktion.*

Hautdesinfektion mit Händedesinfektionsmittel

Zusammensetzung und Arzneimittelindikation unterschiedlich

Hautdesinfektionsmittel enthalten dieselben Wirkstoffe wie Händedesinfektionsmittel. Letzteren sind darüber hinaus Farb- und Parfümstoffe sowie rückfettende Substanzen zugesetzt. Das Ziel der Hautdesinfektion vor Injektionen ist eine Entfettung und Entkeimung der Hautoberfläche. Rückfettende und andere Zusatzstoffe, die u. U. mit Arzneimitteln reagieren, sind aus diesem Grunde störend.

Merke

Nur im Ausnahmefall – fehlendes Hautdesinfektionsmittel – können Händedesinfektionsmittel zur Hautdesinfektion verwendet werden. Sie sollten keinesfalls regelmäßig angewendet werden und unter keinen Umständen als Mittel der Wahl in den Hygieneplan aufgenommen werden.

Punktionen zur Kapillarblutentnahme

Kapillarblut – auch ohne Desinfektion

Vereinzelt weisen Hersteller von Blutzucker-Teststreifen darauf hin, dass die Anwendung alkoholischer Desinfektionsmittel zur Verfälschung der Messwerte führen kann. Das bei der Kapillarblutentnahme austretende Blut schwemmt eingedrungene Erreger aus.

Daher ist es i. d. R. ausreichend, die *Punktionsstelle* mit einem feuchten, *sterilisierten Tupfer abzureiben.* Dadurch wird die Kapillardurchblutung gefördert und die transiente Flora ein wenig reduziert. Als Alternative kann ein Octenidin-haltiges Präparat eingesetzt werden (Einwirkzeit zwei Minuten!).

Infusionen

Infusionen vor Kontamination schützen

Infusionssysteme können vom Pflegepersonal mit liegenden Venenzugängen konnektiert werden. Vor dem Anlegen der Infusion wird die Verbindungsstelle mit Octenidin in Kombination mit Alkohol (Octeniderm®) oder Octenidin mit Phenoxyethanol (Octenisept®, verlängerte Einwirkzeit beachten!) oder mit Alkohol (Herstellerangaben des Infusionssystems!) abgesprüht. Verunreinigungen werden entfernt und desinfiziert (Einwirkzeit des Desinfektionsmittels beachten!). Anschließend wird die Schraubverbindung gelöst und die Infusion zügig angeschlossen.

Herstellerhinweise beachten!

Bei *Medikamentenzumischung* zur Standardinfusionslösung (z. B. Elektrolytlösungen, Glukose 5 %) ist darauf zu achten, dass die entsprechende Infusion frühestens eine Stunde, besser unmittelbar vor der Applikation zubereitet wird, um eventuell eingedrungenen Keimen keine Möglichkeit zur Vermehrung zu geben. Die maximalen *Laufzeiten* betragen für reine Lipidlösungen 12 Stunden, für andere Ernährungsinfusionen (TPN/TPA) 24 Stunden und für überwiegend anorganische Infusionslösungen 72 Stunden. Mischbeutel zur parenteralen Ernährung sollten maximal 24 Stunden laufen.

»Futtergehalt« definiert Laufzeit

4.7.3.2 Standzeiten von Infusionssystemen

Infusionssysteme von Dauertropfinfusionen müssen spätestens alle 96 Stunden ausgetauscht werden. Findet eine parenterale Ernährung einschließlich Lipidlösungen über einen zentralen Venenkatheter statt, muss der Austausch alle 24 Stunden erfolgen, da Lösungen mit Nährbodencharakter die Vermehrung von Keimen, die beim Austausch der Flaschen eingebracht werden, begünstigt.

4.7.3.3 Verbandwechsel bei Venenkathetern

Venenkatheter und Verbände

Periphere Katheter im Bereich der Hand-, Arm- oder Beinvenen können so lange liegen, wie sie benötigt werden und keine Komplikationen auftreten. Nach dem Legen durch den Arzt wird die Einstichstelle mit einer sterilen Kompresse abgedeckt und die Kanüle sicher mit Pflasterstreifen fixiert. Transparentverbände sind herkömmlichen Kanülenabdeckungen vorzuziehen (Beobachtungsmöglichkeit). Moderne Folienmaterialien verhindern den früher gefürchteten »Feuchte Kammer«-Effekt. Unmittelbar nach Legen der peripheren Venenverweilkanüle (pVK) kann ein Gaze- bzw. Kompressenverband sinnvoll sein. Dabei ist zu beachten, dass die »Heidelberger Verlängerung«, ein kleiner Schlauch, der die mechanische Belastung beim Anstöpseln auffängt und damit die Übertragung auf den Katheter selbst verhindert, gut fixiert ist. Denn bleibt der Patient oder Bewohner damit hängen, kann es zum unbeabsichtigten Ziehen des Katheters kommen.

Der *Kompressenverband* kann 48 Stunden geschlossen bleiben, sollte jedoch täglich beobachtet werden. Durch sanftes Drücken mit dem Zeigefinger (Verhärtung, Schmerzreaktion) kann eine Venenentzündung ausgeschlossen werden. Auch Schmerzangaben des Bewohners sind zu beachten. Im Zweifel Einstichstelle inspizieren! Gibt es Anzeichen für eine Infektion, muss der periphere Katheter entfernt und die Einstichstelle antiseptisch versorgt werden. Bei Pflegebedürftigen, die keine Angaben machen können, sollten Verbände täglich gewechselt werden. Allerdings ist eine tägliche antiseptische Behandlung i. d. R. nicht erforderlich. Sie wird dann sinnvoll, wenn eine Hautrötung > 2,5 mm sowie das Auftreten von Nässe bzw. Sekretion eine erhebliche Reizung der Katheteraustrittsstelle anzeigen.

Transparentverbände müssen spätestens nach sieben Tagen gewechselt werden, so lange halten sie in der Praxis meistens sowieso nicht.

ZVK

Zentrale Venenkatheter werden nicht routinemäßig gewechselt, sondern werden belassen, bis es Anzeichen für eine Entzündung der Eintrittsstelle bzw. eine Keimbesiedelung des Katheters gibt. Sie werden täglich einmal gespült, jedes Lumen, was nicht sowieso für Infusionen genutzt wird. Bei *Infektionszeichen* im Bereich der *Einstichstelle* bzw. bei Verdacht auf *Venenkathetersepsis* muss der Katheter entfernt werden.

Nach Legen des ZVK und Anlegen eines sterilen Verbandes erfolgt alle 24 Stunden eine palpatorische Kontrolle der Einstichstelle. Der *erste Verbandwechsel* erfolgt nach 48 Stunden, dabei wird die Einstichstelle auch optisch kontrolliert. Transparentverbände können alternativ verwendet werden.

Bei Pflegebedürftigen, die keine Angaben über Schmerzen machen können, ist bei herkömmlichen Verbänden ein täglicher Verbandwechsel mit Inspektion ratsam.

Ruhende Venenverweilkanülen werden an der »Heidelberger Verlängerung« mit einem Verschlussstopfen verschlossen. Durch den Schlauch kann gesehen werden, ob es zur Einblutung kam. Mit Kochsalzlösung kann ohne Einblutung vorgespült werden, es sollte grundsätzlich nicht mit Heparin gespült werden (Blutungsgefahr)!

4.7.3.4 Ports

Unter die Haut implantierte Ports werden zunehmend eingesetzt. Vor der Punktion mit einer Spezialkanüle erfolgt eine großflächige Desinfektion der darüber liegenden Haut. Muss während der Punktion mit den Händen palpiert oder fixiert werden, sollen sterile Handschuhe getragen werden. »Ruhende« Ports benötigen keinen Verband.

Ports schützen

4.7.4 Wundmanagement aus hygienischer Sicht

4.7.4.1 Einteilung nach Kontaminationsgrad

Kontamination

Von einer Kontamination sprechen wir, wenn Bakterien sich auf der Wunde angeheftet haben, ohne sich zu merklich zu vermehren. Die Wunde selbst zeigt keine infektionstypische Reaktion, die Wundheilung ist nicht nennenswert beeinträchtigt.

Bakterien und Wunden

Kolonisation

Im Gegensatz zur reinen Kontamination kommt es hier zu einer deutlichen Vermehrung der aufsitzenden Bakterien bzw. Pilze mit Biofilmbildung, damit zu einer vermehrten Abgabe über durchfeuchtete Verbände bzw. beim Verbandwechsel. Die Wundheilung ist nicht oder nicht nennenswert beeinträchtigt, keine Infektionszeichen.

Kritische Kolonisation

Darunter wurde eine deutliche Erregervermehrung mit Störung der Wundheilung durch den Stoffwechsel der Erreger, ggf. auch Toxinwirkung verstanden. Diese Sichtweise ist heute verlassen, da dieses Stadium kein fassbares klinisches Bild hat.

Nicht mehr aktuell

Infektion

Die Wundinfektion kann auch heute noch mit den traditionellen Begriffen charakterisiert werden. Mögliche Komplikationen sind die systemische Streuung der Erreger in Blut und/oder Lymphe mit dem Übergang zur Sepsis oder in die angrenzende Haut bzw. Weichteile (Erysipel/Phlegmone).

- Calor (Überwärmung)
- Rubor (Rötung)
- Dolor (Schmerzen)
- Tumor (Schwellung)
- Functio laesa (Heilungsstörung, Gewebsuntergang durch mikrobielle Einwirkung)

Unterschieden werden die lokale, sich ausbreitende (z. B. Erysipel) und systemische Infektion (Eindringen der Bakterien in Lymphe und/oder Blut). Während lokale Infektionen in der Regel mit Antiseptikum behandelt werden können, ist bei sich ausbreitenden und systemischen Behandlungen eine Behandlung mit Antibiotika obligat.

4.7.4.2 Instrumente und Material für Wundverband und Verbandwechsel

Wundverband – Asepsis ist Pflicht

Zu beachten ist hier, dass nach Medizinprodukterecht einmal geöffnete Behälter oder Verpackungen als unsteril gelten. Dies gilt auch für sterile Spüllösungen.

Verbandwagen müssen eine ausreichend große, leicht zu reinigende und gut zu desinfizierende Arbeitsfläche aufweisen. Zur *Entsorgung* entfernter Verbände werden aus ethischen Gründen undurchsichtige, verschließbare Beutel bzw. Behälter (früher B-Müll, jetzt AS 18 01 04) verwendet. Gebrauchte Instrumente müssen für den Transport zur Aufbereitung in fest verschließbaren, bruch- und durchstichsicheren Behältern gesammelt werden. Die Arbeitsfläche muss vor Gebrauch desinfiziert werden. Verbandwagen dürfen nur zum *Transport* und zur *Lagerung von Verbandmaterial* sowie der zum Verbandwechsel notwendigen Materialien und zur *Vorbereitung* eines *Verbandwechsels* benutzt werden. Es sollte nur der Vorrat für maximal 48 Stunden *auf* dem Verbandwagen gelagert werden. *Im* Verbandwagen dagegen handelt es sich um geschlossene Lagerung, hier kann bis zum Verfallsdatum gelagert werden.

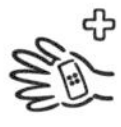

Spezieller Pflegehinweis

Auch zur Versorgung stark besiedelter Wunden sind steriles Verbandmaterial und entsprechende Spüllösungen notwendig. Leitungswasser darf als Spüllösung nur eingesetzt werden, wenn es sterilfiltriert wurde (Porengröße 0,2 µm). Dies ist im Medizinprodukterecht und § 23 Abs. 3 IfSG verankert, letzterer weist auf die Verbindlichkeit der KRINKO-Empfehlungen hin.

4.7.4.3 Durchführung des Verbandwechsels

No(n)-touch-Technik

Der Verbandwechsel sollte unter *Zuhilfenahme von Instrumenten* durchgeführt werden (No-touch-Technik). Nach *hygienischer Händedesinfektion* können Einmalhandschuhe, bei notwendiger direkter Wundberührung sterile Handschuhe getragen werden. Die KRINKO erlaubt bei reiner No-touch-Technik auch frisch desinfizierte Hände ohne Handschuhe, davon rät der Autor bei potenziell infektiösen Patienten aber ab, da so ein Selbstschutzelement fehlt. Als No-touch-Technik gilt auch, wenn z. B. Debridierschwämme mit keimarmen Handschuhen so an der Rückseite angefasst werden, dass die sterile Vorderseite der Wunde zugewandt wird. Sollen Wundspülungen durchgeführt werden, empfiehlt sich das Anlegen flüssigkeitsdichter Einmalschürzen.

Wundspüllösungen sind nach dem Europäischen Arzneimittelbuch (Pharm. EU) in Einmalbehältern und steril zu verwenden. Bedingt durch die gängige Praxis, eine Infusionsflasche mit z. B. einem Liter Kochsalzlösung zu verordnen und dann daraus mehrere Tage hintereinander Lösung zur Wundspülung zu entnehmen, entspricht rechtlich der Herstellung eines Mehrdosisbehälters. Diese müssen konserviert und mit einer Herstellerangabe zur Nutzungsdauer nach erstmaligem Anstechen versehen sein. Auf Infusionsflaschen findet sich dagegen oft der Herstellerhinweis »zum unverzüglichen Gebrauch«, der dann als verbindlich anzusehen ist. Daher ist die Nutzung von geeigneten konservierten Spüllösungen oder nach Angaben der Hersteller verdünnten Antiseptika zur Wundspülung sinnvoller. Farbstoffe und andere früher eingesetzte Substanzen haben keine bzw. keine ausreichende antimikrobielle Wirkung.

Hinweis

Interessante KRINKO-Empfehlungen für die Wundbehandlung sind »Händehygiene in Einrichtungen des Gesundheitswesens«, »Prävention von Infektionen, die von Gefäßkathetern ausgehen« sowie die gemeinsame Empfehlung des Robert Koch-Institutes und des BfArM »Anforderung an die Hygiene bei der Aufbereitung von Medizinprodukten«. Auch die Empfehlungen »Infektionsprävention in Heimen« (September 2005) und »Prävention postoperativer Wundinfektionen« (April 2018), die vor allem OP-Wunden im Blickpunkt hat, enthalten wertvolle Informationen. Eine übersichtliche Zusammenfassung mit Hinweisen für die mikrobiologische Diagnostik bietet die »Leitlinie für Hygiene in der Wundversorgung« der Initiative Chronische Wunden – ICW e. V. (www.icwunden.de).

4.7.5 Atemwege

Besiedlung der Atemwege

Mängel in der Hygiene können bei intubierten oder tracheotomierten Pflegebedürftigen (sowohl bei Spontanatmung als auch bei Beatmung) zu Kolonisierung mit nachfolgenden Infektionen der Atemwege führen. Häufig sind die Trachealsekrete solcher Patienten auch ohne Infektionszeichen massiv mit Bakterien (Darmbakterien, Wasserkeimen, vor allem *Pseudomonas aeruginosa* oder seltener *Staphylococcus aureus)* oder mit Pilzen (*Candida species)* besiedelt. Infolgedessen sind, besonders bei Besiedlung mit *multiresistenten Erregern,* angemessene *Schutzmaßnahmen* zu treffen.

4.7.5.1 Beatmete Pflegebedürftige

Beatmungszubehör

Beatmete Pflegebedürftige erhalten *desinfizierte Beatmungsgeräte* bzw. *Beatmungssysteme.* Das entstehende Kondenswasser sollte regelmäßig aus den Schläuchen entfernt werden, ggf. die *Wasserfallen* geleert werden. Dabei werden unsterile Einmalhandschuhe getragen und strikte Händehygiene eingehalten. Im Regelfall werden *Beatmungsschläuche* alle sieben Tage gewechselt.

Gewechseltes Beatmungszubehör wird gereinigt und anschließend desinfiziert. Eine *thermische Desinfektion* ist zu bevorzugen. Wo sie nicht möglich ist, wird *chemisch* desinfiziert (Tauchverfahren bei manueller Aufbereitung, das Innere der Schläuche muss vollständig mit Desinfektionsmittel gefüllt sein). Nach chemischer Desinfektion muss mit sterilem Wasser (zur Beseitigung von Desinfektionsmittelrückständen) nachgespült werden. Die desinfizierten Gegenstände müssen bis zum nächsten Einsatz staubgeschützt und trocken gelagert werden. Inhalate sollen steril sein, können aber in desinfizierte Vernebler gegeben werden. Die gleichen Regeln gelten in den Wohngemeinschaften für Dauerbeatmete, die rechtlich gesehen als ambulante Pflege gelten und damit dem § 35 IfSG sowie der Ziffer 5.1 der TRBA 250 unterliegen. Da hier das Beatmungszubehör patienten- bzw. betreutenbezogen benutzt wird, kann auch eine Reinigung reichen, bei Besiedlung mit multiresistenten Erregern ist aber die Desinfektion vorzuziehen, schon aus Personalschutzgründen.

4.7.5.2 Absaugen

Aerosolbildung beim Absaugen unvermeidlich

Aus hygienischer Sicht ist der Absaugvorgang kritisch, wenn kein geschlossenes Absaugsystem verwendet wird. Jeder (auch technisch korrekt durchgeführte) Absaugvorgang erzeugt einen Ausstoß winziger, erregerhaltiger Sekrettröpfchen (Aerosol), das die Umgebung bis zu ca. 1,5 m Entfernung in jede Richtung kontaminieren kann. Daher wird *Schutzkleidung* (Schürze und sterile Einmalhandschuhe) empfohlen. Ein *Mund-Nase-Schutz* wird jetzt generell vorgegeben (TRBA 250). Bei multiresistenten Erregern (hier auch eine Haube vom Autor empfohlen) und bei akuter oder chronisch infektiöser Hepatitis B, bei Hepatitis C und auch bei HIV-Infektion ist er unverzichtbar (Blutbeimengungen im Sekret).

Innerhalb des gleichen Absaugvorganges kann der Katheter mehrfach verwendet werden, wenn er mit sterilem Wasser durchgespült wird. Die Forderung der KRINKO nach sterilen Handschuhen ist fachlich schwer nachzuvollziehen und vermittelbar, da insbesondere beim Abtrainieren von der Beatmung, dem sog. Weaning, ungleich mehr Keime eingeatmet werden und sowohl an Tuben in der Trachea als auch an der Trachealkanüle sich ohnehin Biofilme befinden.

Merke

Die Ansicht, man könne Katheter für mehrere Absaugvorgänge im Laufe des Tages verwenden, ist falsch, zulässig ist dagegen innerhalb eines Absaugvorgangs die Spülung des Katheters mit laut KRINKO sterilem Wasser, das auch durch einen Steril-Filter (Porengröße 0,2 µ) am Wasserhahn gewonnen werden kann. Dieses ist naturgemäß beim ersten Eintauchen nicht mehr steril. Gemeint ist wohl eher, dass das Wasser nach dem Absaugvorgang verworfen wird, um z. B. das Hochwachsen von Pseudomonaden zu vermeiden. Beim Absaugen werden laut KRINKO sterile Handschuhe getragen, zumindest an der Hand, die den Katheter einführt.

Mundpflege

Eine sorgfältige Pflege des Mund- und Nasen-Rachen-Raumes ist erforderlich, dies kann zur Prophylaxe von Pneumonien beitragen. Zur Mundpflege kann frisch zubereiteter *Tee* oder *Mineralwasser* in spülmaschinensauberen Behältern verwendet werden. Die Standzeit von Tee sollte je nach Leistung der Thermoskanne vier bis acht Stunden nicht überschreiten, da Tee nicht keimarm ist und schon bei Raumtemperatur massiv mit Erregern besiedelt werden kann. Heute wird daher sterilfiltriertes oder abgekochtes Leitungswasser empfohlen.

Zu jedem Pflegevorgang sind *sterilisierte Tupfer* zu verwenden, die in einer *sauberen Klemme* fixiert werden. Nach jedem Gebrauch wird die Klemme desinfiziert. Bei *Pilzbefall* (Soor) wird die verordnete Suspension nach der Mundpflege auf die Schleimhäute appliziert. Die Mundpflege wird so oft wie nötig, mindestens jedoch zweimal täglich durchgeführt. *Antiseptische Spüllösungen* sollten nicht bei alleinigem Mundgeruch (dessen Herkunft abgeklärt werden muss!) eingesetzt werden, die KRINKO empfiehlt aber den Einsatz antiseptischer Substanzen (Octenidin, Chlorhexidin oder Jod) bei beatmeten Patienten/Bewohnern. Mundpflegelösungen müssen nicht steril, aber möglichst keimarm sein. Ein Einsatz von unüblichen Flüssigkeiten, z. B. dem Lieblingsrotwein des Betreuten, ist somit zulässig. Um Ärger mit dem Gesundheitsamt zu vermeiden, sollte das als »Basale Stimulation« bezeichnet werden. Im Angebot sind heute auch gebrauchsfertig getränkte Tupfer für die Mundpflege, die gleichfalls genommen werden können. Zungenspatel können Belege von der Zunge entfernen. Bei Mundsoor sollte Nystatin, ggf. in Kombination mit Amphotericin B, eingesetzt werden.

Eitriges Trachealsekret

Das *Trachealsekret* ist bei Infektionsverdacht (eitriges Aussehen oder plötzliche Veränderung der Farbe) mikrobiologisch zu untersuchen, ansonsten im Rahmen von Umgebungsuntersuchungen. Eine Routineuntersuchung, z. B. einmal wöchentlich, ist nicht erforderlich.

4.7.5.3 Maßnahmen bei der Inhalationstherapie

Wasserkeime vermeiden

Verneblertöpfe müssen desinfiziert bzw. sterilisiert sein und sind vor jedem Gebrauch mit sterilem destilliertem Wasser zu füllen. Nach jedem Gebrauch sind sie aufzubereiten. Für Beatmete wird Einmalmaterial empfohlen.

Die inhalative Applikation von Medikamenten findet mit einem in das System eingebrachten sterilen Behälter, in dem das zu inhalierende Mittel ist, statt.

Es dürfen nur sorgfältig gereinigte (Spülmaschine) und desinfizierte *Ansatzstücke* (speziell Mundstücke) und *Schlauchsysteme* verwendet werden. Die aufbereiteten Schläuche müssen nach dem Trocknen staubgeschützt und trocken gelagert werden. Werden patienten- oder bewohnereigene Geräte mitgebracht, sollen die Betroffenen als Betreiber und Anwender die Pflege selbst vornehmen oder an Angehörige delegieren. Übernimmt das Pflegepersonal diese Tätigkeiten, wird die Einrichtung Betreiber gemäß MPBetreibV mit allen daraus resultierenden Pflichten.

4.7.5.4 Sauerstoffversorgung

Wechselintervalle beachten

Die *Schlauchsysteme* von Sauerstoffkonzentratoren und die sog. *Nasenbrillen* (falls nicht Einmalartikel) sollten nach Bedarf, spätestens nach 48 Stunden desinfizierend aufbereitet werden. Wichtig ist, dass die Schläuche vollständig trocknen können.

Die *Sauerstoffbefeuchtung* (steriles Aqua dest.) wird, wenn industriell bezogen, nach Angaben des Herstellers, bei eigener Herstellung täglich gewechselt.

Zuführende Schläuche sollten nach maximal einer Woche und bei Patientenwechsel ausgetauscht werden.

4.7.6 Katheterismus der Harnblase

4.7.6.1 Harnführende Katheter

Infektionsträchtige Technik

Die Versorgung von Harnwegskathetern ist eher ein Thema für Pflegestandards als für den Hygieneplan. Zunehmend wird jedoch über Probleme bei der Durchsetzung der empfohlenen Hygienemaßnahmen berichtet. Daher wurden die aktuellen KRINKO-Empfehlungen in dieses Buch aufgenommen, um zu informieren und bei Schulungen zu unterstützen.

Mit ca. 25 % Anteil sind Harnwegsinfekte die zweithäufigste *nosokomiale Infektion,* zu ca. 80 % mit einem Katheter assoziiert. Weiterhin besteht eine Korrelation zur Tragezeit des *Blasenverweilkatheters.* Nach 30 Tagen beträgt die Infektionsrate meist 100 %, wobei die Verweildauer durch Vollsilikonkatheter erheblich verlängert werden kann. Generell ist bei einer Liegedauer von mehr als fünf Tagen ein Vollsilikonkatheter einzusetzen, wenn keine suprapubische Harnableitung vorgenommen werden kann.

Daraus ergibt sich nach Empfehlungen der KRINKO für den Einsatz von Blasenverweilkathetern:

- Strenge Indikationsstellung bei jeder Form des Harnblasenkatheterismus.
- Die Indikationsstellung ist durch die betreuenden Ärzte regelmäßig (im Krankenhaus und Rehabilitation täglich mit Dokumentation, in Heimen und Wohngruppen z. B. monatlich bei Dauerkatheterträgern) zu bestätigen. In der Palliativmedizin können Katheter auf Wunsch der Betroffenen gelegt werden, eine weitergehende Indikationsstellung ist nicht erforderlich.
- Katheter schnellstmöglich wieder entfernen. Der Katheterwechsel erfolgt nicht routinemäßig, sondern bei Bedarf.
- Suprapubische Blasenverweilkatheter sind zu bevorzugen, vor allem bei längerfristiger Katheterisierung > 5 Tage).

Technik der Blasenkatheterisierung (Kurzfassung nach KRINKO-Empfehlungen)

Risikominimierung durch einwandfreie Technik

- Hygienische Händedesinfektion.
- Steriles Material (Handschuhe, Abdecktuch, Tupfer, Pinzette, Schleimhautantiseptikum, Gleitmittel etc.) und sonstiges Material wie Urinauffangbeutel etc. vorbereiten.
- Schleimhaut der Urethramündung desinfizieren, kein jodhaltiges Desinfektionsmittel verwenden, wenn Silikonkatheter gelegt werden sollen!
- Gleitmittel immer anwenden, einwirken lassen (anästhesierende und desinfizierende Wirkung)!
- Katheter einführen, vorsichtig vorschieben.
- Katheter fixieren (Ballonfüllung mit sterilem Aqua dest. oder einer 8 bis 10 %igen Glyzerin-Wasserlösung), Ballonüberfüllung vermeiden.
- Geschlossenes Ableitungssystem unter sterilen Kautelen anschließen.

4.7.6.2 Harnableitungssysteme

Checkliste: Anforderungen an geschlossene Harnableitungssysteme

Anforderungen

- Probeentnahmestelle für bakteriologische Harnuntersuchungen,
- Rückflusssperre,
- Luftausgleichventil,
- Ablassstutzen, Ablassventil,
- kein Erfordernis zur Diskonnektion des Katheters und des Drainageschlauches.
- Bei den am Unterschenkel befestigten Beinbeuteln für bessere Bewegungsfreiheit gibt es meist auch ein Rückschlagventil, dies sollte aber sicherheitshalber vor der Anwendung kontrolliert werden. Daher muss unbedingt der Bettbeutel angeschlossen werden, wenn der Betreute z. B.

einen Mittagschlaf halten möchte. Heute wird der Bettbeutel an den Beinbeutel angeschlossen, dabei ist so vorzugehen, dass ein Abknicken oder ein Hängenbleiben vermieden wird.

Inkrustationsprophylaxe nach KRINKO-Empfehlung

- Harnausscheidung 1,5 bis 2 l/24 Std (steht in der aktuellen Empfehlung von 2015 nicht mehr drin, ist aber sinnvoll).

Gewährleisten des Harnabflusses

Harnabfluss sichern

- Abknicken von Katheter und Ableitungssystem vermeiden, hierzu Bewohner-/Patientenschulung!
- Auffangbeutel stets unter Blasenniveau aufhängen.
- Rechtzeitiges Leeren des Urinauffangbeutels, dabei (unsterile) Einmalhandschuhe tragen.
- Kein intermittierendes Abklemmen der Ableitung, »Blasentraining« ausschließlich mit sterilen Verschlussstopfen oder vergleichbaren Verschlussmechanismen.
- Wenn möglich, sollen die Betroffenen dazu angehalten werden, den Bettbeutel unter Blasenniveau zu halten und ein Abknicken der Zuleitung zu vermeiden.
- Obwohl bisher erst für die unkomplizierte Harnwegsinfektion leitliniengerecht, wirkt sich oft das Ansäuern des Harns durch den Konsum von Cranberry (einem Verwandten der Preiselbeere) positiv im Sinne einer verminderten Inzidenz von Infektionen aus. Dies ist dadurch zu erklären, dass zumindest die Hauptinfektionserreger, nämlich Escherichia coli und andere Darmbakterien, einen pH-Wert von unter 6 nicht schätzen.

4.7.6.3 Weitere Maßnahmen

Pflegemaßnahmen bei liegendem Dauerkatheter

Harnkatheterpflege

- *Reinigung* des *Genitalbereichs* mit Wasser und pH-neutraler Waschlotion ohne Zusatz antiseptischer Substanzen (Normalflora zur Kolonisationsresistenz erhalten).
- Jeden Zug am Katheter und damit verbundene mechanische Irritationen vermeiden.
- Unsterile Einmalhandschuhe tragen.
- Inkrustationen der Harnkatheter an der Harnröhrenmündung z. B. mit Octenidin und Mullkompressen beseitigen.
- Katheterwechsel bei Bedarf nach individuellen Gesichtspunkten. Der Hinweis auf dem Beipackzettel auf einen Wechsel alle 28 Tage hat formaljuristische Gründe.

- Desinfektion des Zubehörs (Messbecher u.ä.) nach jedem Einsatz (möglichst bewohnerbezogene Nutzung)
- Auf genügend Flüssigkeitszufuhr achten

Hinweise auf Harnwegsinfektionen können sein:
Symptome:

- Brennen beim Wasser lassen
- Schmerzen im Unterleib
- ständiger Harndrang
- Schmerzen in der Nierengegend
- Fieber

Aussehen Urin:

- milchig, trüb – vermehrt Bakterien
- weiße Flocken – Pilzbefall
- Eiter – fortgeschrittene Entzündung
- grünlich – Pseudomonas
- rötlich bis braun – evtl. Blut

Gewinnung von Harnproben zur mikrobiologischen Diagnostik
Urin nach vorheriger Sprüh-/Wischdesinfektion unter sterilen Kautelen am Drainagesystem entnehmen.

Andere Untersuchungen
Urin mit unsterilen Einmalhandschuhen aus dem Ablassstutzen entnehmen.

4.7.6.4 Andere Harnableitungssysteme

Hier sind zu nennen das Kondomurinal für Männer und Urostomata. Kondomurinale haben sich jedoch nicht so bewährt wie erhofft und werden daher nur noch selten verwendet. Sie werden vor allem wegen der Schonung der Harnröhre geschätzt und dafür durch Ankleben am Penis fixiert. Wird es angewandt, sind Teile des Penis dem Urin ausgesetzt. Daher ist eine besonders sorgfältige Pflege erforderlich, etwa eine sorgfältige Antiseptik des Genitals und des Perianalbereiches. Die KRINKO empfiehlt die Abnahme der Kondomurinale bei Nacht, manche Bewohner möchten sie dauernd tragen. Dann ist besonders sorgfältig darauf zu achten, dass die Auffangbeutel sich unter Blasenniveau befinden und immer wieder eine sorgfältige Hautpflege stattfindet.

Urostomata werden noch mal unterteilt in trockene oder nasse Urostomata. Sog. trockene Urostomata (Ileumconduit) sammeln den Urin in entsprechend anoperierten Dünndarmschlingen und müssen etwa alle drei Stunden entleert werden. Bei nassen Urostomata sickert ständig Urin durch die Bauchhaut in einen Urinbeutel, der entweder über ein Ablaufsystem entleert oder aber mit einem Beutel mit großem Fassungsvermögen, z.B. für die Nacht, verbunden werden kann. Am Tag können auch Beinbeutel angeschlossen werden.

Bei der Transureteroureterostomie werden die beiden noch intakten Harnleiter vereinigt und gemeinsam über die Haut ausgeleitet, diese Versorgung ist immer »nass« und damit beutelpflichtig. Konnten die Harnleiter nicht vereinigt werden und muss über die Haut ausgeleitet werden, heißt dies Harnleiter-Haut-Fistel. Unter Umständen ist sie für beide Harnleiter notwendig, so dass die Betroffenen zwei Beutel tragen und entsprechend versorgen müssen.

Merke

Auf jeden Fall sollen diese Beutel bereits ab einer Füllung von etwa einem Drittel entleert werden, da sonst durch das zunehmende Gewicht ein Haftungsverlust entstehen kann. Jedes undichte Versorgungssystem muss logischerweise sofort gewechselt werden.

Zur Reinigung der peristomalen Haut ist kein Antiseptikum erforderlich, warmes Wasser, keimarme Tücher und ggf. Waschlotion sind ausreichend. Gereinigt wird stets vom Urostoma weg. Eine schonende Haarentfernung (z.B. durch Depilationscreme) der betroffenen Bereiche ist sinnvoll.

4.7.7 Medizinprodukteaufbereitung

Aufbereitung muss vorbildlich sein

Die KRINKO teilt in Zusammenarbeit mit dem BfArM *Medizinprodukte* und damit auch *Pflegeutensilien* und *Instrumente* je nach Anwendung in *unkritisch*, *semikritisch* und *kritisch* ein.

Definitionen

Als *unkritisch* werden *Medizinprodukte* bezeichnet, die bestimmungsgemäß nur mit intakter Haut in Berührung kommen, z.B. Manschetten von Blutdruckmessgeräten.

Als *semikritisch* werden *Medizinprodukte* bezeichnet, die mit Schleimhaut oder krankhaft veränderter Haut in Berührung kommen, z.B. Klemmen bei der Mundpflege. Semikritische Medizinprodukte sind i.d.R. zu desinfizieren, gelegentlich zu sterilisieren. Semikritisch A heißt dabei »Aufbereitung und Kontrolle unkompliziert«, dies trifft auf die meisten Medizinprodukte in Pflegeeinrichtungen zu. Schläuche und enge Lumina sind unter »semikritisch B« einzuordnen.

Kritische Medizinprodukte durchstoßen entweder intakte Haut oder Schleimhaut, oder werden bei Hautläsionen eingesetzt. Hierunter fallen im Pflegebereich vor allem Pinzetten, Knopfsonden und Scheren, die zum Verbandwechsel verwendet werden, sofern sie auch mit der Wunde in Berührung kommen können bzw. zum Zuschneiden sterilen Materials verwendet werden. Diese Instrumente müssen steril sein. Sie gehören in die Rubrik »kritisch A«. Haben sie Lumina (z. B. Knopfsonden mit Spülkanal für Fisteln), sind sie als »kritisch B« einzustufen.

4.7.7.1 Räumlichkeiten

Die Aufbereitung der Instrumente sollte in einem separaten Zimmer oder wenigstens in einer abgetrennten Nische in einem wenig begangenen Raum (Lagerraum o. Ä.) stattfinden. Die Aufbereitung ist aus hygienischer Sicht in drei Bereiche gegliedert:

- **Unreiner Bereich:** Die *Grobreinigung* und die erste *Desinfektion* der Instrumente gehören zum *unreinen Bereich*. Hier werden die kontaminierten Medizinprodukte unmittelbar grobgereinigt und dann desinfiziert; dies findet meist schon im Wohnbereich bzw. auf der Station statt. Hier muss das aufbereitende Personal angemessene Schutzkleidung tragen.
- **Zweite Aufbereitungsstufe:** Im zweiten Schritt erfolgt – falls erforderlich – eine gründliche *Nachreinigung* der Medizinprodukte, die *Funktionsprüfung*. Dann erfolgt die Freigabe und die desinfizierten Medizinprodukte werden am vereinbarten Platz staubgeschützt gelagert. Nun muss in den reinen Bereich gewechselt und dabei die Schutzkleidung ausgezogen werden. Bei Sterilgut folgt die *Verpackung* zur Sterilisation in einer anderen oder der eigenen Einrichtung.
- **Sterilisation:** Im *dritten Schritt* wird der *Sterilisator* bestückt und das entsprechende Sterilisationsprogramm gestartet.

4.7.7.2 Ablauf der Medizinprodukteaufbereitung

Transport

Gutes Ergebnis durch geplante Aufbereitung

Am Anfang steht der kontaminationssichere Transport zur Aufbereitung. Am einfachsten erfolgt der Transport kleiner Medizinprodukte in geschlossenen, bruch- und durchstichsicheren Behältern. Diese müssen leicht zu desinfizieren sein. Im ambulanten Dienst haben sich entsprechend große Gefrier- oder Brotdosen, letztere mit Schnappverschluss, für diesen Einsatz bewährt.
Grundsätzlich muss die Aufbereitung des jeweiligen Medizinproduktes nach Herstellerangaben erfolgen.

Manuelle Grobreinigung

Mit Schutzhandschuhen und geeigneter Schutzkleidung (z. B. Einmalschürze aus Kunststoff) kann das eingewiesene Personal mit desinfektionsmittelgetränkten Einmaltüchern o. Ä. Blut- und Gewebereste entfernen.

Gebürstet wird nur unter Flüssigkeitsspiegeln, um eine Aerosolbildung und Spritzer zu vermeiden. Geht das nicht, müssen Mund-Nase-Schutz und Schutzbrille oder Visier angelegt werden.

Desinfektion

Der nächste Schritt ist die Desinfektion, die häufig bereits im Wohnbereich oder auf den Stationen durch Einlegen oder heute meist Wischdesinfektion erfolgt. *Behälter* für flüssige Desinfektionsmittel müssen *Deckel* haben, der Inhalt sowie das *Ablaufdatum* des jeweiligen *Desinfektionsmittelansatzes* müssen auf dem Behältnis (oder einer darüber hängenden Tabelle an der Wand) vermerkt sein. Die Berechnung der vorgegebenen *Standzeit* (Ablauffrist) ist erforderlich. Die Standzeit ermitteln Hygienebeauftragte nach Angaben des Herstellers sowie der zu erwartenden Belastung der Desinfektionsmittellösung. Die heute beliebten »Wipes« stellen eine Alternative dar, wobei auch hier die Deckel der Behälter geschlossen gehalten werden müssen. Sollen die Behälter mehrfach befüllt werden, sind sie zwischendrin sorgfältig zu desinfizieren.

Merke

Lappen/Tücher kehren nie in den Eimer zurück!

Bei Tauchdesinfektion werden Instrumente geöffnet in die klare Desinfektionsmittellösung eingelegt und müssen vollständig von dieser bedeckt sein. Tauchdesinfektion sollte möglichst vermieden werden, eine Trockenentsorgung ist zulässig, wenn die Aufbereitung innerhalb kurzer Zeit erfolgt, so dass das »Anbacken« von Proteinen und dadurch erschwerte Reinigung vermieden werden.

Merke

Die Einwirkzeit der (richtig dosierten) Desinfektionsmittellösung darf nicht unterschritten werden, sollte aber auch nicht stark überschritten werden, da sonst u. U. Materialschäden an Instrumenten entstehen.

Auch nach Einlegen der Instrumente muss die Desinfektionsmittellösung noch klar und durchsichtig sein, um Verletzungen beim Hineingreifen oder der Zugabe und Entnahme von Instrumenten zu vermeiden. Jedes Einlegen eines Instrumentes bedeutet den Neustart der Einwirkzeit, daher können ein Sammeln und der Einsatz einer »Eieruhr« mit Stundenlaufzeit sinnvoll sein. Diese zeigt an, wann die Instrumente aus der Lösung genommen werden können, wenn sie beim Einlegen entsprechend gestellt wurde.

Für Medizinprodukte der Einstufung »Semikritisch A« (Vaginalultraschallsonden, TEE-Sonden) stehen heute auch Tuchsysteme zur Desinfektion zur Verfügung, hiermit kann durch mehrfaches Wischen mit verschiedenen Substanzen eine gute Desinfektion manuell erreicht werden.

Maschinelle Aufbereitung

Bei der maschinellen Aufbereitung finden Reinigung und Desinfektion im Automaten statt, wobei das richtige Programm zu wählen ist. Es dürfen nur solche Medizinprodukte in Automaten gegeben werden, die vom Hersteller dafür freigegeben sind.

Neben der *chemischen* wird heute meist eine *thermische Desinfektion* durchgeführt; hierbei muss eine Temperatur von *93 °C bis zu zehn Minuten* eingehalten werden. Neben dem Personalschutz hat die zeitgemäße vollautomatische, maschinelle Aufbereitung von Instrumenten den Vorteil, dass ein angeschlossener Schreiber den Desinfektions- und Reinigungsvorgang dokumentiert. Die Aufbereitung in Steckbeckenspülern entspricht nicht mehr dem aktuellen Stand der Technik.

Spülen (Fortsetzung der manuellen Aufbereitung)

Nach Ablauf der Einwirkzeit werden, falls erforderlich, Medizinprodukte nachgewischt, Instrumente gespült. Dies kann unter fließendem Leitungswasser geschehen. Die Verwendung destillierten Wassers verhindert Kalkflecken und ist für Lumen empfohlen. Anschließend müssen die Medizinprodukte vollständig trocknen oder werden zur Vermeidung von Wasserflecken mit einem keimarmen Tuch abgetrocknet.

Funktionsprüfung

Bei der Funktionsprüfung muss kontrolliert werden, ob unter Beachtung der Herstellerangaben alle Medizinprodukte ordnungsgemäß funktionieren.

Verpackung (bei Sterilisation)

Die Auswahl der Verpackung hängt vom Sterilisationsverfahren ab und ist meist vorgegeben.

Merke

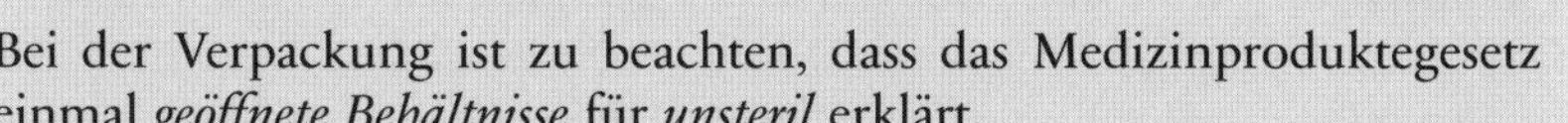

Bei der Verpackung ist zu beachten, dass das Medizinproduktegesetz einmal *geöffnete Behältnisse* für *unsteril* erklärt.

Dies bedeutet, Tupfertrommeln mit Kornzangen, Scheren- oder Pinzettenkästen, aus denen nach Bedarf einzelne Teile entnommen wurden, gehören der Vergangenheit an. Instrumente werden einzeln in Papier-Folienverpackungen, Vlies oder in einem sterilisierten Set für einzelne Bewohner oder Patienten vorgehalten.

Sterilisation

Definition

Sterilisation dient der vollständigen Abtötung aller Mikroorganismen auf Oberflächen oder in flüssigen Materialien. Es wird eine Keimreduktion von einer Million auf einen Keim (Reduktionsfaktor 6) gefordert.

Heute ist die Dampfsterilisation das einzige verbliebene übliche Verfahren in der Pflege. In Krankenhäusern werden gelegentlich noch Plasmasterilisatoren, mit denen auch temperaturempfindliche Materialen sterilisiert werden können, vorgehalten.

Methode der Wahl

Die Dampfsterilisation mittels gespanntem Dampf und erhöhtem Druck ist das am besten zu dokumentierende Verfahren. Bei einer Temperatur von 121 °C erfolgt die Sterilisation mit 2,05 bar Druck (normaler Atmosphärendruck 1,013 bar), wobei die reine Abtötungszeit 15 bis 20 Minuten beträgt. Bei einer Temperatur von 134 °C wird der Druck auf 3,04 bar erhöht, und die Abtötungszeit beträgt fünf Minuten. Mit *Abtötungszeit* ist dabei die reine Einwirkzeit gemeint, die benötigt wird, um die Mikroorganismen sicher abzutöten. Dazu kommt noch die *Evakuierungszeit*, während der die Luft auf dem Sterilgut und in der Sterilisationskammer abgesaugt und durch gesättigten Wasserdampf ersetzt wird. Dann folgt die *Aufheizzeit*, in der das zu sterilisierende Gut die erforderliche Temperatur erreichen muss. Nach der eigentlichen Sterilisation folgt die *Abkühlzeit*, die Zeitspanne, bis das Sterilgut trocken ist und dem Apparat entnommen werden kann. All diese Zeiten zusammen ergeben die sog. *Chargenzeit*.

Merke

Der Vorteil der Dampfsterilisation ist, dass außer Metall und Glas auch Flüssigkeiten, manche Kunststoffe, Gummi und Textilien sterilisiert werden können.

Packordnung und Liste der aufzubereitenden Medizinprodukte

Eine *Packordnung* gibt Auskunft, welche *Instrumente* z. B. für einzelne Patienten oder einzelne Eingriffe *zusammenzustellen* sind. Darüber hinaus gibt die Packordnung auch Auskunft darüber, welche *Behältnisse* zusammen in einer Sterilisationskammer sterilisiert werden können, und wie diese zueinander stehen müssen. Werden bspw. Klarsichtverpackungen mit Papierrückseite in der Dampfsterilisation verwendet, ist darauf zu achten, dass stets Folie auf Folie und Papier auf Papier gepackt wird, um eine optimale Dampfdurchdringung zu ermöglichen. Stehen unterschiedliche Programme zur Verfügung, so ist in einer Liste festzulegen, welche Instrumente oder Gegenstände mit welchem Programm oder Verfahren sterilisiert werden sollen.

Dokumentation des Sterilisationsprozesses

Dokumentation ist Pflicht

Bei jedem Sterilisationsgang ist ein *Chargenprotokoll* zu führen. Dies kann z. B. in einem Chargenbuch geschehen. Vergeben wird eine *Chargennummer,* bei nur einem Prozess am Tag genügt das Datum. Dokumentiert wird *Datum, Uhrzeit* (bei mehreren Läufen pro Tag), verwendetes *Programm,* ggf. *Art des Sterilguts,Freigabe*, *Freigebender.* Hinzugefügt werden für jede Charge das *Schreiberprotokoll* (sofern vorhanden). Diejenigen, die die entsprechende Charge freigeben, müssen kontrollieren, ob der Sterilisationsvorgang programmgemäß abgelaufen ist. Dies ist möglich durch *Auswertung des Schreiberprotokolls,* der *Anzeigen* und der *Farbeinstellung von Thermoindikatoren,* die anzeigen, ob die Sterilisationstemperatur erreicht wurde. Weiterhin müssen sie überprüfen, ob das *Sterilgut* am Ende des Sterilisationsablaufs *trocken* ist und die *Verpackungen intakt* geblieben sind. Sind diese Punkte erfüllt, kann das Sterilgut freigegeben und vorschriftsmäßig gelagert werden. Sterilisierte Instrumente haben bei staubgeschützter Lagerung (z. B. einem staubdichten Schrank oder einer Schublade) eine Sterilitätsgewähr von sechs Monaten.

Vom Hersteller bezogenes Sterilgut, z. B. Einmalartikel wie Spritzen, ist meist *strahlensterilisiert* und hat in der Lagerverpackung eine Haltbarkeit von fünf Jahren. Abweichende Angaben der Hersteller sind zu berücksichtigen, da bspw. Kunststoffe bei längerer Lagerung verspröden können. Aus der Lagerverpackung können auch einzelne Gebinde entnommen werden. Die Haltbarkeitsfrist bleibt unverändert, wenn die Lagerverpackung anschließend wieder staubdicht verschlossen wird, z. B. durch Klebestreifen.

Anmerkung: Die Freigabe von aufbereitenden bzw. sterilisierten Medizinprodukten muss von einem Mitarbeiter mit mindestens der Fachkunde I gegeben sein, hier ist auch die Stellvertretung zu beachten (Urlaub/Krank). In Arztpraxen gibt es einen auf eine Woche oder drei Tage verkürzten Kurs.

Validierung und Standardisierung der Aufbereitung

Turnusmäßige Überprüfung von Sterilisatoren

Die Medizinproduktebetreiber-Verordnung fordert für die Sterilisation ein validiertes Verfahren. Es beinhaltet die technische Validierung des Sterilisators sowie Arbeitsanweisungen für eine standardisierte, korrekte Aufbereitung des Instrumentariums.

Während die technische *Validierung größerer Geräte* von deren Bauart und teilweise vom Baujahr abhängig ist, sind *Kleinsterilisatoren* angeblich nicht immer zu validieren. In jeder Einrichtung muss ein *standardisiertes Aufbereitungsverfahren* etabliert werden. Dieses besteht aus den die gesamte Aufbereitung abbildenden Arbeitsanweisungen, sachkundigem Personal in der Durchführung und geeigneten Erfolgsprüfungen. Eine ggf. mikrobiologische Validierung wird mit kontaminierten Instrumenten durchgeführt.

Kontrolle muss sein

Bei den zu sterilisierenden *Instrumenten* kann die Frage, ob das Sterilisationsverfahren ausreichend ist, auch mit Hilfe von *Bioindikatoren* geklärt werden. Diese werden entsprechend verpackt und wie die Instrumente sterilisiert. Sind die eingelegten Bioindikatoren nach der Behandlung steril, kann das Gerät weiter betrieben werden. Weitere sichere Daten aus dem

Inneren der Kammer liefern sog. *Thermologger*, die automatisch Daten über Temperatur und Druck im Laufe der Zeit aufzeichnen und auf einem PC mit entsprechender Software ausgelesen werden können. Eine entsprechende Arbeitsanweisung und Dokumentation ergänzen das standardisierte Verfahren.

Empfehlung

Bei der Neuanschaffung von Sterilisatoren sollte die Validierbarkeit sowie die EN 13060 berücksichtigt werden. Zu empfehlen ist der Zyklustyp B, die Geräte müssen einen Schreiberausdruck liefern.

»Fremdsterilisation«

Wer »fremd« sterilisieren lässt, z. B. in einer Arztpraxis oder einem Krankenhaus, muss einen entsprechenden Vertrag mit der sterilisierenden Stelle schließen, aus dem hervorgeht, in welchem Zustand die sterilisierende Stelle die Instrumente übernimmt und wie der Transport geregelt ist. Für jeden Schritt muss die Verantwortung eindeutig klar sein. Entgegen einer häufig geäußerten Ansicht muss die sterilisierende Stelle nicht zertifiziert sein.

4.7.8 Lebensmittel im Wohnbereich und auf den Stationen

Korrekter Umgang mit Lebensmitteln

Die Verantwortung der Küche endet i. d. R., wenn Lebensmittel ausgegeben werden. Dann werden die Nahrungsmittel durch die Einrichtung zu den Verbrauchern transportiert. Der Aufenthalt der Lebensmittel außerhalb der Küche ist jedoch gemäß EG 852/2004 in Arbeitsanweisungen zu fassen. Die Lebensmittel finden sich dabei in Thermobehältern oder Wagen, die eine Wiedererhitzung z. B. durch Induktion ermöglichen. Die Kerntemperatur der Lebensmittel sollte bei Eintreffen im Wohnbereich bzw. auf der Station 60 bis 65 °C betragen. Hier kann das Essen weiter abkühlen. Regelungsbedürftig ist die Situation, dass ein Bewohner/Patient nicht umgehend essen kann oder will. Üblich ist, dass das Essen i. d. R. etwa ein bis zwei Stunden bei Raumtemperatur aufbewahrt werden darf und anschließend noch einmal vollständig erwärmt wird. Beim Menüservice müssen genau wie bei stationären Einrichtungen stichprobenartige Kontrollen erfolgen, wie hoch die Kerntemperatur der Lebensmittel beim Endverbraucher (also Betreuten) ist.

Mikrowelle: Sorgfältig erhitzen

Bei der Erwärmung per *Mikrowelle* ist zu beachten, dass in einigen Lebensmitteln sog. Kälteinseln entstehen, d. h., das Lebensmittel ist außen schon sehr heiß, innen jedoch teilweise noch nicht erwärmt. Ursache ist die unterschiedliche Wasserverteilung in den Lebensmitteln. Eine relativ gleichmäßige Erwärmung kann durch *Zerkleinern von Fleisch* und *Umrühren von Kartoffeln, Brei, Gemüse* etc. mit erneuter kurzer Erwärmung in der Mikrowelle erreicht werden.

Kalte Speisen wie Salate, Aufschnitt, Desserts sollten maximal 12–14 °C warm sein, wenn sie zum Essen ausgegeben werden. Die von Aufsichtsbehörden gelegentlich gestellte Forderung von 8 °C bei Ausgabe ist für die meisten alten Menschen nicht akzeptabel und eigentlich auch sonst nur bei inakzeptablem Energieverbrauch zu bewerkstelligen.

4.7.8.1 Verteiler- bzw. Bereichsküchen

Auch hier korrekte Lagerung

Für reine Verteiler- bzw. Bereichsküchen (früher auch als Teeküchen bezeichnet) braucht man kein vollständiges HACCP-Konzept, jedoch eine Arbeitsanweisung, die Auskunft über Lagerart, Lagerdauer, Lagertemperaturen und ggf. Wiedererwärmung gibt. Die *Temperaturen der Kühlschränke* (außerhalb der bewohnereigenen Kühlschränke in den Zimmern) sind arbeitstäglich zu kontrollieren, wenn dort Lebensmittel der Einrichtung oder der Bewohner/Patienten gelagert werden. Mitgebrachte Lebensmittel sollen nicht zusammen mit einrichtungseigenen Lebensmitteln gelagert werden.

Merke

Selbstverständlich werden Lebensmittel auch nicht mit Arzneimitteln, Kühlkissen für Gelenke (Medizinprodukte) oder anderem Kühlgut gelagert. Verfallsdaten gelagerter Lebensmittel sind regelmäßig zu kontrollieren, verfallene und verdorbene Lebensmittel müssen ausgesondert werden.

Desinfektion meist nicht erforderlich

Im *Reinigungsplan* der Station sind angemessene Reinigungs- und Abtauintervalle für die Kühleinrichtungen vorzugeben.

Für alle *Flächen* und *Inventarteile* der Stationsküchen sind gleichfalls *Reinigungsintervalle* festzulegen. Dazu müssen die Flächen natürlich fugendicht und intakt sein. In aller Regel reicht in einer Verteiler- oder Wohnbereichsküche die gründliche Reinigung aus, eine Desinfektion ist nicht erforderlich. Dabei ist auf die *vollständige Entfernung von Lebensmittelresten* zu achten, die verwendeten Wischtücher werden anschließend zur Wäsche gegeben. Tücher, die in einer Verteilerküche verwendet werden, sollten nicht anderweitig eingesetzt werden.

4.7.8.2 Personalhygiene in Speisesaal, Wohnbereich und auf Station

Belehrung nicht überall erforderlich

Personal, das Essen portioniert oder Bewohnern Essen reicht, muss die Hände *waschen*, bei Abwehrgeschwächten *desinfizieren*, und sollte die Berufskleidung, z. B. durch eine Schürze, schützen. Pflegepersonal, das auf der Station Lebensmittel portioniert, in kleinen Mengen herstellt oder darreicht, benötigt in einigen Bundesländern (z. B. Bayern) keine Belehrung gemäß § 43 IfSG, in anderen hingegen schon. Dies kann mit dem zuständigen Gesundheitsamt geklärt werden, das auch den Text für die zweijährig geforderte Wiederbelehrung zur Verfügung stellt.

4.7.8.3 Therapeutisches Kochen

Wie zu Hause

Wird mit Bewohnern gemeinsam gekocht, gilt dies als häusliche Tätigkeit, vor allem, wenn die betreffenden Bewohner die Lebensmittel anschließend selbst verzehren. Dasselbe gilt für Gebäck. Werden die Lebensmittel an Dritte ausgegeben, z. B. an nicht mitkochende Bewohner der Einrichtung, sollte zumindest das Überwachungspersonal eine *Belehrung gemäß §§ 42, 43 Infektionsschutzgesetz* erhalten haben (in einigen Bundesländern ist es ausreichend, wenn es sich um eine examinierte Pflegekraft handelt). Die teilnehmenden Bewohner sollten saubere Schürzen erhalten, sich die Hände waschen und frei von Infektionskrankheiten sein, insbesondere Durchfallerkrankungen. Lebensmittel, die in Privathaushalten hergestellt wurden, z. B. Kuchen von Angehörigen, kann von diesen verteilt werden. Entscheidend ist, dass Bewohner/Patienten auch auf einrichtungseigenes Essen zurückgreifen können. Wählen sie den angebotenen, mitgebrachten Kuchen, tragen sie bezüglich Lebensmittelinfektionen oder -intoxikationen, Zutaten mit Allergiepotential oder Zusatzstoffen das bevölkerungsübliche Risiko, das nicht zu Lasten der Einrichtung gehen kann. Bei Bewohnern mit Betreuern sollte eine entsprechende Passage im Betreuungsvertrag verankert werden, um Nachfragen im Einzelfall zu vermeiden.

4.7.8.4 Sondenkost

Sondenkost erfordert Sorgfalt

Gleich, ob es sich um eine naso- oder orogastrale Sonde, eine doppel- oder einlumige Sonde, eine PEG oder FKJ (Feinnadelkatheterjejunostomie) handelt, die Bildung eines Biofilms in der Sonde ist möglich. Als Sondennahrung steht zum einen *gebrauchsfertige Flaschenkost* zur Verfügung, die von vornherein sehr keimarm oder sogar steril ist. Angebrochene Flaschen werden maximal 24 Stunden im Kühlschrank aufbewahrt.

Merke

Überleitungssysteme zur Verabreichung der Sondenkost werden nach Angaben der Hersteller, i. d. R. nach 24 Stunden, gewechselt.

4.7.9 Kranke oder ansteckungsverdächtige Bewohner

4.7.9.1 Allgemeine Maßnahmen

Das schützt immer

Heute wird die sog. Basishygiene propagiert. Diese umfasst ein Bündel leicht durchzuführender Maßnahmen, dabei kommt es aber darauf an, dass alle konsequent mitmachen! Das Bündel umfasst:

- Händehygiene
- Betreuung der Betroffenen durch möglichst die gleichen Pflegekräfte.
- Tragen geeigneter Schutzkleidung bei Bedarf.
- Beschränkung des Kontaktes Infizierter zu den übrigen Bewohnern.
- Überwachung bzw. Information von Personen, die Kontakt zu dem betroffenen Bewohner hatten oder haben (internes Meldewesen ► Kap. 6.5).

4.7.9.2 Multiresistente Keime (MRE und MRSA)

Multiresistente Keime stoppen

Bei der Versorgung dieser Pflegebedürftigen ist zu berücksichtigen, dass aufgrund Artikel 13 des Grundgesetzes Isolierungsmaßnahmen in Pflegeeinrichtungen, die gleichzeitig Wohnung der Betreuten sind, *rechtlich schwer durchsetzbar* sind. Dazu kommen erhebliche *Probleme* bei der *praktischen Durchführung*. Diese werden verstärkt, wenn der Bewohner und/oder seine Angehörigen nicht kooperativ sind.

Die *Risikobewertung durch Hygienebeauftragte* wird dadurch erschwert, dass die meisten bisher bekannten multiresistenten Erreger eher zur *Kolonisation* als zur Infektion neigen. Es lässt sich nicht sicher voraussagen, welche Bewohner eine Infektion bekommen werden. Dennoch lassen sich gewisse *Wahrscheinlichkeiten* ableiten. Die meisten multiresistenten Keime sind ohne Weiteres in der Lage, das Trachealsekret von Beatmeten und Tracheostomaträgern, chronische Wunden, Eintrittsstellen von Kathetern (Venenkatheter, ZVK, PEG, CAPD) sowie zumindest zeitweilig Schleimhäute oder die Haut (hier vor allem MRSA) und die Harnwege zu besiedeln.

Von der Gesamtpathogenität des Erregers, der Virulenz des einzelnen Erregerstamms und der Abwehrlage des Patienten ist es abhängig, ob eine Infektion zustande kommt. Auch deren Behandelbarkeit kann ein Kriterium sein. Infektionen mit MRSA, VRE ohne Linezolidresistenz und 3MRGN bieten noch einige Behandlungsoptionen, die bei 4MRGN und VRE mit Linezolidresistenz nochmals deutlich reduziert sind. Neu dazugekommen ist der Hefepilz Candida auris, bei dem ein Vorgehen wie bei 4MRGN in Bezug auf die Schutzkleidung empfohlen wird.

Merke

Ganz allgemein kann gesagt werden: Je pflegebedürftiger ein Mensch ist und durch je mehr Krankenhäuser etc. er gegangen ist, desto wahrscheinlicher ist eine Keimbesiedlung. Ob eine Infektion stattfindet, hängt von der individuellen Abwehrlage ab.

Art und Lokalisation der Grunderkrankung spielen für eine mögliche Keimbesiedelung eine entscheidende Rolle.

In Einrichtungen der Altenpflege gilt es, vor allem Bewohner mit

- abwehrschwächenden Grunderkrankungen (z. B. Krebs),
- chronisch gestörter Organfunktion, v. a. im Bereich der Lunge (Lungenemphysem, COPD),
- Kathetern, Tracheostoma und/oder Beatmung, Sonden oder
- ausgedehnten Barrierestörungen (z. B. ausgedehnte Hautulzera),

die das größte Infektionsrisiko tragen, vor Kolonisationen zu schützen.

Pflegepersonal trägt in aller Regel kein oder nur ein sehr geringes Risiko für Infektionen mit multiresistenten Erregern. Die Bewohner mögen im Einzelfall ein höheres Risiko tragen.

Merke

Der Sinn der Maßnahmen besteht also in erster Linie darin, das jeweils zuständige Krankenhaus vor der Ausbreitung multiresistenter Erreger zu schützen. In jedem Fall ist ein entsprechender Überleitungsbogen zu etablieren, um die nachfolgende Einrichtung über den Infektionsstatus zu informieren. Im Gegensatz sollte man auch von der verlegenden Einrichtung einen Überleitungsbogen bzw. Informationen anfordern. Gerade, wenn es um die Fortsetzung von Sanierungsmaßnahmen geht ist es essentiell.

Krankenhäuser, die MRSA-Patienten und Patienten mit anderen multiresistenten Erregern ohne entsprechenden Hinweis in Pflegeeinrichtungen verlegen, begehen eine Ordnungswidrigkeit. Gemäß TRBA 250 und den Hygieneverordnungen der Bundesländer haben die Einrichtungen, denen Betroffene zugewiesen werden, ein Recht auf Information!

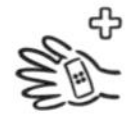

Spezieller Pflegehinweis

Berücksichtigt man die Tatsache, dass die meisten multiresistenten Erreger primär durch die Hände übertragen werden, wird klar, dass bereits durch sorgfältige Händehygiene ein wesentlicher Übertragungsweg wirkungsvoll unterbunden werden kann.

Bei Besiedlung der Atemwege findet eine Verkeimung des Inventars statt, also stellt die patientennahe Umgebung eine zusätzliche Kontaminationsquelle dar. Die *direkte aerogene Übertragung* wird als vergleichsweise unwahrscheinlich angesehen, kann jedoch im Einzelfall durch Aerosolbildung (ausgeprägtes Husten, Erbrechen, Absaugen von Trachealsekret) verursacht werden.

Die Enterobakterien mit ESBL (Extended Spectrum Beta Lactamasen) spielen seit Oktober 2012 in der Hygiene keine Rolle mehr, sondern wurden zusammen mit einer Resistenz gegen das Antibiotikum Ciprofloxacin als 3MRGN bezeichnet, wobei im Gegensatz zu früher (= 01.03.2019) die intermediäre Reaktion gegenüber Carbapenemen als sensibel gewertet wird. Bei definitiver Resistenz gelten sie dann als 4MRGN. Während 3MRGN in Pflegeeinrichtungen und in Rehabilitationseinrichtungen i.d.R. keine besonderen Hygienemaßnahmen außer konsequenter Basishygiene benötigen, muss für 4MRGN eine Risikobewertung vorgenommen werden und Personalschutzmaßnahmen sind zur Vermeidung der Weitergabe obligat.

Weitgehende Einigkeit besteht darüber, dass es ausreichend ist, Wäsche von Heimbewohnern mit multiresistenten Erregern bei 60 °C zu waschen. Die gewerbliche Wäscherei kann eventuell eine besondere Verpackung der Wäsche fordern (DGUV 100–500, 2.6).

Keimlast reduzieren

Nachdem Heimbewohner i.d.R. nicht im Zimmer isoliert werden können, ist eine wesentliche Strategie, die Keimbelastung im Raum so gering wie möglich zu halten. Hierzu sind *tägliche Reinigungsmaßnahmen*, besser – wo möglich – *Desinfektionsmaßnahmen* geeignet.

Nachdem isolierte Personen durchaus unter diesem Zustand leiden können und Studien belegen, dass die Komplikations- und Infektionsrate bei isolierten Patienten höher ist, wird die funktionelle Isolierung (oder Barrierepflege) ein immer größeres Thema. Die Idee ist, dass Bewohner und Patienten möglichst viel am Geschehen in der Einrichtung teilnehmen, die Gefährdung für Mitbewohner und andere Patienten sowie Personal aber trotzdem minimiert wird. Zu beachten sind die:

Übertragungswege (alle multiresistenten Erreger – MRE)

Die Hauptübertragungswege sind:

- Hände (am allerhäufigsten!)
- Tröpfchenkontamination von Flächen mit anschließender Weitergabe mit den Händen (indirekte Kontaktinfektion)
- Wundsekrete (auch bei »sauberen« Wunden und »perfekten« Katheteraustrittsstellen (überwiegend MRSA))
- Haut (MRSA, perianal und genital auch VRE/LVRE, 3MRGN, 4MRGN)
- Indirekt durch Inventar (Aerosol, Überlebenszeit bis zu sieben Monate!)

- Toiletten und Inkontinenzmaterial, Enterstoma (VRE/LVRE, 3MRGN, 4MRGN)
- Aerogen (geringstes Risiko)

Prinzipien der funktionellen Isolierung – was ist zu berücksichtigen?

- Personalschlüssel (bei zu geringem Personal wird die Fehlerquote größer und die »Basishygiene« schlechter) – Minuspunkt
- Mittlere Risikobewertung des »Patientenguts« – je kränker desto kritischer, d. h. desto eher ist eine räumliche Absonderung erforderlich
- Lokalisation des Erregers am oder im Patienten – »nur« auf der Wunde, im Urin, Stuhl oder im Atemtrakt?
- Erregereigenschaften (Aufenthaltsort am oder im Körper, Umweltresistenz) und Hauptübertragungswege
- Pathogenität und Virulenz des Erregers (bei Multiresistenten eher geringer)
- Verständnis (Compliance) von Patienten, Bewohnern, Angehörigen und/oder Betreuern
- Verständnis von Personal (Disziplin und Sorgfalt statt Angst und »Schema F«)
- Maßnahmen (Direkte Berührung, Aerosole, Inventarkontakt – entsprechende Schutzmaßnahmen wählen)
- Geräte: Desinfektion nach Gebrauch
- Wäsche: im Zimmer sammeln, nach Gebrauch entsorgen
- Geschirr: Über 60 °C spülen
- Medizinprodukte: Desinfizierend aufbereiten wie üblich
- Abfall: AS 180104 (wie üblich)

Der Rettungsdienst beim Transport muss vorher verständigt werden und sollte dann Schutzkittel und Handschuhe – keine Schutzanzüge! – tragen. Die normale Desinfektion des Fahrzeugs ist ausreichend.

In Altenpflege- und Rehabilitationseinrichtungen ist so eine Teilnahme am Gemeinschaftsleben bzw. dem Therapiekonzept möglich. Durch etwas Überlegung und einfache Maßnahmen (z. B. Händehygiene der Betroffenen, Desinfektion von Hand-, Hautkontaktstellen) kann für Mitbewohner oder -patienten ein ausreichender Schutz hergestellt werden.
Mehr dazu siehe auch im Kapitel »Hinweise für Physio- und Ergotherapie« (► Kap. 11). Wichtig ist auch die Schulung von Personen mit Kontakt, die aber keine Pflegeausbildung haben, z. B. Reinigungskräfte, Fußpflege etc.

Übersicht 7:
Arbeitsanweisung

Beispiel Arbeitsanweisung MRSA und MRE

1. Ziel
Durch korrektes Verhalten und fachgerechte Pflege der Bewohner reduzieren die Mitarbeiter das Risiko, dass sich MRSA oder MRE in der Einrichtung ausbreitet.

2. Erreger

Beispiele:

2.1 Methicillin-resistente Staphylococcus aureus (MRSA)

Die KRINKO-Empfehlung »Infektionsprävention in Heimen« und die 2014 veröffentlichte neue KRINKO-Empfehlung zu MRSA fordern, den Umgang mit Betroffenen und die Notwendigkeit einer Sanierung aufgrund der epidemiologischen Gesamtsituation festzulegen. Dieser Begriff umfasst die eigene Situation des Betroffenen (Selbstgefährdung), die Situation der Mitbewohner oder -patienten (Fremdgefährdung) sowie weitere Erwägungen, z. B. regelmäßiger Besuch einer anderen Einrichtung des Gesundheitsdienstes mit kritischen Patienten (z. B. Dialysezentrum). Diese Überlegungen können Hygienebeauftragte naturgemäß nicht alleine treffen, sie müssen mit den behandelnden Ärzten abgestimmt werden, in medizinischen Einrichtungen auch mit dem zuständigen Krankenhaushygieniker. Daher können folgende prinzipielle Orientierungspunkte gelten:

Bei überwiegend sozialer Betreuung (betreutes Wohnen) ist das Risiko der MRSA-Übertragung auf das Personal verhältnismäßig gering, wenn sich dieses gewissenhaft an die Hygienemaßnahmen hält. Das Risiko für Mitbewohner wird durch die Händedesinfektion der Betroffenen reduziert, hierzu sollten Desinfektionsmittelspender (bevorzugt automatische) an relevanten Positionen vorgehalten werden, also bspw. vor dem Speisesaal, in der Eingangshalle, im Zugang vom Garten in die Einrichtung.

Bei pflegerischer Betreuung ist das Risiko naturgemäß höher, weil die Expositionszeit länger und der Kontakt intensiver ist. Hinzu kommen Phänomene wie Aerosolbildung beim Absaugen. Daher wird in diesen Situationen auch im Vollzug der TRBA 250 Schutzkleidung für das Personal angeordnet.

Von einer Selbstgefährdung ist auszugehen, wenn befürchtet werden muss, dass die zunächst in der Nase harmlos siedelnden MRSA offene Wunden, Katheteraustrittsstellen oder das Tracheostoma der Betroffenen zunächst besiedeln und später möglicherweise infizieren. Auch bevorstehende Operationen mit großer Endoprothetik (z. B. Totalhüftendoprothese, Knieprothese) sollte bei MRSA ein Anlass zu einer gründlichen Sanierung sein. Das betreffende Krankenhaus ist auf jeden Fall zu informieren, um dort entsprechende Vorsorgemaßnahmen treffen zu können (BGR 250). Die anderen Multiresistenten sind präoperativ dann relevant, wenn sie die betroffenen Bereiche besiedeln, bspw. Urin vor zystoskopischen Eingriffen. Diese Patienten werden am Schluss des Tagesprogramms operiert und erhalten ggf. eine geeignete perioperative Prophylaxe.

Eine Fremdgefährdung liegt in erster Linie für Mitbewohner im Doppelzimmer vor. Haben sie offene Wunden, Kathetereintritts- bzw. Austrittsstellen, ein Tracheostoma oder liegende Sonden, ist auch hier die Sanierung indiziert. Das Personal muss hier besonders sorgfältig vorgehen, um eine Übertragung zu vermeiden. Eine Fremdgefährdung ist auch dann anzunehmen, wenn betroffene Bewohner mobil sind und damit regelmäßig Gemeinschaftsveranstaltung aufsuchen, an denen auch Gefährdete teilnehmen. Hier allerdings kann steuernd eingegriffen werden, indem z. B. infektionsgefährdete Bewohner nicht unmittelbar neben Besiedelten platziert werden.

Immobile Bewohner, die im Einzelzimmer leben und dieses auch nicht mehr verlassen, brauchen nicht zwingend saniert zu werden. Allerdings bedeutet dies einen erhöhten Aufwand an Schutzkleidung u. U. über einen langen Zeitraum. Ging man früher von einer Dauer der Besiedlung außerhalb des Krankenhauses von etwa drei bis acht Wochen aus, häufen sich die Beschreibungen von Fällen, wo die Besiedlung jahrelang bestand und auch eine Sanierung nicht möglich war.

Betroffene, die den multiresistenten Erreger oder MRSA »nur« auf der Wunde tragen, brauchen bei dicht schließenden, trockenen Verbänden keine besonderen Maßnahmen zu ergreifen. Das Händewaschen bei Verlassen des Zimmers ist freilich immer empfehlenswert. Die Sanierung der Wunde kann mit Antiseptika nach den Anweisungen des Arztes versucht werden, erfahrungsgemäß verschwindet der MRE erst nach Abheilung der Wunde, die somit bevorzugt anzustreben ist.

Schutzmaßnahmen für Angehörige sollten in Abhängigkeit von deren persönlichem Umfeld und Handeln erwogen werden. Normalerweise muss kein großer Aufwand getrieben werden, eine gute Händehygiene ist ausreichend. Werden aber durch Angehörige weitere Risikobewohner bzw. Patienten betreut oder diese regelhaft aufgesucht, kann auch hier Schutzkleidung empfehlenswert sein. Dies gilt auch für Angehörige, die regelmäßig andere Einrichtungen des Gesundheitsdienstes, insbesondere Krankenhäuser und Dialysezentren, aufsuchen müssen, auch als Personal.

2.2 Sanierung

Eine im Krankenhaus begonnene Therapie oder eine Sanierung mit Nasensalbe oder Nasengel soll nach genauer Anweisung des Krankenhauses unter ärztlicher Kontrolle zu Ende geführt werden.

Sanierungsmaßnahmen wie ein fünftägiger Sanierungszyklus, z. B. mit Mupirocin-Nasensalbe (Turixin®), Mundspülungen mit einem Rachendesinfiziens oder die Körperreinigung mit Dekontaminationslotion sind nach Rücksprache mit dem behandelnden Arzt im Hinblick auf eine spätere Krankenhauseinweisung und die Verbreitungsgefahr im Heim empfehlenswert. Abstrichkontrollen nicht vergessen!

Wegen der Nasensalbe, die rezeptiert werden kann, bitte an den Hausarzt wenden, der Rest muss aus Eigenmitteln gestellt werden. Krankenhäuser verfügen oft eine schnell wirksame Nasensalbe, die eine Behandlung von Notfällen auch bei unbekanntem MRSA-Status ermöglicht. Natürlich sollte vorher ein Abstrich genommen werden, um nachträglich je nach Status vorgehen können.

Wäsche und Bettwäsche täglich wechseln. Einen Tag vor Abschluss der Behandlung mit Nasensalbe Schlussdesinfektion zumindest der Nasszelle und Wechsel von Rasierzeug, Zahnbürsten, Kosmetika etc.

Die Sanierung kann nur erfolgreich sein, wenn möglichst jede Möglichkeit zur Rekontamination unterbunden wird. Dies erfordert die Mitarbeit oder Beobachtung der Bewohner. Was fassen sie täglich an? Hierzu gehören bspw.:

- Weckeruhr
- Plüschtier
- Haarbürste
- Telefon/Handy
- Gehstützen, Rollator, Rollstuhl
- Brille
- Hörgerät
- Fernbedienungen, Schalter
- Türklinken
- Bedienungselemente Bett
- Bibel oder andere Bücher (Tagebuch…)
- Schreibmappe, Schreibstifte
- Zeichenzeug
- Patience-Karten, Schachspiel o. Ä.
- Computertastatur und Maus
- Nasszelle einschließlich Duschkabine, Armaturen
- Tasche/Portemonnaie
- Einkaufswagen
- Vorhänge, Rollogurte
- Flaschen mit Getränken
- Kosmetika

Die Sanierung wird nur gelingen, wenn alle möglichen kontaminierten Flächen zumindest gereinigt (mehrfache Reinigung führt zu einer Abreicherung mit einer Bakterienreduktion in Richtung Desinfektion), möglichst desinfiziert werden. Bei Büchern ist eine mehrmonatige Quarantäne denkbar. Die Nichtbeachtung von Details hat in der Vergangenheit zum Scheitern von Sanierungen geführt.
Routinemäßige Abstrichkontrollen von Bewohnern/Patienten oder Personal auf MRSA/MRE sind nach derzeitiger Einschätzung nicht nötig, es sei denn, klinische Gründe sprächen dafür, z. B. gehäuft und neu auftretende Wundinfektionen (dann auch Meldepflicht für Ausbrüche nach § 6 IfSG!).
Bei gehäuftem Auftreten von MRSA-Infektionen in Alten-/Pflegeeinrichtungen sollten weiterführende Untersuchungen von Bewohnern und Personal veranlasst werden.
Mitarbeiter mit chronischen Hauterkrankungen (Ekzeme, Psoriasis oder andere Hautläsionen) sollen keine MRSA-/MRE-positiven Bewohner/Patienten betreuen, möglichst auch keine Mitarbeiter mit Asthma und während einer Therapie mit Kortison-Spray.
Sollte sich ein Mitarbeiter als MRSA-/MRE-Träger erweisen, darf er keine pflegerischen Tätigkeiten wie z. B. Wundversorgung, Katheter-

pflege u.a.m. bei Bewohnern/Patienten durchführen, bis eine Sanierungsbehandlung mit anschließender mikrobiologischer Kontrolluntersuchung nach Rücksprache mit dem behandelnden Arzt abgeschlossen ist.

Die Vergütung von MRSA-Abstrichen für die Ärzteschaft wurde wegen der damit verbundenen Schulung nur wenig angenommen. Kontrollabstriche sollten drei Tage, vier Wochen und ca. ein Jahr nach Sanierungsende stattfinden.

2.3 Multiresistente gramnegative Stäbchen (MRGN)

- Generationszeit ca. 30 Minuten, relative Resistenz gegen Trockenheit
- starkes Kolonisationsvermögen
- Übertragungswege: Hände, Wundsekret, Blut, Haut, aerogen (über die Luft von Mensch zu Mensch), Inventar

2.4 Pseudomonas (3MRGN, 4MRGN) und andere Wasserkeime

- feuchtes Milieu, geringeres Kolonisationsvermögen, jedoch häufig in Trachealsekret und öfter auf Wunden
- in wasserführenden Systemen, Verbreitung durch Aerosolbildung möglich
- Übertragungswege: Hände, Wundsekret, Haut bei Infektion, Wasser, aerogen (über die Luft durch Aerosol), Inventar

2.5 Enterobacterales (3MRGN, 4MRGN)

- Keine bestimmte Bakteriengattung, sondern ausgedehnte Resistenz gegen Beta-Lactam-Antibiotika und Ciprofloxacin bzw. Carbapeneme, besonders bei E. coli, Klebsiella und andere Gattungen fakultativ pathogener Darmbakterien
- Übertragungswege: Hände, Wundsekret, Urin, Stuhl

2.6 Acinetobacter baumannii-Komplex (3MRGN, 4MRGN)

- Umweltkeime, die besonders umfangreiche Desinfektionsmaßnahmen erfordern
- Übertragungswege: Hände, Wundsekret, Urin, Stuhl, kontaminierte Flächen

3. Vancomycin-/Linezolid- und Vancomycin-resistente Enterokokken (VRE/LVRE)

Darmbakterien, die vor allem Harnwegs- und auch postoperative Wundinfektionen auslösen

- Übertragungswege: Hände, Wundsekret, Urin, Stuhl, Toilette und Umgebung (indirekte Kontaktinfektion über Oberflächen)

- Auffallende Zunahme der Besiedlungen mit VRE in den letzten Jahren, am häufigsten durch die Spezies Enterococcus faecium. LVRE sind derzeit noch < 1 % der Enterokokkenisolate

4. Kolonisation und Infektion
Kolonisation bedeutet Besiedlung. Die Keime befinden sich auf Haut und Schleimhaut, ohne Krankheitszeichen auszulösen.
Die Infektion geht dagegen mit typischen Krankheitszeichen (Rötung, Überwärmung, Schmerz, Eiterbildung, Fieber ...) einher.

5. Rechtsgrundlagen

- Infektionsschutzgesetz
- Empfehlungen für Krankenhaushygiene und Infektionsprävention der KRINKO am RKI
- TRBA 250

6. Bewohner/Patienten mit besonderem Infektionsrisiko

- Abwehrschwäche (Immobilität, Krebs, Kortisontherapie, siehe hierzu auch Tabelle 1 der KRINKO-Empfehlung »Infektionsprävention in Heimen« und ► Abb. 4.2)
- akute Atemwegsinfektionen
- chronische Wunden, offene Wunden
- chronische Atemwegsinfektionen, Lungenschäden (z. B. COPD)
- chronische Hauterkrankungen wie Neurodermitis, Psoriasis, chronische Ekzeme
- Katheter, PEG – Eintrittsstellen, ...
- Tracheostoma, Beatmung

7. Bewohner, die eine Einzelunterbringung benötigen
MRE-positive Heimbewohner/Patienten in Einrichtungen, in denen die Mitbewohner oder -patienten offene Wunden, Katheter oder Sondenzugänge haben oder Tracheostomaträger sind, sollten ein Einzelzimmer bekommen, vor allem bei 4MRGN und Linezolid-resistenten VRE. Eine eigene Nasszelle ist bei multiresistenten Enterobakterien (Darmbesiedlung!) und Bakteriurie vorteilhaft. Alle Einrichtungsgegenstände sollten möglichst zu desinfizieren sein.

Ein Zusammenlegen mehrerer MRSA- bzw. MRE-Träger (gleiche Spezies) ist möglich. Allerdings sind von dieser Regelung LVRE-, Stenotrophomonas maltophilia- und 4MRGN Pseudomonas aeruginosa ausgenommen, da hier kritische Resistenzen vorliegen, die Behandlung im allerdings seltenen Fall einer Infektion ist dann sehr schwierig.

8. Allgemeine Maßnahmen
Das Personal und die behandelnden Ärzte müssen über MRSA/MRE informiert sein. Zur sicheren Kommunikation und Information aller an der Versorgung des Patienten Beteiligter sowie zur Dokumentation des fortlaufenden Vorgehens ist zweckmäßig, einen Dokumentationsbogen

anzulegen (▶ Kap. 6.5).

9. Vorbereitende Maßnahmen zur Aufnahme eines MRSA-/MRE-Infizierten

Prinzipiell ist in Einrichtungen nach § 35 IfSG eine Isolierung von Bewohnern/Patienten mit MRSA/MRE wie in einem Krankenhaus nicht erforderlich und rechtlich nicht möglich. Dennoch ist eine Risikobewertung für die Mitbewohner (siehe Punkt 5, ▶ Abb. 4.2) vorzunehmen. Über die Basishygiene hinausgehende Maßnahmen sind i. d. R. in Heimen, Rehabilitation und Allgemeinstationen in Krankenhäusern bei 3MRGN, VRE, MRSA auf verbundenen Wunden oder im Urin nicht erforderlich, ansonsten wird nach Risikobewertung vorgegangen.

9.1 Vorbereiten des Materials

Schutzkleidung für das Personal:

- Langärmliger Schutzkittel, möglichst mit Bündchen
- Einmalhandschuhe
- Mund-Nase-Schutz (als Berührschutz, bei Aerosolbildung – Absaugen – oder langer Expositionszeit)
- Ggf. Haube (nicht von KRINKO/RKI, jedoch vom Autor empfohlen, v. a., wenn Patienten oder Bewohner abgesaugt werden müssen oder häufig husten)

9.2 Organisatorische Maßnahmen

- Maßnahmen zur Reinigung bzw. Desinfektion mit der Hauswirtschaftsleitung besprechen und diese veranlassen. Reinigungspersonal muss im Umgang mit der Schutzkleidung geschult sein!
- Flächen im Bewohnerzimmer abräumen, möglichst viele Utensilien in geschlossenen Schränken unterbringen. Maßnahme vorher mit dem Heimbewohner/Patienten oder seinen Angehörigen abklären.
- Ggf. Mitbewohner (Doppelzimmer) informieren
- Organisationsablauf ändern: Zimmer mit MRSA- oder MRE-Trägern werden stets zuletzt versorgt, sowohl bei der Pflege als auch bei der Reinigung!

9.3 Hygieneregeln während der Durchführung der Maßnahme

- Pflegeutensilien möglichst patienten-/bewohnerbezogen verwenden
- Pflegewagen/Reinigungswagen nicht mit ins Zimmer nehmen!
- Alle Mitarbeiter müssen sich strikt an die Grundregeln der Hygiene halten. Die Händedesinfektion ist die wichtigste Maßnahme!

Händedesinfektion

Eine *hygienische Händedesinfektion* ist vor und nach jeder Tätigkeit mit engem körperlichen Kontakt, möglichst bei allen Bewohnern/Patienten, unbedingt aber bei bekannten MRSA-/MRE-Trägern nach möglicher Kontamination mit Körpersekreten, Ausscheidungen, Berührung der

Umgebung der Betroffenen und nach dem Ausziehen von Einmalhandschuhen sowie vor dem Verlassen des Zimmers durchzuführen.

Schutzkleidung

Einmalhandschuhe sind bei der Versorgung von Wunden, Tracheostomata und Kathetern bzw. Sonden anzulegen. Sie werden danach sofort – vor weiteren Tätigkeiten im Zimmer – ausgezogen und entsorgt. Anschließend ist eine hygienische Händedesinfektion durchzuführen.

Schutzkittel oder Einmalschürzen sind bewohner-/patientengebunden bei der Wundversorgung, bei der Verweilkatheter- bzw. Sonden- und Tracheostomapflege sowie bei Kontakt mit Körpersekreten und Exkrementen anzulegen. Nach dem Ablegen der Schutzkleidung ist eine hygienische Händedesinfektion durchzuführen. Schutzkleidung wird spätestens nach jeder Schicht gewechselt. Bei sichtbarer Kontamination ist sie sofort zu wechseln. Hauben werden bei Aerosolentwicklung (stärkerem Husten und Absaugen) empfohlen. Alternativ kann – vor allem bei starker Belastung, z. B. durch Aerosole – Einmalschutzkleidung verwendet werden, die dann als AS 18 01 04, früher B-Müll, entsorgt wird.

9.4 Umgang mit mobilen Bewohnern

Mobile Bewohner können am Gemeinschaftsleben teilnehmen, wenn Hautläsionen/offene Wunden abgedeckt und mit einem Wundverband versehen sind. Bei MRSA ist eine Sanierung anzustreben, jedoch nur bei MRSA nach Ziffer 11 durchzuführen. Die Harnableitung muss über geschlossene Systeme erfolgen. Vor Verlassen des Zimmers sind die Bewohner zur Händewäsche, ggf. Händedesinfektion anzuhalten.

Hinweise für Rehabilitationseinrichtungen

Hier ist zu prüfen, inwieweit die Teilnahme an Maßnahmen der Physiotherapie und anderen Maßnahmen gewährt werden kann. Im Allgemeinen kann bspw. mittels Händedesinfektionen der Betroffenen direkt am Ort des Geschehens organisiert werden:

- Gruppentherapie ohne Weiterreichen von Gegenständen
- Fitness-Geräte (Desinfektion nach Nutzung)
- Therapie im Bewegungsbecken (Umkleiden und Duschen aber auf dem Zimmer), Desinfektion des Lifters nach Nutzung
- Teilnahme an Gemeinschaftsveranstaltungen (nach Händedesinfektion)
- Taktile Übungen (Händedesinfektion der Patienten vor Berührung der Mittel)
- Kunsttherapie (personenbezogener Ton, eigene Pinsel, Scheren etc.)

Ungünstig sind Saunagänge, Kneippbecken, die nicht gechlort werden. Letztere sollten am Schluss als letzte genutzt und anschließend desinfiziert werden. Dank der zahlreichen Netzwerke, die sich in allen Bundesländern etabliert haben, gibt es eine Menge Vorlagen für Informationsflyer. Diese informieren Angehörige und Betroffene über die verschiedenen Erreger und die zu treffenden Maßnahmen. Auch Überleitungsbögen, die die Informationen von einer Einrichtung zur anderen weitergeben, wurden entworfen und bereitgestellt.

Abb. 4.2: Beispiel für die Dokumentation der individuellen Risikobewertung für mit multiresistenten Erregern besiedelte oder infizierte Bewohner. MP = Medizinprodukte

Pflegeheim Musterstadt

Dokumentationsbogen Risikobewertung
für Bewohner(innen) mit MRSA und MRE

Name:____________________ Vorname:________________ Alter:________

Wohnbereich:___________________ Zimmernummer_________________

O Besiedelt **O Infiziert**

mit O MRSA O VRE/LVRE, 4MRGN O Viren: ______________________

Risikoanalyse:

Endogene Risikofaktoren	Häufiger Besuch in Einrichtungen des Gesundheitsdienstes	Exogene Risikofaktoren für MP-assoziierte Infektionen
O Immobilität O Diabetes O Multimorbidität O Malignome O Leberzirrhose O Schluckstörungen O Restharnbildung O Divertikulose O chronische Wunden, Ekzeme O chronische Atemwegsinfektionen O Inkontinenz (Stuhl)	O Dialysepflicht O Immunsupprimierende Therapien O Häufige Krankenhausaufenthalte O COVID-19 O Influenza Test positiv nach Erkrankung	O Gefäßkatheter, Port O Blasenkatheter O Urostoma O PEG/CAPD O Tracheostoma O Beatmung O Enterostoma (VRE/LVRE, 4MRGN)

O Überwiegend Selbstgefährdung O Überwiegend Gefährdung Mitbewohner

O Sanierung begonnen am:_________________________________

Maßnahmen:

O Schutzkleidung laut Hygieneplan (Personal)
O Händedesinfektion vor Verlassen des Zimmers
O Eigene Toilette/Toilettenstuhl

O ____

Datum

____

Unterschrift behandelnder Arzt Unterschrift Hygienebeauftragter

4.7.9.3 Infektiöse Gastroenteritis

Durchfall und Erbrechen

Infektiöse Gastroenteritiden können je nach Ursache verschiedene Verläufe nehmen und erfordern entsprechend unterschiedliche Schutzmaßnahmen. Es ist, v. a. in der Frühphase, nicht ganz leicht, die einzelnen Krankheitsbilder zu unterscheiden. Die nachfolgenden Ausführungen stellen eine kleine Hilfe für das Pflegepersonal dar:

Lebensmittelintoxikation

Typische Erreger – typische Symptomatik

Bei der Lebensmittelintoxikation ist weniger der Erreger selbst entscheidend als das von ihm produzierte und im Lebensmittel zurückbleibende Toxin. Typische Toxinbildner sind bspw. einige Stämme von *Staphylococcus aureus, Bacillus cereus und Clostridium perfringens.* Nach einer sehr kurzen Inkubationszeit (wenige Stunden) beginnt ein Brechdurchfall, der meist ohne Temperaturerhöhung oder andere Begleitsymptome einhergeht und nach 24 bis 48 Stunden nachlässt. Lebensmittelintoxikationen sind nicht von Mensch zu Mensch übertragbar, als Schutzkleidung reichen daher Handschuhe.

Eine Sonderform stellt der *Botulismus* dar. Die Neurotoxine von *Clostridium botulinum* verursachen initial Schluckbeschwerden und Doppelbilder durch Beeinflussung der Augenmuskulatur. Darmsymptome treten entweder nicht auf, oder sie stehen im Hintergrund. Auch Botulismus kann nicht von Mensch zu Mensch übertragen werden.

Lebensmittelinfektion

Im Gegensatz zur Lebensmittelintoxikation muss bei der Lebensmittelinfektion eine ausreichende Zahl lebender Erreger aufgenommen werden. Typische Erreger von Lebensmittelinfektionen sind in Deutschland *Salmonellen, Campylobacter,* eher selten enterohämorrhagische Escherichia coli (EHEC), aber auch Shigellen und Yersinien. Die Inkubationszeit ist meist länger (bis zu mehreren Tagen), der Durchfall kann mit Erbrechen einhergehen. Begleitend tritt oft eine Temperaturerhöhung oder sogar Fieber auf; weitere Beschwerden wie Kopf- und Gelenkschmerzen werden gelegentlich beklagt.

Lebensmittelinfektionen können von Mensch zu Mensch weitergegeben werden und zwar auf dem sog. *fäkal-oralen Übertragungsweg.* Eine aerogene Übertragung erfolgt jedoch nicht, so dass hier Einmalschürze und Schutzhandschuhe ausreichend sind. Bei ausgedehnter Kontamination ist das Tragen eines Schutzkittels sinnvoll.

Virale Gastroenteritis

Virale Gastroenteritiden, z. B. durch *Rota-* oder *Noroviren* (Norwalk-like Viren) haben sich mit hohen Fallzahlen leider fest etabliert, vor allem in den Wintermonaten. Im Gegensatz zu bakteriellen Lebensmittelinfektionen besteht hier ein aerogener Übertragungsweg. Virale Gastroenteritiden weisen gelegentlich Begleitsymptome wie Erkältung auf, haben eine Inkubationszeit von ein bis drei Tagen und beginnen mit einem sehr heftigen

Brechdurchfall. Dabei werden in sehr kurzer Zeit große Mengen an Flüssigkeit über den Darm ausgeschieden. Da die Infektionsdosis dieser Viren sehr niedrig ist (10 bis 100 Stück) und ein Einatmen offensichtlich möglich ist, empfiehlt sich die gleiche *Schutzkleidung wie bei MRSA*. Zu beachten ist die relative Desinfektionsmittelresistenz bei Hände- und Flächendesinfektion!

Antibiotika-assoziierte Colitis und Pseudomembranöse Colitis (CDI = Clostridioides difficile Infektion, früher CDAD = Clostridioides difficile assoziierte Diarrhoe)

Durchfall nach Antibiotika

Die letzten Jahre haben eine starke Zunahme der Clostridioides difficile-Infektionen gebracht. Auslöser sind meist Gaben von Antibiotika oder Zytostatika, wobei die Inkubationszeit mehr als drei Wochen betragen kann. Die Krankheit beginnt ohne Erbrechen, der Stuhl ist zunächst wässrig und wird dann blutig-schleimig. Nur beim Vollbild der Pseudomembranösen Colitis entsteht eine Temperaturerhöhung bis hin zu Fieber. Da das Krankheitsbild vor allem bei älteren Menschen rezidivieren kann, tritt es zunehmend häufiger auch in Pflegeeinrichtungen auf.

Maßnahmen sind nicht immer einfach abzuschätzen

Da die Symptome von Mensch zu Mensch verschieden verlaufen können und eine mikrobiologische Diagnostik i. d. R. zunächst nicht zur Verfügung steht, ist es für Hygienebeauftragte nicht immer einfach, die richtigen Maßnahmen zu ergreifen. Bei der Lebensmittelintoxikation und bei der bakteriellen Infektion gibt es meist mehrere Betroffene, die das gleiche Lebensmittel konsumiert haben. Es empfiehlt sich, bei Angehörigen nachzufragen, wenn die Bewohner außer Haus waren oder mitgebrachte Lebensmittel gegessen haben.

Merke

Bei zwei oder mehr Fällen von Brechdurchfall sollen immer die Maßnahmen gegen Noroviren ergriffen werden. Handelt es sich um eine andere Ursache, können die Maßnahmen angepasst werden.

Durch Lebensmittel übertragene Infektionen

Listeria monocytogenes, ein meist in Rohmilchprodukten, Käse und Rohfleisch sowie Salat nachgewiesener Erreger von Hirnhautentzündungen machte Ende der 80er Jahre immer wieder Schlagzeilen.

Der für Schwangere gefährliche Parasit *Toxoplasma gondii* kann durch rohes Schweinefleisch verbreitet werden. *Echinokokken* gehören zu den Bandwürmern, nisten sich aber in der Leber ein. Sie werden z. B. durch Waldbeeren oder Pilze, die von Tieren kontaminiert wurden, übertragen. Eiweißmoleküle, die die *bovine spongiforme Enzephalitis* (BSE) auslösen, werden vermutlich auf den Menschen übertragen und lösen dort unter bestimmten Voraussetzungen die neue Variante der *Creutzfeld-Jakob-Erkrankung* aus, in Deutschland ist bisher kein Fall aufgetreten. Die Folgen sind Gedächtnisverlust, Schlafstörungen, Depressionen bis hin zum Tod.

Hepatitis-A- und Hepatitis-E-Viren können über Lebensmittel aufgenommen werden.

4.7.9.4 Hepatitis und HIV

Oft ganz diskret – Hepatitis

Während die Infektion mit Hepatitis A oder E meist fäkal-oral durch Schmierinfektionen oder über Lebensmittel erfolgt, wird in Pflegeeinrichtungen Hepatitis B, C und D vor allem über Blut übertragen.

Hepatitis-A- oder -E-Erkrankte müssen nicht zwingend in Krankenhäuser verlegt werden. Die Hauptvirusausscheidung findet oft noch vor Auftreten der Gelbsucht statt. Entwickelt sich der Ikterus (Gelbsucht), besteht meist noch eine Woche lang Infektiosität. Allerdings gibt es Verläufe ohne Gelbsucht, die dennoch ansteckend sein können. Als Schutzkleidung für das Personal sind Handschuhe und ggf. eine Einmalschürze ausreichend, wenn Gefahr einer Kontamination mit Stuhl besteht. Bei Bewohnern mit chronischer Hepatitis B und C müssen beim Absaugen Mund-Nase-Schutz (mögliche Blutbeimischungen im Aerosol) getragen und bei Injektionen und Punktionen sichere Arbeitsgeräte (TRBA 4.2.5) verwendet werden. Bei den Desinfektionsmaßnahmen wirksame Präparate nehmen, Anweisungen des Gesundheitsamts beachten.

HIV – Hygiene wie bei Hepatitis B

Bei *Hepatitis B, C, D* und *HIV* ist die Übertragung auf dem Blutwege am wahrscheinlichsten. Hier genügen winzige Erregermengen. Das *Risiko,* sich nach einem *Stich* einer *infizierten Kanüle* selbst zu infizieren, beträgt bei Ungeimpften für Hepatitis B etwa 30 %, bei Hepatitis C etwa 3 % und bei HIV etwa 0,3 % (► Kap. 2.2.2). Bei Hepatitis C werden aber nur 60 % der Infektionen bezüglich ihrer Herkunft aufgeklärt, hier ist also noch Vorsicht geboten. Allerdings gelten sowohl Hepatitis B als auch Hepatitis C heute als heilbar.

Merke

Bei Pflegemaßnahmen mit möglichem Kontakt zu Körperflüssigkeiten sollten konsequent Handschuhe getragen werden, als weitere Schutzmaßnahmen sind das Tragen von Einmalschürzen bei der Entfernung von Stuhl oder Kontakt mit Körperflüssigkeiten, Mund-Nase-Schutz beim Absaugen und stichsichere Arbeitsmittel sinnvoll.

Hinweis

Aktuelle Informationen und Hinweise zur Postexpositionsprophylaxe, dem prophylaktischen Einsatz HIV-wirksamer Medikamente bei Pflegepersonal, das sich mit infizierten Kanülen oder Instrumenten verletzt hat, sind der Webseite des RKI »www.rki.de« zu entnehmen. Auf dieser Seite wird die Rubrik »Infektionskrankheiten A–Z« geöffnet, um zu den gewünschten Informationen zu gelangen. Hier gibt es auch Hinweise zu anderen Erregern.

4.7.9.5 Tuberkulose

Tb – immer aktuell

Normalerweise sollten Altenpflegeeinrichtungen keine infektiösen Tuberkulosekranken betreuen, daher auch die Auflage des IfSG, bei der Aufnahmeuntersuchung auf den Tuberkulosestatus zu achten. Es kann jedoch vorkommen, dass – nach Reaktivierung einer früher durchgemachten Tuberkulose – Erkrankte über einen längeren Zeitraum unerkannt in einer Pflegeeinrichtung leben. Wird die Diagnose gestellt, werden diese Patienten normalerweise unverzüglich in ein geeignetes Krankenhaus eingewiesen und eine Therapie begonnen. I. d. R. können die Patienten in ihre Pflegeeinrichtungen zurückkehren, wenn die Therapie drei bis sechs Wochen erfolgreich angelaufen ist. Sie muss dann allerdings noch mindestens sechs Monate fortgeführt werden. Der Betroffene gilt dann aber nicht mehr als infektiös und kann am Gemeinschaftsleben der Einrichtung meist uneingeschränkt teilnehmen.
Das Gesundheitsamt veranlasst die Feststellung und Überwachung von Kontaktpersonen und ordnet geeignete Desinfektionsmaßnahmen an.

4.7.9.6 Skabies (Krätze)

Übertragungswege

Erreger auf acht Beinen

- Körperkontakt (auch Stillen), insbesondere durch die Krusten bei S. crustosa
- Kleidung
- Bettwäsche, Matratzen, Decken, Kissen
- Handtücher, Bettvorleger, Plüschtiere u. ä.
- Thermometer, Blutdruckmanschetten

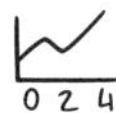

Therapie

Vollbad, Haut sorgfältig abtrocknen und auf normale Hauttemperatur abkühlen lassen. Das Therapeutikum S-Bioallethrin (z. B. Spregal® zum Aufsprühen auf die Haut) kann eingesetzt werden, wenn nicht gebadet werden kann. Bei Scabies crustosa vorherige Behandlung zur Erweichung der Hornschicht.

Arzneimittel vor dem Zubettgehen auf alle befallenen Stellen und potenziellen Befallsstellen auftragen. Stets ist der ganze Körper mit Ausnahme von Gesicht und behaartem Kopf in die Behandlung einzubeziehen. Personen mit direktem Hautkontakt zum Patienten sind als potenzielle Milbenträger – auch ohne Zeichen – mitzubehandeln.

Die Behandlung muss in der folgenden Nacht, nach ärztlicher Anordnung auch in weiteren Nächten, wiederholt werden. Frühestens zwölf bis 24 Stunden nach der Applikation des Arzneimittels sollte gebadet werden.
Andere Präparate können in den jeweils aktualisierten Merkblättern des RKI (www.rki.de – Infektionskrankheiten A–Z) nachgesehen werden.

Das oral einzunehmende Ivermectin muss von allen Exponierten gleichzeitig eingenommen werden, also auch von Mitarbeitern mit Erkrankungen oder im Urlaub. Es kann bei einem Ausbruch, vor allem von Scabies crustosa, indiziert sein.
Eine Allergie vom Spättyp, die auch nach Sanierung durch Milbenreste unter der Haut noch zu Ekzemen führen kann, wird zweckmäßigerweise mit Ölbädern, 2%iger Zinkpaste oder mit kortikoidhaltigen Salben therapiert.

Hygienemaßnahmen

Ausbreitung vermeiden

Wechsel der Körper- und Unterbekleidung (Tageskleidung) sowie der *Bettwäsche* und ggf. der Bettdecke alle zwölf bis 24 Stunden. Handtücher zweimal täglich wechseln. Der *Wechsel* der durch die Arzneimittellösung »imprägnierten« *Nachtwäsche* ist erst nach einigen Tagen angezeigt. Die Restwirkung des Mittels macht die Milben befallsunfähig.

Oberbekleidung nur in Ausnahmefällen entwesen, z. B. durch siebentägiges Durchlüften oder chemische Reinigung. Bettwäsche, Unterwäsche, Bezüge von Blutdruckmanschetten und Handtücher können bei 60 °C gewaschen werden. Ein bis zu 14-tägiges Aufbewahren der Textilien in dicht schließenden Kunststoffsäcken schädigt die Milben so, dass sie nicht mehr befallsfähig sind.

Möbel, wie z. B. Betten und Sessel, sowie Fußbodenbeläge sind durch den Einsatz eines starken *Staubsaugers* von Milben zu befreien. Ein wiederholtes Absaugen ist im Falle von Scabies crustosa unverzichtbar. Plüschtiere und Schuhe können durch Einfrieren milbenfrei gemacht werden. Der Einsatz chemischer Mittel zur Entwesung ist i. d. R. nicht erforderlich.

Abschließende Hygienemaßnahmen:

Milben »aushungern«

- Nach Abschluss der Behandlung Leintücher, Kissenüberzüge, Unterwäsche und Socken bei mindestens 60 °C waschen, am besten zur Kochwäsche geben.
- Restliche Textilien und nicht waschbare Gegenstände werden in Plastiksäcke gegeben und bis zu 14 Tage trocken gelagert.
- Ungeschützte Matratzen und Bettdecken: Desinfizierende Wäsche des Bettes Thermodesinfektion, Waschen bevorzugt bei 60 °C. Polstermöbel gründlich absaugen und für 5–7 Tage mit z. B. Malerfolie abdecken, um ggf. im Polster sitzenden Milben den Zutritt zu neuen Wirten zu verwehren.

- Gleichzeitige Behandlung aller Personen (auch asymptomatischer), die im gleichen Zimmer oder in der gleichen Wohnung wohnen.

Hygienemaßnahmen bei Scabies crustosa

Mehr Milben – größere Vorsicht

- Tragen von Handschuhen und Schutzkitteln.
- Dekontamination der Wäsche vor dem Waschen in der Wäscherei (mindestens 60 °C über einen Zeitraum von 60 Minuten). Eindeutig gekennzeichnete Wäschesäcke verwenden.
- Isolierung der Betroffenen.
- Hautkontakt vermeiden, gleichzeitige Behandlung aller Personen mit Expositionsrisiko.

Die Patienten gelten – ohne Behandlung – während der gesamten Krankheitsdauer (durchschnittlich acht Wochen) als ansteckend. Bei entsprechender Behandlung erfolgt nach der zweiten Behandlungsserie die klinische Beobachtung.
In Gemeinschaftseinrichtungen für Kinder (beachte § 34 IfSG!) ist nach Behandlung und klinischer Abheilung der befallenen Hautareale ein schriftliches ärztliches Attest erforderlich.

Die Leitungen von Altenpflegeeinrichtungen sind gemäß § 35 IfSG verpflichtet, auch einzelne Skabiesfälle an das Gesundheitsamt zu melden.

4.7.9.7 Läusebefall

Betroffene Bewohner werden gebeten, im Zimmer zu bleiben, bei Kindern und Jugendlichen § 34 IfSG beachten (▶ Kap. 3). Nach Vorstellung beim Arzt Einleitung von Behandlungs- und Bekämpfungsmaßnahmen. Läusekamm und Läuseshampoo einsetzen, trotz Thermosensibilität der Läuse vor allem bei Kindern langes Föhnen vermeiden.

Wäsche wechseln, Handtücher, Leib- und Bettwäsche bei mind. 60 °C waschen. Ist dies nicht möglich, wird die Aufbewahrung der Textilien in einem dichten Plastiksack für mindestens drei (Kopfläuse) bzw. sechs Wochen (Kleiderläuse) bei Zimmertemperatur empfohlen.

Bei Kopf- und Filzlausbefall sind Kontaktpersonen – auch Angehörige – auf Befall zu untersuchen und ggf. zu behandeln. Aktuelle Hinweise zur Bekämpfung finden sich bei: Kopflausbefall (Pediculosis capitis) – Merkblatt für Ärzte, www.rki.de – Infektionskrankheiten A–Z, – Kopflausbefall, wo auch der Link zu der folgenden Bekanntmachung angeklickt werden kann: Bundesamt für Verbraucherschutz und Lebensmittelsicherheit: Bekanntmachung der geprüften und anerkannten Mittel und Verfahren zur Bekämpfung von tierischen Schädlingen nach § 18 IfSG (Bundesgesundheitsblatt-Gesundheitsforschung-Gesundheitsschutz, Stand 2008).

4.7.9.8 Andere Infektionen

Erreger unbekannt

Gelegentlich können auch andere Erreger als die hier vorgestellten als Ursache für eine Infektion in der Einrichtung auftauchen. Dann gilt es, möglichst schnell Informationen zu den Übertragungswegen zu bekommen (z.B. von www.rki.de – Infektionskrankheiten A–Z). Im Zweifel werden erst einmal Handschuhe, Kittel und Mund-Nase-Schutz angelegt, bis völlig klar ist, um welchen Erreger es sich handelt. Auch das Gesundheitsamt kann hier helfen, der Rahmenhygieneplan einiger Bundesländer (► Kap. 3) fordert ausdrücklich dazu auf, Maßnahmen mit dem Gesundheitsamt abzustimmen.

4.7.10 Meldewesen

Wichtig: internes Meldewesen

Hygienebeauftragte sind gut beraten, so schnell wie möglich ein *einrichtungsinternes Meldewesen* zu etablieren. In Kapitel 6.5 ist dargestellt, wie es umgesetzt werden kann. Natürlich können auch andere Wege beschritten werden, dabei ist wichtig, dass Hygienebeauftragte von möglichst allen Infektionskrankheiten in der Einrichtung erfahren. Besonders sorgfältig müssen die Kommunikationswege abgesprochen werden, wenn ein Hygienebeauftragter mehrere räumlich getrennte Einrichtungen betreut.

Gemäß TRBA 250 ist der *Betriebsarzt* in das Meldewesen einzubinden, wenn eine *Infektionskrankheit* auftritt, die auch für das *Personal* gefährlich ist. Dieses Ereignis ist in Pflegeeinrichtungen selten, hierzu gehören z.B. *infektiöse Hirnhautentzündung* (z.B. durch Neisseria meningitidis, Meningokokken), die *Tuberkulose*, aber natürlich auch *Hepatitis A*. Vom Betriebsarzt können dann weitere Maßnahmen erwogen werden. Da nahezu alle in Frage kommenden Erkrankungen auch bei Verdacht, Erkrankungen und Tod meldepflichtig sind, wird man auch auf die Unterstützung des Gesundheitsamtes zurückgreifen können.

Meldepflichtig an das *Gesundheitsamt* ist bei entsprechenden Fällen (► Kap. 3) neben den behandelnden Ärzten u.U. auch die *Einrichtungsleitung*, wenn kein Arzt für die *Meldung* zur Verfügung steht. Die Meldung soll digital mit dem DEMIS-Programm erfolgen. Ist das System nicht einsatzbereit oder der betreffende Erreger kann nicht gefunden werden, kann beim Gesundheitsamt einen Meldebogen zum Ausdrucken telefonisch oder per E-Mail angefordert werden.

Hinweis

Die Meldung an das Gesundheitsamt soll in einem Zeitraum von 24 Stunden nach Erkennung erfolgen, und zwar primär durch die behandelnden Ärzte. Am *Wochenende* stehen hierfür auch *Notrufnummern* zur Verfügung, die bei Rettungsleitstellen oder der Feuerwehr erfragt werden können. Auch Ausbrüche (zwei oder mehr Fälle, egal welcher Erreger (außer banaler Erkältung)) sind meldepflichtig. Auch Pflegekräfte sind gesetzlich zur Meldung verpflichtet, wenn die Einrichtungsleitung die Meldung – z.B. aus Angst vor Marketing-Schäden – unterlässt (► Kap. 10).

4.7.11 Körperpflege

Dieser Teil des Hygieneplans ist meistens weitgehend durch Pflegestandards abgedeckt. Im Hygieneplan kann daher auf diese verwiesen werden.

4.7.11.1 Körperpflege der Bewohner

Ganzkörperwaschung

Die Körperpflege unselbstständiger Heimbewohner übernimmt das Pflegepersonal. Nach der hygienischen Händedesinfektion wird ggf. eine Einmalschürze angelegt. Bei Hauterkrankungen sowie dem möglichen Kontakt mit Körperflüssigkeiten und Stuhl ist das Tragen von Einmalhandschuhen erforderlich. Die Körperreinigung erfolgt mit sauberen Pflegeutensilien. Bei der Ganzkörperwäsche wird zunächst das Gesicht gereinigt, danach Oberkörper, Rücken und Arme, schließlich Beine und Füße. Die gewaschenen Körperareale werden umgehend abgetrocknet. Danach wird das Wasser erneuert und ein frischer Waschlappen verwendet. Nach dem Reinigen des Genitalbereichs und des Gesäßes wird die Haut sorgfältig abgetrocknet. Um die Verschleppung von Darmkeimen zu verhindern, empfiehlt sich bei der Reinigung des Analbereichs die Verwendung von Einmaltüchern. Das »wasserlose« Waschen mit Einmal-Waschhandschuhen schützt Hochrisikopatienten vor Wasserkeimen wie Pseudomonas auch aus dem Siphon und kann – je nach Hersteller – auch eine gleichzeitige Hautpflege bedeuten. Nach dem Waschen wird der Pflegebedürftige mit frischer Leibwäsche versorgt.

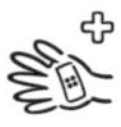

Spezieller Pflegehinweis

Pilzbefallene Körperregionen werden zuletzt gewaschen, anschließend ist der Waschlappen – sofern keine Einmalartikel zur Verfügung stehen – in die Wäsche zu geben. Waschschüssel desinfizieren!

Wechselintervalle

Das Wechselintervall der Waschutensilien (Waschlappen und Handtücher) ist bei unselbstständigen Pflegebedürftigen vorzugeben. Sollen Waschlappen und Handtücher mehr als einmal verwendet werden, müssen sie nach der Körperpflege vollständig trocknen. Im Falle der Mehrfachnutzung ist ein gesonderter Waschlappen für den Intimbereich einzusetzen.

Bei mit MRGN besiedelten Bewohnern und Patienten darf das gebrauchte Waschwasser nicht in das Waschbecken gegossen werden, da sich die Erreger im Siphon festsetzen und bei Aerosolen die Umgebung kontaminieren können. Außerdem sind Angaben zu machen, wie mit gebrauchten Waschschüsseln zu verfahren ist. Möglich ist die Reinigung (bewohnerbezogene Waschschüssel) oder die Desinfektion (eine Waschschüssel für mehrere Bewohner, personenbezogene Waschschüssel bei bestehenden Infektionen). Zur Desinfektion kann ein Flächendesinfektionsmittel verwendet werden. In diesem Fall wird die Waschschüssel ausgewischt. Vor der nächsten Benutzung wird sie kurz mit Leitungswasser ausgespült, um Desinfektionsmittelrückstände zu beseitigen. Eine Aufbereitung im Steckbeckenspüler ist auch möglich, das Gerät muss natürlich ein passendes Gestell zur Aufnahme der Waschschüssel in der Kammer haben und tadellos funktionieren. Die DGKH e.V. sieht das zwar kritisch, bleibt aber eine mikrobiologisch nachvollziehbare Begründung schuldig.

Merke

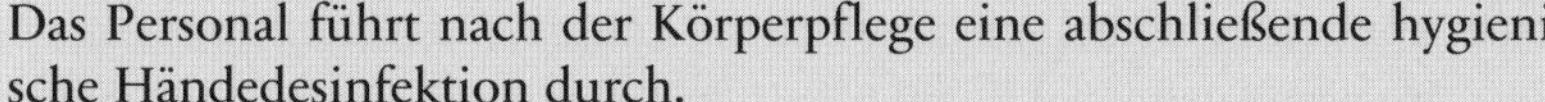

Das Personal führt nach der Körperpflege eine abschließende hygienische Händedesinfektion durch.

4.7.11.2 Haar-, Nagelpflege und Rasur

Vorgehensweise und Frequenz

Das *Waschen des Kopfhaares* sollte mindestens einmal wöchentlich erfolgen.

Die *Nagelpflege* durch das Pflegepersonal beinhaltet die Entfernung sichtbaren Schmutzes sowie die sorgfältige Inspektion des Nagelfalzes und der Nagelhaut. Ggf. wird abgeschilferte Haut entfernt. Die Nägel werden so geschnitten, dass sie etwas überstehen; Fingernägel werden rund, Fußnägel gerade geschnitten. Nagelscheren, Feilen und Hautscheren werden bei Pilzbefall und Blutkontakt desinfiziert, v.a., wenn sie nicht bewohnerbezogen verwendet werden können. I. d. R. – insbesondere bei Diabetikern – sollte das Schneiden der Finger- und Fußnägel von einer professionellen Hand-/Fußpflegeperson übernommen werden. Wegen des häufigen Pilzbefalls der Nägel muss jeder Bewohner ein eigenes Nagelpflegeset bekommen.

Das *Rasieren* erfolgt einmal täglich, ggf. ein zweites Mal, mit bewohnereigenem Rasierzeug oder Einmalklingen (MRSA-Sanierung!). Die Haut wird anschließend mit geeigneten Hautpflegepräparaten behandelt, da gepflegte Haut einen optimalen Schutz gegen Infektionen bietet.

4.7.11.3 Baden im Stationsbad

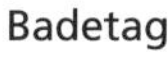

Badetag

Neben täglichem bis wöchentlichem Duschen wird im Rahmenhygieneplan einiger Bundesländer (▶ Kap. 3) alle zwei Wochen ein Wannenbad empfohlen.

Im Hygieneplan wird die *Reihenfolge* beim Baden festgelegt, zunächst werden *Pflegebedürftige* gebadet, die *weder infektionsverdächtig noch infektiös* sind, am *Ende* die *Infektionsverdächtigen* bzw. *Infektiösen.* Zwischen den einzelnen Badenden ist eine gründliche *Reinigung,* besser eine *Desinfektion der Badewanne* durchzuführen. Hierzu empfiehlt sich modernes Granulat, das die Vorteile der schonenden Oberflächenspannung (Schonung der Badewanne) mit denen einer schnellen Einwirkzeit verbindet. Zur Vermeidung der Übertragung von Fußpilz oder Papillomviren (Dornwarzen) wird der Fußboden des Bades arbeitstäglich desinfiziert. Das Gleiche gilt für Badematten, die verwendet werden, um erhöhte Rutschsicherheit herzustellen.

Im Hygieneplan wird auch die Aufbereitung des im Badezimmer verwendeten Lifters beschrieben. Bezüglich der Reinigung und Desinfektion muss man sich mit der Gebrauchsanleitung vertraut machen und ggf. mit dem Hersteller Rücksprache halten.

4.7.11.4 Mundpflege

Mund und Rachen

Neben speziellen – auch antiseptischen – *Mundpflegeflüssigkeiten* kommt *Tee* (kein Schwarz- oder Früchtetee) in Frage, der aber wegen der Verkeimungsgefahr einmal pro Schicht gewechselt werden sollte. Dies gilt auch für *stilles Mineralwasser.* Wasser- bzw. Vorratsbehälter werden geschlossen gehalten. Vor der Mundpflege wird die benötigte Menge Flüssigkeit in einen offenen Becher umgefüllt. Ein sterilisierter Tupfer wird mit einer desinfizierten Klemme eingetaucht und die Mundpflege durchgeführt. Nach Gebrauch wird der Tupfer verworfen und die Klemme desinfiziert. Bei strikter bewohnergebundener Nutzung wird die Klemme abgespült und täglich – bei Blutkontamination und bestehender Infektion (Soor) nach jedem Gebrauch – desinfiziert. Natürlich können auch die heute zur Verfügung stehenden Einmal-Mundpflegesets mit unterschiedlichen Flüssigkeiten zu verschiedenen Tageszeiten verwendet werden. Bei Soor wird zur Prävention der Pneumonie eine antiseptische Mundpflege empfohlen. Auch eine »biographische« Mundpflege, z. B. mit Rotwein, ist denkbar.

4.7.11.5 Spezielle Augenpflege

Augen

Bei Augenerkrankungen (Sekretion, Verklebungen …) werden die geschlossenen Augen von außen nach innen mit feuchten, sterilen Tupfern ausgewischt. Gebrauchte Tupfer werden entsorgt. Auf ärztliche Anordnung kann eine Augensalbe oder Augentropfen verabreicht werden. Diese Artikel dürfen nur bewohnergebunden verwendet werden! Haltbarkeit nach Anbruch (in der Regel vier Wochen) beachten! Besondere Vorsicht ist bei Keratokonjunktivitis epidemica geboten. Diese durch Adenoviren ausgelöste schwere Bindehaut- und Hornhautentzündung ist hochinfektiös und erfordert den Einsatz von Handschuhen und anderen Hygienemaßnahmen (► Kap. 10).

4.7.11.6 Versorgung von Augenprothesen

Augenprothese und Augenhöhle sollten regelmäßig versorgt werden. Die Prothese wird entnommen, indem man den Bewohner nach oben blicken lässt und das Unterlid nach unten zieht. Dabei wird die Prothese vorsichtig entnommen. Prothese und Augenhöhle werden mit sterilen Baumwollkompressen und physiologischer Kochsalzlösung gereinigt.

Nach der Reinigung blickt der Bewohner nach unten, das Oberlid wird nach oben gezogen und die Prothese wieder eingesetzt. Abschließend wird eine hygienische Händedesinfektion durchgeführt, auch dann, wenn Einmalhandschuhe getragen wurden.

Wie oft die Reinigung einer Augenprothese erfolgen soll, wird uneinheitlich beurteilt und kann mit dem Träger abgestimmt werden. Das Auftreten von Sekreten muss beobachtet und ggf. die Pflegeintervalle verkürzt werden.

4.7.11.7 Spezielle Nasenpflege

Nase

Nasenpflege ist nur bei verstärkter Sekretion und Schleimhautreizungen/-erkrankungen erforderlich. Nach Möglichkeit sollte sich der Pflegebedürftige selbst die Nase putzen. Danach werden die Nasenöffnungen vorsichtig mit angefeuchteten Wattestäbchen gereinigt. Zur Reinigung kommt physiologische Kochsalzlösung oder Wasser in Frage. Abschließend wird bei Bedarf weiche Nasensalbe angewendet. Da es Herpesmanifestationen auch in der Nase geben kann, ist ggf. eine Virostatikum-haltige Salbe zu verwenden.

Das Wundwerden im Bereich der Nasenöffnungen kann durch Auftragen von Wundheilsalbe oder pflegender Öle verhindert werden. Nasenhaare stellen einen Schutzmechanismus dar, können aber auf Wunsch gekürzt werden.

Nasensonden regelmäßig reinigen (z. B. mit Einmalmaterial). *Sauerstoffsonden* abwechselnd in linkes und rechtes Nasenloch legen.

4.7.11.8 Reinigung der Zahnprothese

Gebiss

Bei der Prothesenreinigung werden neben bewohnereigenen Reinigungsprodukten heimeigene verwendet, wenn z. B. die Vorräte des Pflegebedürftigen erschöpft sind und nicht gleich ersetzt werden können. Die häufig verwendeten Sprudeltabletten haben bereits die richtige Konzentration, die Einwirkzeit beträgt in aller Regel acht Stunden (über Nacht). Speisereste sollten mit der bewohnereigenen Zahnbürste vor dem Einlegen der Prothese entfernt werden. Dabei sind Schutzhandschuhe zu tragen. Der Prothesenbehälter sollte täglich unter fließendem Leitungswasser ausgespült werden. Bei Bedarf und einmal wöchentlich sollte er mit einem geeigneten Reinigungsmittel von allen Rückständen befreit werden.

4.7.11.9 Enterostomapflege

Stomata

Mobile Bewohner können in einem gesonderten Raum (z. B. im Bad) versorgt werden, wenn sie in einem Doppelzimmer untergebracht sind. Müssen sie im Bett versorgt werden, ist eine Einmalunterlage zweckmäßig. Das Pflegepersonal trägt bei der Stomapflege eine Einmalschürze und Einmalhandschuhe.

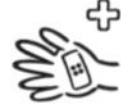

Spezieller Pflegehinweis

Die sorgfältige Pflege der peristomalen Haut und die Rasur evtl. vorhandener Haare unterstützt die Abwehr der Haut und hilft, Entzündungen zu verhindern. Eine Enthaarung kann besonders schonend mit Depilationscreme durchgeführt werden.

Stomasysteme sind staubgeschützt zu lagern, gebrauchte Materialien sind B-Müll (AS 18 01 04).

4.7.12 Aufbereitung von Pflegeutensilien

4.7.12.1 Hilfsmittel

Handgriffe öfter reinigen

Von Bewohnern benutzte Hilfsmittel wie Gehstützen, Gehwagen, Rollstühle u. a. sollten in festgelegten Intervallen, z. B. wöchentlich, gereinigt werden. Die Griffe von Gehwagen und Gehstützen sollten bei Bewohnern, die sie viel nutzen, alle zwei Tage mit herkömmlichen Mitteln (z. B. Wasser und Neutralreiniger) gereinigt werden.

4.7.12.2 Toilettenstühle

Besser desinfizieren

Toilettenstühle, die von einzelnen Bewohnern genutzt werden, werden wie Nasszellen einmal am Tag mit Neutralreiniger gereinigt. Dies setzt allerdings voraus, dass Exkremente auf den Berührungsflächen durch gezielte Desinfektion, z. B. mit einem alkoholischen Flächendesinfektionsmittel, beseitigt werden. Bei jedem Bewohnerwechsel wird der Toilettenstuhl vollständig mit einem Flächendesinfektionsmittel desinfiziert.

4.7.12.3 Blutdruckmessgeräte

Blutdruckmanschetten sollten desinfiziert sein

Blutdruckmessgeräte stehen teilweise für einzelne Bewohner zur Verfügung. Wenn nicht, sollten sie *desinfizierbare Manschetten* haben. Diese lassen sich bei Bedarf schnell und rückstandsarm mit einem *alkoholischen Flächendesinfektionsmittel* abwischen. Bei Allergikern kann der Einsatz von 70 %igem Ethanol erwogen werden, wogegen meist keine Allergie besteht. Die Desinfektion ist eigentlich nur bei *Bewohnern*, die *infektiös* oder *mit*

Erregern besiedelt sind, durchzuführen. Ansonsten reicht das Abwischen mit Wasser und z. B. Neutralreiniger, um eine Übertragung von Keimen ausreichend zu verhindern (unkritisches Medizinprodukt gemäß RKI-Empfehlung).

4.7.12.4 Tropfenbecher und Tablettenmörser

Medikamentenbehälter

Bei der Reinigung der Geräte (Mörser und Schale) und der Wochen- oder Tagesdosisbehälter steht die Entfernung von Medikamentenresten im Vordergrund. Eine gründliche *Reinigung*, am besten in der *Spülmaschine*, gewährleistet daher ausreichende hygienische Sauberkeit. Eine *Desinfektion* von Tropfenbechern oder Tablettenbehältern ist nur erforderlich, wenn die Gegenstände im Zimmer eines *Pflegebedürftigen* waren, der als *infektiös* oder *besiedelt* gilt. In diesem Fall werden die Gegenstände – falls kein Einmalmaterial – in ein Tauchbad mit Instrumentendesinfektionsmittel gelegt und nach Ende der Einwirkzeit gespült. Dieser Desinfektionsgang kann entfallen, wenn ein geschlossener Transport und das Abspülen in einer desinfizierend reinigenden Geschirrspülmaschine gewährleistet werden kann.

4.7.12.5 Fieberthermometer (ohne Einmalhüllen)

Axillare und sublinguale Messung

Wurde axillar oder sublingual gemessen, reicht in aller Regel die *Desinfektion* mit einem *alkoholischen Flächendesinfektionsmittel* aus. Hierzu wird das Thermometer satt nass gewischt oder in Desinfektionslösung eingelegt und nach Ende der Einwirkzeit mit einem sauberen Einmalhandtuch abgewischt. Das nachfolgende Abspülen mit Leitungswasser und Abtrocknen stellt die Einsatzbereitschaft wieder her.

Rektale Messung

Nach rektaler Messung ist mit deutlich höherer Verkeimung, u. a. mit Sporenbildnern, zu rechnen. Alkoholische Flächendesinfektionsmittel können in diesem Fall nicht empfohlen werden, schon gar nicht Händedesinfektionsmittel, die wegen der Rückfetter zudem eine Trübung des Glases verursachen können. Sofern also nicht Einmalthermometer oder Thermometer mit Schutzhüllen, die Einmalmaterial sind, verwendet werden, sollte hier eine Wischdesinfektion mit geeigneten, viruzid wirksamen vorgetränkten Tüchlein (Wipes) erfolgen. Alternativ kann ein Einlegen in *Instrumentendesinfektionsmittel* erfolgen und die Einwirkzeit beachtet werden. Digitale Thermometer werden nach den Messungen desinfizierend außen abgewischt – Herstellerangaben beachten! Pflegepersonen in der ambulanten Pflege reinigen nach rektaler Messung mit Toilettenpapier, Wasser und Spülmittel (Schutzhandschuhe!) mit abschließender Desinfektion.

4.7.13 Fußpflege

Können Utensilien wie Nagelschere und Feile nicht bewohnergebunden verwendet werden, muss zwischen den einzelnen Benutzern zumindest eine Desinfektion (mit Instrumentendesinfektionsmittel) durchgeführt werden. Besser sind sterilisierte Instrumente!

4.7.14 Umgang mit Verstorbenen

Verstorbene – kein erhöhtes Hygienerisiko

Der Körper des Menschen stellt nach Eintritt des Todes kein größeres Hygienerisiko dar als zu Lebzeiten. Bspw. sind Exkrete von Verstorbenen aus mikrobiologischer Sicht bzgl. des Risikos Fäkalien etwa gleichzusetzen. Hatte der oder die Betreffende eine Besiedlung oder Infektion, sind natürlich entsprechende Schutzmaßnahmen i. Abh. v. Erreger zu treffen. Bei der Versorgung von Verstorbenen, die auch das Entfernen von Kathetern und Sonden beinhalten kann, können als Schutzkleidung Handschuhe und Einmalschürze getragen werden. Leib- und Bettwäsche werden üblicherweise als »Exkret durchtränkt« gemäß TRBA 250 gehandhabt. Eine besondere Kennzeichnung als Leichenwäsche ist nicht erforderlich. Bestatter müssen bei ihrer Arbeit Schutzkleidung tragen.
Im Falle einer leicht übertragbaren Infektion müssen die Bestatter über den Totenschein verständigt werden, ob dies erforderlich ist, entscheidet der Arzt bei der Leichenschau.

Matratze und Bettgestell werden wie üblich aufbereitet, bei Infektionsverdacht, Besiedlung oder Infektion desinfizierend. In diesem Fall wird auch die Platte zur Aufbahrung bzw. die Kühlkammer abschließend desinfizierend gereinigt.

Die Bestattungsgesetze der einzelnen Bundesländer unterscheiden sich geringfügig. Verstorbene müssen mindestens 6 Stunden im Zimmer verbleiben, aber in der Regel nicht länger als 24 Stunden.

4.8 Das Hygienekonzept des ambulanten Pflegedienstes

Unterschiedliche Anforderungen

Hygienepläne in der ambulanten Pflege beinhalten zum einen Maßnahmen des Pflegepersonals in den Wohnungen der Pflegebedürftigen, zum anderen Maßnahmen in der Station, die u. U. auch eine ambulante Versorgung der Pflegebedürftigen mit Hilfsmitteln beinhaltet. Dabei sind die Ziffern 5.1 und 5.2 der TRBA 250 zu beachten. Auch hat die ambulante Pflege Eingang in § 35 IfSG gefunden und muss nun auch einen Hygieneplan (nicht nur Reinigungs- und Desinfektionsplan!) nach dem Stand der medizinischen Wissenschaft (also auf Basis der KRINKO-Empfehlungen) erstellen und aktuell halten.

4.8.1 Inventar von Sozialstationen

Gleiche Anforderung wie stationär

Das *Inventar* von Sozialstationen, ganz besonders *Gegenstände* zur ambulanten Versorgung Pflegebedürftiger, muss so beschaffen sein, dass es problemlos gereinigt werden und mit geeigneten Präparaten aus den Listen des Verbunds für angewandte Hygiene (VAH e. V) und – auf amtsärztliche Anordnung – des Robert Koch-Institutes desinfiziert werden kann. Die Oberflächen von *Einrichtungsgegenständen* müssen intakt sein, sie sollen möglichst fugendicht sein. *Schränke* und *Schubladen* sollten staubdicht schließen. Dies ist insbesondere erforderlich, wenn Arzneimittel, Verbandmittel und/oder Sterilgut gelagert oder Medizinprodukte aufbereitet werden. Bei Ambulanzbetrieb mit Verbandwechsel wird eine arbeitstägliche Desinfektion empfohlen.

Der Arbeitgeber muss auch hier Schutzkleidung gemäß der Risikobewertung stellen und in jedem Fahrzeug muss eine Ersatzmontur (Kasak, Hose) vorgehalten werden. Da die TRBA 250 auch fordert, dass ein geeignetes Behältnis zum Rücktransport der kontaminierten Kleidung bereitstehen muss, ist es sinnvoll, die Ersatzkleidung in einer Plastiktüte staubgeschützt aufzubewahren, die dann nach Anlegen der neuen Dienstkleidung als Behälter für die kontaminierte Wäsche gilt. Kontaminierte Kleidung muss vom Arbeitgeber desinfizierend aufbereitet werden, insofern gilt auch hier die Ziffer 4.2.7 der TRBA 250. Siehe hierzu auch Kapitel »Personalhygiene« (► Kap. 4.8.4.1).

4.8.2 Einrichtungen zum Waschen und Baden von Pflegebedürftigen

Fußboden und Wände sollten mit geeigneten Fliesen ausgestattet sein, d. h. sie sollten leicht abzuwischen und zu desinfizieren, zugleich aber rutschsicher sein. Badewannen und Waschschüsseln müssen gut zu desinfizieren sein.

4.8.3 Räume zur Aufbereitung von Medizinprodukten

Die Räume sollten so konzipiert sein, dass ausreichend Platz zur Durchführung der einzelnen Arbeitsgänge vorhanden ist. Die Arbeiten sollten möglichst im »Kreis herum« durchgeführt werden. Dabei sollte die Reihenfolge Grobreinigung, falls erforderlich Desinfektion, ggf. Nachreinigung, Inspektion und Prüfung, evtl. Verpackung, Sterilisation (bei Erfordernis) und Lagerung eingehalten werden. Lagerräume müssen trocken sein, Sterilgut ist vor Staub und UV-Licht geschützt aufzubewahren.

4.8.4 Hygieneplan

Wichtige Orientierungspunkte

Nachfolgend sind die wichtigsten Anhaltspunkte zur Erstellung eines Hygieneplans aufgeführt. Details zum Aufbau einzelner Dokumente siehe Kapitel 4.

Die *Gliederung* der einzelnen Anweisungen soll der der anderen Arbeitsanweisungen und der Pflegestandards des Pflegedienstes ähnlich sein. Die Anweisungen müssen aktuell sein und die individuelle Situation des Pflegedienstes widerspiegeln. Diese Forderung beinhaltet die Notwendigkeit einer Anpassung, z.B. an die Bedingungen einer Sozialstation, wenn vorgefertigte oder allgemein gefasste Hygienepläne verwendet werden sollen.

Mögliche Themen für den Hygieneplan sind in Tabelle 9 gelistet. Im Folgenden werden die einzelnen Punkte kurz kommentiert. Seit 5/2003 ist ein Rahmenhygieneplan ambulante Pflege erhältlich. Die ambulante Pflege kommt in § 35 IfSG vor und in Ziffer 5.1 der TRBA 250, es gibt aber noch keine eigene KRINKO-Empfehlung.

4.8.4.1 Personalhygiene

Genau wie im stationären Bereich gelten die TRBA 250 und die Richtlinien und Empfehlungen der KRINKO.

Die Dienstkleidung kann privat beschafft oder durch den Arbeitgeber im Sinne einer »Corporate identity« gestellt werden. Folgende Anforderungen sind zu stellen: helle Farbe, fusselfreies Material, möglichst glatte Stoffe, Waschbarkeit bei mindestens 40 °C, besser 60 °C. Ein kurzärmliges Oberteil, lange Hose, vorne geschlossene Schuhe mit Fersenriemen (zur Unfallverhütung) empfehlen sich und werden meist gewählt.

Tab. 4.4: Vorschlag zur Gliederung und den Inhalten eines Hygieneplans in der ambulanten und häuslichen Pflege gemäß § 35 IfSG und §§ 4,11 BiostoffV

Dokumente	Inhalte	Bezug
1. Personalhygiene	Berufskleidung, Schutzkleidung Tragen von Schmuck, Fingernägel Händehygiene hygienische Händedesinfektion	TRBA 250 KRINKO/RKI 2016
2. Meldepflicht	Adresse Gesundheitsamt interner Informationsplan	IfSG TRBA 250
3. Infektionen	Maßnahmen bei Besiedelung/ Infektion	KRINKO/RKI 2015/ 2022 IfSG
4. Grundpflege	Vorgehen beim Waschen, Rasieren etc.	TRBA 250
5. Injektionen und Infusionen	tätigkeitsbezogene Hygieneanweisungen	KRINKO/RKI 2011, TRBA 250
6. Harnwege und Inkontinenzmaterial	tätigkeitsbezogene Hygieneanweisungen	KRINKO/RKI 2015

Tab. 4.4: Vorschlag zur Gliederung und den Inhalten eines Hygieneplans in der ambulanten und häuslichen Pflege gemäß § 35 IfSG und §§ 4,11 BiostoffV – Fortsetzung

Dokumente	Inhalte	Bezug
7. Geräte und Instrumente	Aufbereitung, Desinfektion, Bereitstellung, Lagerung	MPBetreibV EN-Normen KRINKO/RKI 2012
8. Reinigungsplan	Anweisungen für das Reinigungspersonal, Schutzkleidung	KRINKO/RKI 2022
9. Desinfektionsplan	Zuständigkeitsbereiche, Zeitpunkt der Durchführung, Vorgehensweise bei Desinfektionsmaßnahmen, Desinfektionsmittel und deren Anwendungsbereiche	TRBA 250I VAH-Liste
10. Wäsche	Ver- und Entsorgung, Behälter	TRBA 250
11. Fahrzeug, Transportbehälter	Reinigungsplan, ggf. Desinfektion, Vorhaltung von Ersatzkleidung	KRINKO/RKI 2022 TRBA 250, Ziffern 4.2.7 Abs. 3 u. 4, 5.1
12. Abfallentsorgung	Korrekte Abfallentsorgung	Kommunale Regelungen LAGA-Merkblatt
13. Lebensmittel	Menü-Service	EG 852/2004

Die *Schutzkleidung* wird auch im häuslichen Bereich nach Bedarf und Information der Pflegebedürftigen und der Angehörigen angelegt und kann bestehen aus

- einer Einmalschürze aus Plastik (Kontaktschutz beim Waschen und Inkontinenzmaterialwechsel),
- einem Schutzkittel (Einmalmaterial oder mehrfach verwendbar, langärmlig mit Bündchen),
- Handschuhe (unsteril, für Portpunktion, Wundversorgung mit direktem Wundkontakt und Absaugen steril),
- Mund-Nase-Schutz (Berührschutz bei MRE oder beim Absaugen von Betreuten mit chronischer Hepatitis und HIV),
- FFP2-Maske mit Visier oder Schutzbrille bei Influenza und pandemischen Coronaviren.

Merke

Schutzkleidung dient neben dem Schutz des Pflegepersonals v. a. dem Schutz der nachfolgend betreuten Pflegebedürftigen.

Umgang mit Schutzkleidung

Saubere Schutzkleidung ist zweckmäßigerweise zusammengefaltet in einer Plastiktüte zu transportieren. Bei potenziell infektiösen Betreuten wird sie in der Diele der Wohnung angelegt, da dort die Kontaminationsgefahr am geringsten ist. Nach Durchführung der Pflegemaßnahmen wird sie dort auch wieder ausgezogen. Einmalkleidung wird in den Hausmüll, wiederverwendbare Schutzkleidung wird in die Plastiktüte zur Aufbereitung gegeben. Kann die Schutzkleidung in der Wohnung des Pflegebedürftigen aufbewahrt werden, darf sie mehrfach verwendet werden, laut TRBA 250 ist sie dann sicher kontaminationsgeschützt zu lagern. Sie sollte daher an einem Ort gelagert werden, an dem sie weder mit dem Pflegebedürftigen noch mit Angehörigen in Kontakt kommt.

Zur Händedesinfektion steht das *Desinfektionsmittel* in sog. *Taschenbehältern* zur Verfügung. Dabei ist zu beachten, dass die Flaschen auch bei korrekter Anwendung außen kontaminiert werden können. Sie sollten daher regelmäßig außen desinfiziert werden.

4.8.4.2 Internes Meldewesen

Hier muss festgelegt werden, auf welche Weise Informationen über die *Infektion* eines Betreuten bzw. einer Besiedlung mit *multiresistenten Erregern* an alle betroffenen Mitarbeiter weitergegeben werden können. Im Allgemeinen können solche Angaben während der *Übergabebesprechung* oder über das heute oft digitale *Tourenbuch* weitergeben werden. Kleine Checklisten können den Mitarbeitern helfen, die erforderliche Schutzkleidung zusammenzustellen.

4.8.4.3 Verhalten bei besiedelten oder infizierten Betreuten

Maßnahmen im häuslichen Umfeld

Wenig desinfizieren

Maßnahmen in den Wohnungen richten sich nach der Kooperativität des Betreuten und seiner Angehörigen. I. d. R. sind für das Pflegepersonal Maßnahmen zum Selbstschutz vollkommend ausreichend. Die Versorgung der Betroffenen wird, wenn möglich und erforderlich, an den Schluss der Tour gelegt.

Desinfektionsmaßnahmen sollten im häuslichen Bereich auf ein Minimum beschränkt werden. Meist ist keine Desinfektion erforderlich. Sinnvoll ist sie, wenn die Wohnung von *mehreren Personen* bewohnt wird, wobei eine Person an *infektiöser Gastroenteritis* erkrankt ist. In diesem Falle werden die Toilettenbrille und die Spültaste nach jeder Benutzung durch den Betroffenen desinfiziert.

Im Rahmen einer *MRSA-Sanierung* kann, wo möglich, Inventar desinfiziert oder durch mehrfache Reinigung abgereichert werden. Im Allgemeinen ist eine gründliche Reinigung sowie die 60 °C-Wäsche der getragenen Kleidung ausreichend. Der Zeitpunkt dieser Maßnahmen hängt vom Gesamtverlauf der Sanierung ab (► Kap. 4.7.9.2).

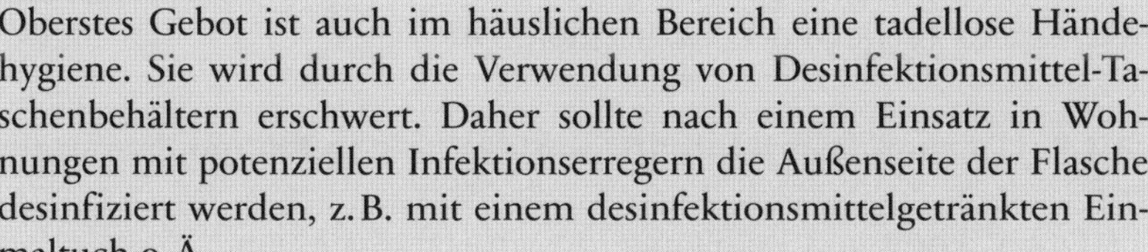

Merke

Oberstes Gebot ist auch im häuslichen Bereich eine tadellose Händehygiene. Sie wird durch die Verwendung von Desinfektionsmittel-Taschenbehältern erschwert. Daher sollte nach einem Einsatz in Wohnungen mit potenziellen Infektionserregern die Außenseite der Flasche desinfiziert werden, z. B. mit einem desinfektionsmittelgetränkten Einmaltuch o. Ä.

Maßnahmen im Bereich der Sozialstation/im Pflegestützpunkt
Größere Sozialstationen unterhalten gelegentlich einen sog. Ambulanzbetrieb, in dem Pflegebedürftige ambulant betreut werden, d. h. Verbände gewechselt bekommen oder gebadet werden. Auch hier werden infizierte oder keimbesiedelte Patienten nach Möglichkeit zuletzt versorgt. Abschließend wird der Behandlungsraum oder das Bad desinfiziert.

4.8.4.4 Injektionen und Infusionen

Hygiene wie stationär

Im Rahmen der Vorbereitung von Injektionen und Infusionen wird eine *hygienische Händedesinfektion* durchgeführt. Die Haut des Pflegebedürftigen wird mit *geeigneten Hautdesinfektionsmitteln* und wie in Kapitel 4.7.3 beschrieben desinfiziert.

4.8.4.5 Aufbereitung von Geräten und Instrumenten

Medizinprodukte

Der Transport in Folien verpackter, *steriler Instrumente* muss so erfolgen, dass die *mechanische Einwirkung* auf die *Folienverpackung* möglichst *gering* ist und ein *Staubschutz* besteht. Der Rücktransport *gebrauchter Instrumente*, sofern sie nicht als Einmalinstrumente vor Ort entsorgt werden, sollte in *durchstichsicheren, flüssigkeitsdichten und bruchsicheren Behältern*, z. B. Gefrierdosen, erfolgen. Die Behälter müssen gut zu reinigen und zu desinfizieren sein. Eine Grobreinigung, z. B. mit Zellstoff oder Einmaltüchern kann bereits vor Ort erfolgen. Abschließend werden die Instrumente trocken in den Behälter gelegt. Dieser wird dicht verschlossen. Im Bereich der Station werden die Instrumente sterilisiert, wobei dieselben Vorgaben wie für stationäre Einrichtungen gelten.

4.8.4.6 Harnwegskatheter

Hier gelten die gleichen Vorgaben wie für stationäre Einrichtungen (▶ Kap. 4.7.6.1 und ▶ Kap. 4.7.6.2).

4.8.4.7 Reinigungsplan

Der Reinigungsplan legt Reinigungsintervalle für Inventar (innen und außen) und Fußböden der Sozialstation fest.

4.8.4.8 Flächendesinfektion/Desinfektion von Pflegehilfsmitteln

Zur Desinfektion und Reinigung müssen Handschuhe mit Stulpen (wiederverwendbare Artikel) getragen werden.

Folgende *Räume* bzw. Flächen sollten routinemäßig desinfiziert werden:

- Öffentliche Toiletten,
- Ambulanzraum,
- Badezimmer,
- Aufbereitungsraum nach abgeschlossener Aufbereitung.

Pflegehilfsmittel, die gebraucht auf die Station zurückkommen, z. B. Gehstützen, Nachtstühle, Steckbecken, Flaschen, Nierenschalen, Rollstühle u. a. werden vor der Neuausgabe mit Desinfektionsmittellösung abgewischt.
Badewanne und Badelifter in der Sozialstation werden nach jeder Benutzung desinfizierend gereinigt.

Beachte

Für die Fläche ist nur noch die Wischdesinfektion erlaubt (GefStoffV), keine Sprühdesinfektion. Als Alternative können Desinfektionsmittel wie Wasserstoffperoxid vernebelt werden, ein solches Verfahren hat auch Eingang in die RKI-Liste gefunden.

4.8.4.9 Entsorgung

Mülleimer meist ausreichend

Spitze, scharfe und zerbrechliche Gegenstände wie bspw. Kanülen oder »Blutzuckerlanzetten« dürfen nur sicher umschlossen in den Hausmüll gegeben werden. Dazu eigenen sich z. B. Hartplastikbehälter mit Verschlussmöglichkeit oder Schraubverschluss bzw. speziell dafür vorgesehene Kanülenabwurfbehälter. Nach Möglichkeit sollte in der Pflegeeinrichtung und im Haushalt der Pflegebedürftigen auf Mülltrennung geachtet werden.

4.8.4.10 Haushaltsreinigung

Einige Pflegedienste bieten hauswirtschaftliche Leistungen an. Dabei werden i. d. R. Putzutensilien und Reiniger in der Wohnung des Pflegebedürftigen benutzt. Als Schutzkleidung für das hauswirtschaftliche Personal sind Handschuhe mit Stulpen und ggf. Einmalschürzen vorgesehen (TRBA 250).

4.8.4.11 Wäschereinigung

Wäsche, die durch Ausscheidungen oder Wundsekrete verunreinigt ist, soll mindestens bei 60 °C, besser bei 90 °C gewaschen werden. Da heute manchmal nur 30°-Wäsche möglich ist, muss ggf. durch Einlegen vorgereinigt werden. Pflegebedürftige sollten sich aber bevorzugt weniger empfindliche Wäsche zulegen.

Sichtbar kontaminierte Wäsche mit Handschuhen in die Maschine geben oder anschließend die Hände waschen, besser desinfizieren.

4.8.4.12 Lebensmittelhygiene

Absprache mit Betreuten oder Angehörigen

Lebensmittel nach Verpackungsangabe lagern. Abgelaufene und angebrochene Lebensmittel in fraglichem Zustand aus dem Kühlschrank entfernen. Das Einverständnis des Pflegebedürftigen oder Angehörigen muss vorliegen. Die Temperatur im Kühlschrank soll 4 bis 8 °C betragen. Auf *Schädlingsbefall* in der Küche achten (▶ Kap. 5.12).

Vor dem Umgang mit Lebensmitteln werden die Hände gewaschen, ggf. desinfiziert. Kleinere Handverletzungen werden mit flüssigkeitsabweisendem Pflaster abgedeckt oder durch Einmalhandschuhe geschützt. Arbeitsflächen eventuell vor Gebrauch, stets aber nach Gebrauch mit frischen, sauberen Lappen gründlich reinigen.

Hinweis für Tagespflegeeinrichtungen: Sie liegen in der Risikobewertung zwischen ambulanten Diensten und stationären Einrichtungen. I. d. R. orientieren sich die Hygienemaßnahmen an den stationären Einrichtungen, gemeinsame Zubereitung von Lebensmitteln kann meist als haushaltsähnlich betrachtet werden.

5 Empfehlungen für die Hauswirtschaft

5.1 Personalhygiene in der Hauswirtschaft

Für die *Arbeitskleidung* gelten grundsätzlich die gleichen Bedingungen wie beim Pflegepersonal. Sie sollte von heller Farbe und bei 40 bis 60 °C waschbar sein, um auch stärkere Anschmutzungen wirkungsvoll entfernen zu können.

Schutzkleidung

Schutzkleidung für das Hauswirtschaftspersonal besteht gemäß *TRBA 250* aus Handschuhen mit Stulpen, wenn Reinigungs- oder Desinfektionsarbeiten durchgeführt werden. Ggf. kann eine flüssigkeitsdichte Schürze (auch Einmalschürze) angelegt werden.

Weitere Schutzkleidung kann im Vollzug der *Gefahrstoffverordnung* beim Ansetzen von Desinfektionsmittellösungen erforderlich sein. Ob bspw. eine Schutzbrille angelegt werden muss, geht aus den Sicherheitsdatenblättern bzw. Betriebsanweisungen nach § 14 Gefahrstoffverordnung zum jeweiligen Präparat hervor. Diese Betriebsanweisung muss z. B. im unreinen Arbeitsraum aushängen oder schnell per Computer zugänglich sein.

Beim Auftreten von *Besiedlungen* oder *Infektionen*, bei denen seitens der Hygienebeauftragten besondere Schutzkleidung angeordnet wurde, erhalten auch die Reinigungskräfte eine entsprechende Ausstattung. Allerdings tragen sie weiter ihre Handschuhe mit Stulpen, die desinfiziert werden können und mehrfach verwendbar sind.

5.2 Gebäudereinigung – Organisation und Methoden

Reinigung in Heimen meist ausreichend

Zur korrekten Durchführung der Gebäudereinigung wird der sog. *Reinigungsplan* erstellt. Dieser Reinigungsplan wird üblicherweise einfach und übersichtlich in Tabellenform erstellt. Als Format bietet sich »DIN A4 quer« oder ein größeres Format an. Im Allgemeinen müssen die bereits vorhandenen Reinigungspläne lediglich überprüft und ggf. aktualisiert werden. Reinigung ist in Einrichtungen gemäß § 35 und 36 IfSG der Desinfektion vorzuziehen, jene findet aber bei Bedarf als gezielte Desinfektion statt und soll so auch im Reinigungs- und Desinfektionsplan Erwähnung finden.

Reinigung tötet nicht alle Keime

Die Reinigung hat das primäre Ziel, Flächen *optisch sauber* zu halten. Die nach einer Reinigung festgestellte *Keimreduzierung* beruht auf der Entfernung keimbehafteter Partikel wie Hautschuppen, Lebensmittelreste und Staub. Daher können bereits frisch gewaschene Wischtücher, die mit Leitungswasser befeuchtet wurden, einen auf die Fläche bezogenen keimreduzierenden Effekt haben. Eine Keimabtötung findet – wenn überhaupt – zufällig statt, v. a., wenn fettlösende, saure oder alkalische Reiniger benutzt werden. Die erreichbare Keimreduktion liegt bei etwa 50 bis 80 %, bei intensiver mechanischer Bearbeitung mit fettlösendem Reiniger und feuchten Tüchern auf sehr glatten Flächen bei maximal 80 %. Keime überleben teilweise auf den Putzutensilien und in der Reinigungsflüssigkeit. Auch die auf der Fläche verbliebenen Keime bleiben größtenteils aktiv.

Merke

Normalerweise ist die herkömmliche Reinigung in Pflegeeinrichtungen und Wohngruppen völlig ausreichend, der haushaltsähnliche Charakter mit der entsprechenden Keimflora sollte erhalten bleiben. Bei besonders infektionsanfälligen oder mit multiresistenten Keimen besiedelten sowie infektiösen Bewohnern ist eine Desinfektion der Flächen im Hauptaufenthaltsbereich – zumindest der Hand- und Hautkontaktstellen, soweit von den Inventareigenschaften her möglich – vor allem bei geplanten MRSA-Sanierungen sinnvoll und angemessen.

In diesen Fällen wird das *Zimmer* der betroffenen Bewohner an den *Schluss der Reinigungsarbeiten* im Wohnbereich bzw. auf der Station gesetzt, um ausreichend Zeit für das korrekte Anlegen der Schutzkleidung zu haben und die Krankheitserreger nicht in andere Räume zu tragen. Die daran unmittelbar anschließende Aufbereitung der Reinigungsutensilien hilft zusätzlich, eine *Keimverschleppung* innerhalb der Einrichtung zu *vermeiden.*

Reinigungspläne

Reinigungspläne erstellen

Aufgrund der Forderung der KRINKO 2022 ist für die einzelnen Bereiche der Einrichtung, soweit nicht bereits vorhanden, eine Risikobewertung vorzunehmen und danach Reinigungs- und Desinfektionspläne aufzustellen. Solche Bereiche sind bspw.:

- Verwaltungsräume (Büros),
- Verkehrsflächen wie Korridore, Vorhalle u. ä.,
- Zimmer in den Wohnbereichen (mit Nasszellen),
- Wohnbereichs- bzw. Stationsbäder,
- Wohnbereichs- oder Teeküchen,
- Pflegeraum unrein und Entsorgung,

- Pflegeraum rein, Wäschelager, Einbauschränke,
- Gemeinschaftsräume,
- öffentlich zugängliche Toiletten,
- Außenanlagen.

Hier werden jeweils Maßnahmen, Intervalle, Methoden und benötigte Präparate sowie die Ausführenden festgelegt. Dazu können auch die Schutzstufen nach TRBA 250 herangezogen werden. Während in der Schutzstufe 1 (ohne Blutabnahme etc., z. B. Flure, Warteräume etc.) eine Regelreinigung ausreichend ist, sollte in der Schutzstufe 2 (mit invasiven Maßnahmen) eine Regeldesinfektion erwogen, auf jeden Fall aber eine gezielte Desinfektion eingestellt werden.

Für die *Gebäudereinigung* stehen unterschiedliche *Methoden* zur Verfügung.

5.2.1 Innenreinigung, Fußböden

Einpflege oder Grundpflege

Reinigungsmethoden

Pflegefilme unterstützen Optik und Trittsicherheit des Fußbodens. Eingesetzte Reiniger und ggf. erforderliche Desinfektionsmittel müssen sich chemisch mit dem Pflegefilm vertragen. Die Entfernung abgenutzter Pflegefilme sollte möglich sein.

Feuchtwischen

Staubbindendes, einmaliges Wischen glatter Bodenbeläge mit leicht feuchten Wischtüchern oder mit ölig präparierten Reinigungstüchern. Beseitigt Staub, Staubflaum (»Wollmäuse«, »Fusselballen«) und trockenen Grobschmutz (Zigarettenstummel, Splitsteine, Bonbonpapier etc.), jedoch kaum potenzielle Krankheitserreger und fett- oder zuckerhaltige Verschmutzungen.

Hochdruckreinigung

Wegen dem möglichen Verspritzen von potenziellen Krankheitserregern sollen Hochdruckreiniger nur noch im Außenbereich eingesetzt werden.

Kehren

Trockene, mechanische (manuelle oder maschinelle) Entfernung von aufliegendem, d. h. gering fetthaltigem Schmutz wie Staub, Sand, Laub, Papierknäueln, Split, Zigarettenkippen u. ä. Mit geringen Staubrückständen ist zu rechnen. Kehrsaugen ist eine Kombination aus Kehren (durch Bürsten an der Maschine) und Aufsaugen von Staub und Schmutz. Die Keimreduktion entspricht in etwa der Reinigung.

Merke

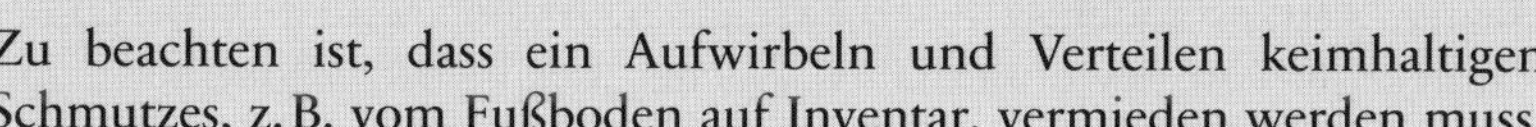

Zu beachten ist, dass ein Aufwirbeln und Verteilen keimhaltigen Schmutzes, z. B. vom Fußboden auf Inventar, vermieden werden muss.

Nasswischen
Manuelle Nassreinigung mit Wischmopp oder -tuch zur Beseitigung von fett- und zuckerhaltigen Verschmutzungen (Getränkeflecken, Straßenschmutz etc.).
Dem Wischwasser kann Reiniger, Wischpflege (für Glanz) oder Desinfektionsmittel beigefügt werden.

Nasswischen einstufig
Der Belag wird in einem Arbeitsgang mit mehr oder weniger feuchten Reinigungstextilien (Mopp, Wischbezug, Scheuer- oder Wischtuch, Vliestuch) gewischt. Restflüssigkeit lässt man abtrocknen. Der Erfolg ist begrenzt, daher nur bei leichter Verschmutzung einsetzbar, die Keimreduktion ist abhängig von den verwendeten Zusätzen.

Nasswischen zweistufig
Die Zweistufenmethode stellt das klassische Nasswischverfahren dar. Im ersten Arbeitsgang wird mit sehr feuchten Reinigungstextilien so viel Reinigungsflüssigkeit ausgebracht, dass wasserlösliche Verschmutzungen aufgeweicht und angelöst werden. Im zweiten Arbeitsgang wird die Restflüssigkeit mit einem frischen Mopp wieder aufgenommen.

Merke

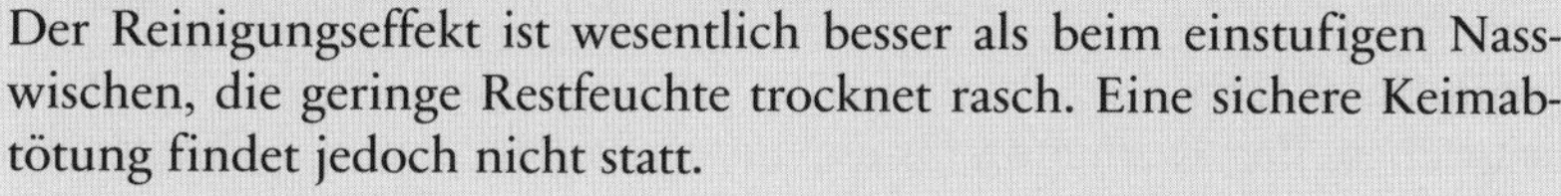

Der Reinigungseffekt ist wesentlich besser als beim einstufigen Nasswischen, die geringe Restfeuchte trocknet rasch. Eine sichere Keimabtötung findet jedoch nicht statt.

Nassscheuern
Ausgiebige, ggf. maschinelle Fußbodenreinigung mit Bürsten oder Reinigungspads und Reinigungslösung zur Beseitigung hartnäckiger Verschmutzungen.

Polieren
Entspricht dem bekannteren »Bohnern«. Maschinelle Behandlung mit Bürsten oder Pads (Bodenreinigungsscheiben) auf unbehandelten oder mit Pflegemittel behandelten Fußbodenbelägen. Je nach Art der Pflegesubstanz kann ein Glanzeffekt erzielt werden. Die Trittsicherheit darf dabei nicht eingeschränkt werden.

Routinereinigung

Laufende Reinigung/Unterhaltsreinigung

Routinereinigungen sind sich wiederholende Reinigungsarbeiten in festgelegten Zeitabständen, z. B. arbeitstäglich. Analog wird für die tägliche Desinfektion von bewohnernahen Flächen der Begriff »Routinedesinfektion« gewählt.
Häufiger gebrauchte Synonyme sind *»Laufende Reinigung«* und *»Unterhaltsreinigung«*.

Saugen

Entfernung trockener, nicht klebender Verschmutzungen mittels Staubsauger. Hautschuppen mit anhaftenden Keimen werden gut entfernt, daher Keimreduktion ohne Abtötung. Der Staubsauger sollte einen Mikrofilter haben, um eine erneute Aussaat der potenziellen Erreger zu vermeiden.

Shampoonieren

Nass- und Trockenshampoonieren

Reinigen des Teppichs mit Bürstenmaschinen, die Shampoolösung ausbringen und den entstandenen Schaum mit dem gebundenen Schmutz wieder absaugen. Je nach Shampoo wird unterschieden in:

- Nassshampoonierung: Das Aufbringen nassen Schaums ist die reinigungsaktivste Methode. Sie kommt im Rahmen der Grundreinigung aufgeklebter oder gespannter Teppiche zum Einsatz. Bevor der Teppich wieder begangen werden kann, muss er vollständig trocknen. Keimreduktion, bei verlängertem Trocknungsprozess sekundäre Keimvermehrung denkbar, darunter eventuell Schimmelpilze.
- Trockenshampoonierung: Hier wird relativ trockener Schaum verwendet. Die Methode ist zur Zwischenreinigung oder bei feuchtigkeitsempfindlichen Teppichen geeignet. Der Reinigungseffekt ist geringer als bei der Nassshampoonierung.

Sprühextraktion

Einsprühen der Reinigungslösung unter Druck, ggf. mit Bürsten, bei gleichzeitigem Absaugen der verschmutzten Lösung. Diese Methode ist zur Grundreinigung geeignet. Keimreduktion etwa 80 %, keine sichere Keimabtötung.

5.2.2 Reinigung von Inventar, Decken und Wänden

Bestücken (Befüllen)

Das Auffüllen der Einmalhandtuch-, Seifen-, Desinfektionsmittel- und Hautpflegemittelspender gehört zu den Aufgaben externer Dienstleister und/oder des hauswirtschaftlichen Personals.

Hinweis

Bei der Erstellung von *Leistungsverzeichnissen für externe Dienstleister* und *Arbeitsanweisungen für internes Reinigungspersonal* ist darauf hinzuweisen, dass die Spender beim Befüllen auch gereinigt werden. Hierzu können meist auch Reinigungsintervalle angegeben werden. Sofern vom Hersteller nicht anders vorgegeben, erfolgt die Reinigung mit lauwarmem Wasser. Nach Neubestückung einige Hübe ins Leere geben, um Restwasser zu entfernen.

Für die Desinfektionsmittelspender geben die Hersteller von Desinfektionsmitteln oder die Hersteller der Spender Arbeitsanweisungen zur Reinigung und somit zur korrekten Aufbereitung heraus. Auch die ggf. eingesetzte Anmischanlage für Flächendesinfektionsmittel ist korrekt zu warten und wenigstens einmal im Jahr mikrobiologisch auf Kontamination zu beproben.

Entstauben (Abstauben)
Staubentfernung mit Staublappen oder mit Staubsauger (effektiver). Spinnweben werden mit einem geeigneten Besen oder dem Staubsauger entfernt.

Feuchtreinigung
Verschmutzungen werden manuell mit einem feuchten Lappen oder Schwammtuch entfernt. Statt Wasser kann auch eine fettlösende und reinigende Substanz (Glasreiniger, Möbelpolitur) verwendet werden. Wenn eine Möbelpolitur ätherische Öle, z. B. Teebaumöl enthält, wirkt sie antibakteriell, ohne allerdings sicher die Keimreduktion der Desinfektion zu erreichen. Für entsprechend robuste Oberflächen können heute Fertigtücher (Wipes) aus Packungen oder Eimern herangezogen werden.

Glasreinigung
Reinigung von Glasflächen unter Verwendung eines geeigneten Glasreinigungsmittels. Durch die Fettentfernung (Fingerabdrücke!) wird auch ein Teil der aufgelagerten Keime entfernt.

Griffspuren/Spritzer/Flecken entfernen
Griffspuren, Spritzer oder hartnäckige Flecken werden punktuell und gezielt durch Feucht- oder Nassreinigung mit geeigneten Lösungsmitteln entfernt. Ggf. ist das Nachtrocknen und Polieren erforderlich. Mit der Entfernung fetthaltiger Griffspuren werden auch Keime (Hautflora und transiente Flora, wie z. B. Darmkeime) von Oberflächen entfernt.

Nassreinigung
Reinigungs- oder Schwammtuch werden nass verwendet. Ggf. wird nachgetrocknet, dabei wird ein frisches Tuch oder ein Leder eingesetzt.

Verneblung
Durch Verneblung von Wasserstoffperoxid (H_2O_2) kann eine zusätzliche Keimreduktion von 75 bis 99 %vor (Personalschutz) oder nach Wischdesinfektion erzielt werden. 2013 wurde das Verfahren in die RKI-Liste aufgenommen, wobei allerdings ein Validierungskonzept über Standort des Verneblungsgeräts im zu desinfizierenden Raum, ggf. Hilfsgeräte wie Ventilatoren, Temperaturbereich, Luftfeuchtebereich und entsprechende Messverfahren sowie Arbeitsanweisungen zu erstellen ist. Das erfasste Erregerspektrum ist konzentrationsabhängig und daher müssen Anbieter Begutachtungen mit Konzentration/Wirkungsrelationen vorlegen können. Die Einwirkzeit beträgt i. d. R. 90 bis 120 Minuten. Die Arbeitsanweisungen umfassen auch die nach GefStoffV erforderlichen Personalschutzmaßnahmen. Chemoindikatoren erlauben die Kontrolle jeder einzelnen Verneblungsaktion, insbesondere, welche Bereiche auch innerhalb von Möbeln vom Wasserstoffperoxid erreicht wurden. Das Verfahren bietet sich an als zusätzliche Desinfektionsmaßnahme bei hochkontagiösen Erregern wie Noroviren und wenn es auf präzise flächendeckende Desinfektion ankommt, z. B. bei 3MRGN und 4MRGN, LVRE sowie Acinetobacter. Zuvor sollte das Verfahren mittels Bioindikator (Geobacillus stearothermophilus) geprüft und mittels Validierung der Aufstellungsort des Gerätes im Raum ermittelt sein.

Merke

Soll die Gebäudereinigung fremd vergeben werden, sollten sich Hauswirtschaftsleitung und Hygienebeauftragte gemeinsam überlegen, welche Aufgaben den Mitarbeitern des Dienstleisters übertragen werden sollen und wie viel Zeit dabei zur Verfügung stehen muss. Die Aufbereitung von Medizingeräten obliegt dabei in aller Regel dem Pflegepersonal. Zu beachten ist die Koordinationspflicht nach DGUV. Sie beinhaltet die Verständigung der Mitarbeiter des Dienstleisters, wenn besondere Infektionsrisiken vorliegen.

5.3 Gebäudereinigung – relevante Keime

Bereiche und Farben

Bezüglich der Keimbelastung kann der Wohnbereich bzw. das Patientenzimmer in verschiedene Belastungskategorien eingeteilt werden. Diese werden mit verschiedenfarbigen Wischtüchern gereinigt. Verwendet werden können zum Beispiel blaue Tücher für Zimmerinventar, gelbe für den Sanitärbereich und rote für die Toilette. Entsprechende Reinigungslösungen befinden sich in gleichfarbigen Eimern.

5.3.1 Zimmer, Gemeinschaftsräume

Haut- und Rachenflora

Im unmittelbaren Wohnbereich bzw. Hauptaufenthaltsbereich der Heimbewohner ist hinsichtlich des Keimvorkommens mit Hautkeimen und Bakterien aus dem Nasen-Rachenbereich der Bewohner zu rechnen. Normalerweise können sich die Erreger aufgrund der Trockenheit nicht mehr vermehren, jedoch gewisse Zeit auf Flächen und Stoffen überleben. Eine Ausnahme bilden Speisereste, die oft einen guten Nährboden für Keime (Nahrung und Feuchtigkeit) bieten.

Merke

Wegen des hohen Erregergehaltes von Exkrementen, anderen Körperflüssigkeiten, vor allem bei Besiedlungen und Infektionen, und den potenziell gefährlichen Viren im Blut sind die Flächen bei diesen Kontaminationen gezielt zu desinfizieren.

5.3.2 Sanitärbereich

Darmkeime
Wasserkeime

Im Sanitärbereich finden sich außer den Keimen der Haut- und Rachenflora die transiente Hautflora (nicht zur Hautflora gehörende, mit den Händen aufgenommene Erreger) und natürlich Wasser- und Darmkeime. Die Keimzahl ist hier aufgrund der erhöhten Feuchtigkeit meist höher als im Wohnbereich. Kalkablagerungen von hartem Wasser, verkrustete Seifenreste und Zahnpastaspuren sind zusätzliche »Verstecke« für Keime.
Auf Schimmelbefall ist zu achten, zu melden und sollte fachmännisch behoben werden.

Wichtig – Pflege der Armaturen

In Gegenden mit hartem Wasser ist es daher ratsam, dass Perlatoren (im Wasserhahn eingebaute »Siebe«, die den Strahl »voll« werden lassen) regelmäßig entkalkt werden oder aber durch sog. Strahlregler, die weniger anfällig für Verkalkungen sind, ersetzt werden. Auf eine regelmäßige Entkalkung ist auch bei den Duscharmaturen zu achten. Hier genügt meist schon ein Blick auf den Brausekopf. Sind die kleinen Öffnungen mit Krusten umgeben, und werden Wasserstrahlen nach der Seite abgelenkt, ist die Entkalkung dringend erforderlich. Das Intervall, in dem die Perlatoren oder Strahlregler auf Verkalkung geprüft werden müssen, wird im Wassersicherheitsplan festgelegt. Salat- und Spülbrausen in der Küche nicht vergessen, genauso wenig wie z.B. Schläuche und Armaturen für Kneipp-Güsse.

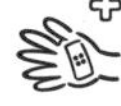

Spezieller Pflegehinweis

Wird der Sanitärbereich von mehreren Heimbewohnern benutzt, und leidet eine der Personen an Dornwarzen oder einer Fußpilzinfektion, muss eine Desinfektion erfolgen. Dies gilt v.a. für den Fußboden des Sanitärbereichs, das Duschbecken und die Badewanne.

Stückseifen sind oft keimbelastet

Die von älteren Menschen häufig bevorzugten Stückseifen können trotz ihrer reinigenden Wirkung keimbelastet sein. Dies ist von Relevanz, wenn ein mit multiresistenten Keimen besiedelter oder infizierter Bewohner die Seife gemeinsam mit anderen Heimbewohnern benutzt. Nach Abschluss der Dekontamination bzw. Sanierung sollte daher auch die Seife ausgetauscht werden. Personal eines ambulanten Pflegediensts nutzt entweder eigene Waschlotion oder desinfiziert sich nach Gebrauch einer Stückseife die Hände.

5.3.3 Toiletten

Toilettenbereich – größtes Keimspektrum im Wohnbereich

Im Toilettenbereich – v.a. in Toilettenbecken und deren unmittelbarer Umgebung – finden sich das größte Keimspektrum und die höchsten Keimzahlen im gesamten Wohnbereich. Die Betätigung der Spülung bei offenem Toilettendeckel setzt beachtliche Mengen an Darmbakterien frei. Durch den Wasserstoß werden mit Aerosol oder sichtbaren Wassertropfen Bakterien aus dem Becken herausgeschleudert, die sich durch Aerosolablagerung in der Umgebung niederlassen. Spuren von Urin und Kot erhöhen zudem die Keimzahl.

Der routinemäßige Einsatz von *Desinfektionsmitteln* kann auf die *öffentlichen* (auch von Besuchern genutzten) *Toilettenanlagen* beschränkt werden. In Gegenden mit kalkhaltigem Wasser empfiehlt es sich, die Sanitäreinrichtungen regelmäßig zu entkalken, hierzu ist ein saurer Sanitärreiniger geeignet.

Nasszellen, die von den *gleichen* Bewohnern/Patienten genutzt werden, können mit herkömmlichen *Sanitärreinigern* gesäubert werden. Hier ist die *Desinfektion* nur im Falle einer *Infektion,* z.B. einer Salmonellose, oder zur Keimreduktion bei MRGN und VRE erforderlich. Erreger von Harnwegsinfektionen machen i.d.R. keine Desinfektionsmaßnahmen notwendig. Bei anderen Krankheitserregern kann die Desinfektion im Einzelfall angeordnet werden.

Der Rahmenhygieneplan verschiedener Bundesländer empfiehlt in *Doppelzimmern* eine routinemäßige *Desinfektion* der *Nasszelle.*

5.3.4 Durchführung der Reinigung aus hygienischer Sicht

Das R-Prinzip der Reinigung: richtige Reihenfolge

In den Zimmern der Bewohner oder Betreuten werden zunächst die *Oberflächenarbeiten* durchgeführt. Hierzu werden mit Wasser und Reinigungsmittel Getränkerückstände, z.B. Ränder von Kaffeetassen und Speisereste sowie Krümel entfernt.

In Zimmern mit entsprechend disponierten Bewohnern empfiehlt sich die Inspektion der Möbel (Angehörige oder Betreuer befragen und Erlaubnis einholen), da manche Bewohner Lebensmittel in Schubladen horten. Werden *verdorbene* oder *verschimmelte Lebensmittel* gefunden, reicht es nach der Entfernung meist aus, die betroffene *Schublade* zu *reinigen*, bei Abwehrgeschwächten desinfizierend auszuwischen.

Richtige Reinigungsutensilien und ...

Die *Fußbodenreinigung* wird mit Wischmopps und Reinigungslösung oder ölgetränkten Tüchern oder Mikrofasertücher und -mopps durchgeführt. Es findet jedoch nur eine mäßige Keimreduktion und keine relevante Keimabtötung statt.
Glatte Bodenbeläge wie PVC oder Linoleum können ohne größeren Aufwand vollständig gezielt desinfiziert werden.

Teppiche werden alle ein bis zwei Tage gesaugt, Flecken sollten entfernt werden. Eine gezielte Desinfektion, z. B. mit gebrauchsfertigen alkoholischen Flächendesinfektionsmitteln ist nur erforderlich, wenn Erbrochenes, Urin oder Kot auf den Teppich gelangt sind. Wegen der fettlösenden Eigenschaft der Alkohole und der schnellen Einwirkzeit ist diese Präparategruppe nach der Grobreinigung für diesen Zweck am besten geeignet (Herstellerhinweise beachten!).

Merke

Aus mikrobiologischer Sicht enthält Kot die meisten Keime, gefolgt von Erbrochenem und Urin (ohne Harnwegsinfekt).

Grobe Verunreinigungen werden zunächst mit Einmaltüchern aufgenommen (Handschuhe tragen!). Das Präparat wird danach satt aufgesprüht bzw. die Fasern getränkt. Nach Ablauf der Einwirkzeit wird mit einem stabilen, sauberen Wischtuch nachgewischt, das anschließend in die Schmutzwäsche gegeben wird. Eine Fleckentfernung kann sich anschließen, wobei – v. a. bei Kot – von überlebenden Keimen auszugehen ist.

Nach Beendigung der Arbeiten im Zimmer wird der *Sanitärbereich* mit einem anderen, frischen Tuch gereinigt. Dabei ist so vorzugehen, dass zunächst die Ablage, dann die Wasserarmatur, das Becken und zuletzt der Ausguss mit demselben Tuch gereinigt werden. Anschließend wird es zur Aufbereitung abgelegt.

Abschließend erfolgt die Reinigung der *Toilette.* Hierbei werden zunächst sichtbare Verunreinigungen mit einem desinfektionsmittelgetränkten Einmaltuch entfernt. Dann wird in dieser Reihenfolge gereinigt bzw. desinfiziert:

1. der Spülkasten mit dem Abzugshebel,
2. der Toilettendeckel außen,
3. die Toilettenbrille oben,
4. das Äußere des Toilettenbeckens,
5. unter der Brille,

6. die Unterseite des Toilettendeckels,
7. das Innere des Toilettenbeckens.

Auch dieses Wischtuch wird zur Aufbereitung abgelegt. Abschließend erfolgt die Reinigung, falls erforderlich die Desinfektion des Fußbodens.

Alle Lappen werden für jedes Zimmer ausgetauscht. Man sollte sich darüber klar sein, dass die Keimzahl im Wischtuch mit jedem Einsatz steigt.

Merke

Bei abwehrgeschwächten Heimbewohnern und Patienten mit Wunden und ausgedehnten Hauterkrankungen sollten stets frische Wischtücher verwendet werden. Bestehen Wundinfektionen, sind die Tücher nach Abschluss der Reinigungsarbeiten aufzubereiten.

Nachbereitung

... richtig richten (für den nächsten Einsatz)

Wischmopps und -tücher werden in Pflegeeinrichtungen, v.a. bei Ausbrüchen von Gastroenteritis u.ä. zur desinfizierenden Wäsche (60 °C plus desinfizierendes Waschmittel oder besser 90 °C mit entsprechender Haltezeit) gegeben. Nach der Wäsche ist darauf zu achten, dass die Wischmopps und -tücher vollständig trocknen und staubfrei gelagert werden. Wischtextilien sollten grundsätzlich maschinell getrocknet werden.

Feucht gelagerte Reinigungsutensilien können, ausgehend v.a. von Wasserkeimen, über Nacht mit einer großen Keimzahl besiedelt werden. In diesem Fall führt ihr Einsatz i.d.R. zu einem bakteriologisch schlechteren Ergebnis, als dies vor der Reinigung der Fall war (▶ Abb. 5.1). Die übrigen Reinigungsutensilien werden abgewischt, gesäubert und anschließend gleichfalls getrocknet.

Werden Wipes verwendet, gilt »Ready to use and just in place«, d. h, die gebrauchsfertigen Tücher sollten in Griffweite oder zumindest im gleichen Raum liegen, damit ein schneller Zugriff erfolgen kann.

Dokumentation

Dokumentation gegen Vergessen

Die *täglich* durchgeführten *Arbeiten* sollten – wenn überhaupt – *summarisch* und nicht allzu detailliert *dokumentiert* werden. Hygienebeauftragte können sich vom Reinigungserfolg mittels sensorischer Überprüfung, ggf. auch durch Abklatschuntersuchungen überzeugen. Die Dokumentation, ggf. verbunden mit einer Checkliste zur genauen Durchführung, ist für Reinigungsabläufe sinnvoll, die nicht so häufig erforderlich sind, z.B. die Zimmeraufbereitung vor *Neubezug*. Auch über einen längeren Zeitraum durchzuführende Reinigungsleistungen, wie z.B. die *quartalsweise Reinigung von Lagerungsschränken*, sollten dokumentiert werden.

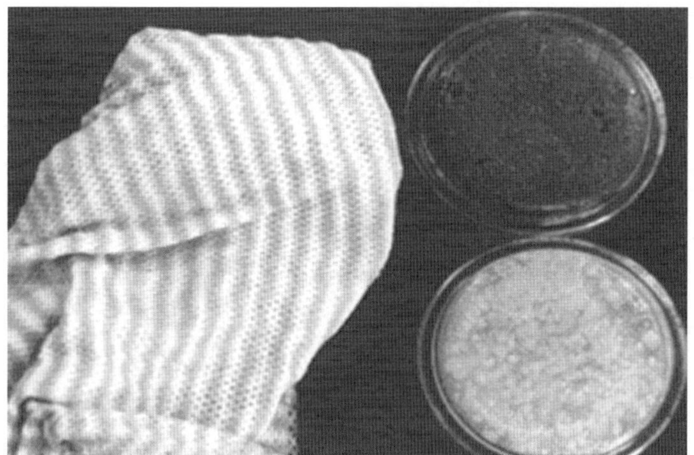

Abb. 5.1: Spültuch aus einer Küche: Die rechts angeordneten Abklatschplatten zeigen, dass das Wischtuch keineswegs so sauber ist, wie man nach dem rein optischen Eindruck vermuten könnte. Das stark verkeimte Tuch hätte Wasserkeime auf allen Arbeitsflächen verteilt.

5.4 Grundlagen der Desinfektion

Wenn Keimabtötung obligat ist

Mit der Reinigung kann eine Keimreduktion von etwa 80 % erreicht werden. Die Desinfektion leistet in der Laborprüfung mindestens 99,999 % Keimreduktion. In der Praxis werden meist mindestens drei Reduktionsfaktorstufen erreicht.

Merke

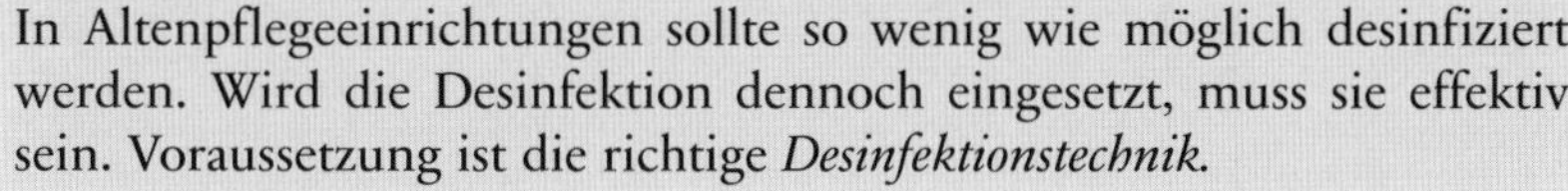

In Altenpflegeeinrichtungen sollte so wenig wie möglich desinfiziert werden. Wird die Desinfektion dennoch eingesetzt, muss sie effektiv sein. Voraussetzung ist die richtige *Desinfektionstechnik*.

»ABC« der Desinfektion

Abreichern

Abreichern ist das mehrmalige Reinigen mit jeweils einem frischen Tuch hintereinander. So können auf Flächen, die nicht desinfiziert werden können, Keimreduktionen ähnlich der Desinfektion erreicht werden.

Ansetzen der Desinfektionslösung

Wichtig – korrekte Dosierung

Zubereitung der Desinfektionsmittellösung aus kaltem Wasser und Desinfektionsmittelkonzentrat. Die *korrekte Dosierung* ist zu beachten! Dies ist nur durch Verwendung von *Dosiertabellen* und *Dosierhilfen* (Messbecher, Dosierpumpen, dezentrale Dosierautomaten) zu erreichen.

Desinfizieren
Keime von Oberflächen entfernen und dabei abtöten. Zurückbleibende Keime dürfen keine Infektion mehr auslösen können.

Desinfizierend reinigen
Gegenstände werden mit geeigneten Desinfektionsreinigern durch Nassreinigung oder Nassscheuern gleichzeitig gereinigt und desinfiziert. Die meisten Desinfektionsmittel haben eine gute Reinigungswirkung, so dass zusätzliche Reiniger nicht benötigt werden.

Einwirkzeit
Routinedesinfektion: Beendet, wenn Fläche trocken

Die Einwirkzeit, die Hersteller und die Liste des VAH (Verbund für angewandte Hygiene e. V.) i. Abh. v. der Desinfektionsmittelkonzentration angeben, ist die Zeit, in der die volle Desinfektionswirkung eintritt. Sie muss bei der *Schlussdesinfektion* eingehalten werden, bevor der Raum wieder betreten wird, bei der *routinemäßigen* (laufenden) oder *Unterhaltsdesinfektion* nicht. Dies ist dadurch zu erklären, dass der größte Teil der Keime bereits innerhalb relativ kurzer Zeit entfernt und abgetötet wird (► Abb. 5.2).
Auch auf Flächen im Zusammenhang mit der Lebensmittelherstellung, wo mit Wasser nachgespült wird, nach Baumaßnahmen, vor aseptischer Nutzung, nach sichtbarer Verschmutzung (Sekreten/Exkremente) sollte die EWZ auf Flächen eingehalten werden (siehe KRINKO-Empfehlung »Anforderung an der Reinigung und Desinfektion von Flächen«).

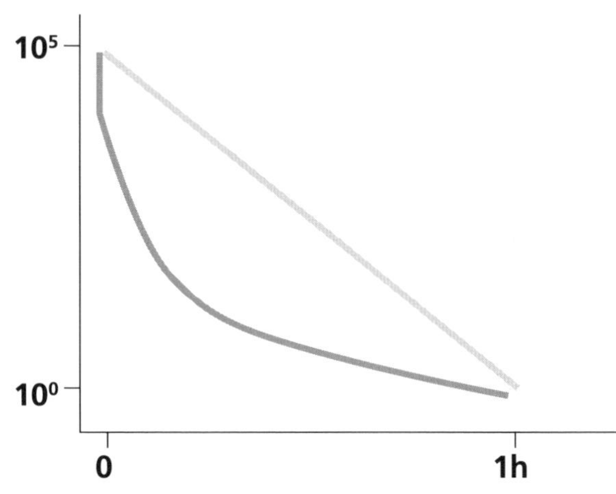

Abb. 5.2: Schematische Darstellung der Keimreduktion während eines Desinfektionsprozesses: Die Kurven zeigen den ideellen Verlauf (hellgrau) und den tatsächlichen Verlauf (dunkelgrau) der Keimreduktion bei der Desinfektion. Zuerst wird eine Keimreduktion durch das Wischen erzielt, dann beginnt das Desinfektionsmittel zu wirken. Dabei wird initial eine raschere Wirkung erreicht. Nach einer Stunde ist bei dieser Laborsimulation eine Keimreduktion um 5 Zehnerpotenzen erreicht.

Flächendesinfektion
Ausbringen von Desinfektionsmittel auf saubere Flächen mit geeignetem Wischverfahren. Die Desinfektion kann durch *Nasswischen* mit *Desinfektionsmittellösung* oder vorab *getränkten* und verpackten *Wischmopps* erfolgen. Ein Feuchtfilm bleibt auf den Flächen zurück und trocknet ein. Sprühdesinfektion ist unzulässig, wegen unvollständiger Benetzung der Fläche.

(► Abb. 5.3). Flächen dürfen wieder genutzt werden, wenn das Desinfektionsmittel eingetrocknet ist.

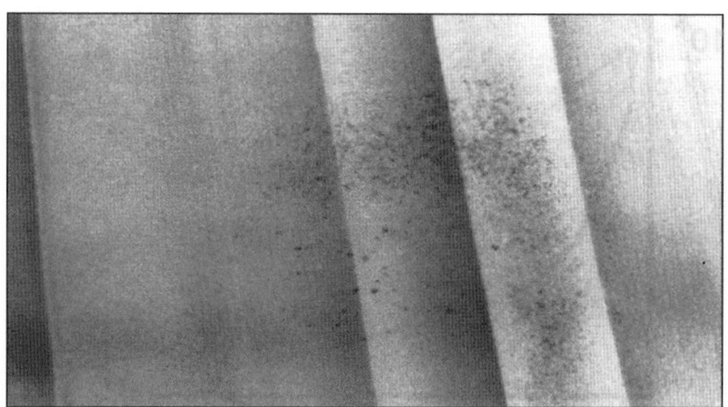

Abb. 5.3: Sprühdesinfektion: Im Bereich der dunklen Flecken befindet sich viel Desinfektionsmittel. Wie man sieht, sind selbst im Hauptsprühstoß helle Zonen. Hier hätten eventuell Keime überlebt.

Laufende Desinfektion
siehe »Routinedesinfektion«.

Qualitätssicherung im Reinigungsdienst
Mit der KRINKO-Empfehlung von 2022 »Anforderungen an die Hygiene bei der Reinigung und Desinfektion von Flächen« ist die Pflicht zur Qualitätssicherung eingeführt worden. Diese kann von Hygienefachpersonal auf verschiedene Weise durchgeführt werden. Mehr dazu siehe Kapitel 5.8 (► Kap. 5.8).

Remanenz
Auch nach Abtrocknen des Desinfektionsmittels aufgebrachte Keime werden noch eine gewisse Zeit abgetötet, jedoch ist, wenn Desinfektionsstandard gewünscht wird, eine tägliche Desinfektion notwendig. Alkohol hat keine Remanenz.

Routinedesinfektion
Mit ihr soll eine Keimverschleppung durch potenziell infektiöse Bewohner bzw. Patienten in der Einrichtung vermieden werden. Sie erstreckt sich auf alle möglicherweise kontaminierten Gegenstände, insbesondere im unmittelbaren Aufenthaltsbereich. Dazu gehören auch Medizinprodukte, die nicht Bewohner- oder Patienten-gebunden eingesetzt werden.

Spezieller Hinweis

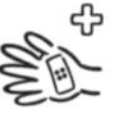

Schutzkleidung für das Reinigungspersonal ist i. Abh. v. Erreger zu erwägen!

Scheuer-Wisch-Desinfektion (SWD)
Routinedesinfektion und Schlussdesinfektion durch Ausbringen von Desinfektionsmittellösungen. Ein Feuchtfilm, der antrocknen muss, bleibt zurück. Eine heute nur noch selten genutzte Alternative bieten Tuchrollen in Einmalbehältern oder Eimern, die mit dem gewohnten Desinfektionsmittel befüllt werden können und dann eine Standzeit von ca. vier Wochen (28 Tage) haben (Herstellerangaben!). Die Tücher können einzeln entnommen werden. Die Eimer, die immer wieder neu befüllt werden können, werden vor der Neubefüllung sorgfältig gereinigt und desinfiziert. Normalerweise werden aber Wipes bevorzugt (siehe dort).

Spektrum
Begrenzt viruzid: Bakterien, Pilze, behüllte Viren (z. B. Influenza, Sars-CoV-2, Hepatitis B, C, HIV)
Begrenzt viruzid PLUS: wie »begrenzt viruzid« plus die unbehüllten Noro-, Rota- und Adenoviren
Viruzid: Wie »begrenzt viruzid PLUS« und die anderen unbehüllten Viren, bei der Flächendesinfektion gleichzeitig sporozid.

Schutzkleidung
(► Kap. 5.1)

Unterhaltsdesinfektion
siehe »Routinedesinfektion«.

Schlussdesinfektion
Alles Desinfizierbare desinfizieren

Die Schlussdesinfektion erfolgt in Zimmern von Heimbewohnern mit Besiedlung oder Erkrankung, wenn der Betroffene nachweislich keine potenziellen Krankheitserreger oder multiresistente Erreger mehr abgibt, bzw. wenn er verlegt wurde oder gestorben ist. Die Schlussdesinfektion erstreckt sich auf alle *Oberflächen* und *Gegenstände* im *Zimmer* und der *Nasszelle*, die mit Krankheitserregern kontaminiert sind bzw. sein könnten. Dazu gehören auch die *Vorhänge*, die gewaschen werden, der *Duschvorhang* und das *Innere von Möbeln*, die häufig offenstanden oder häufig geöffnet werden mussten. Außerdem müssen sämtliche *Pflegeutensilien* geeignet desinfiziert werden. *Salben- und Kosmetikreste* werden verworfen.

Wipes
Englische Bezeichnung für vorgetränkte Tücher, die einzeln aus Behältern entnommen werden können. Wichtig dabei ist die beschränkte Reichweite eines Tuches (< 1,5 m^2) und das Verbot des »Züngelns« (ein Tuch hängt aus dem offenen Deckel). Ist ein herausragendes Tuch trocken, muss auch das folgende verworfen werden, da vermutlich die Menge des Desinfektionsmittels nicht mehr ausreicht.

5.5 Desinfektionsmittel auswählen

Das Angebot ist in Deutschland mittlerweile sehr breit. Desinfektionsmittellisten erleichtern die Auswahl geeigneter Präparate.

Sicherheit durch Zertifikat

Merke

Generell gilt: Nur Präparate aus den jeweiligen Listen, die ein Zertifikat besitzen, dürfen eingesetzt werden.

5.5.1 Desinfektionsmittellisten

Folgende Listen stehen zur Verfügung:

Übersicht 8: Desinfektionsmittellisten

Liste des VAH (Verbund für angewandte Hygiene e. V.), früher DGHM – Liste der Deutschen Gesellschaft für Hygiene und Mikrobiologie

Diese Liste enthält Hände-, Instrumenten- und Flächendesinfektionsmittel für die Routinedesinfektion im Alltag. Sie gibt auch Auskunft über die Wirkung auf behüllte (begrenzte viruzid) und unbehüllte (bei Noro- Rota- und Adenoviren begrenzt viruzid PLUS, bei den andern viruzid) Viren.
Bei der Flächendesinfektion gilt, dass »viruzid« auch »sporozid« ist, in Frage kommen hier nur Aldehyde und Perverbindungen.

Die Liste ist erhältlich beim mhp-Verlag, Wiesbaden. Firmenrepräsentanten, die Produkte ihres Herstellers vorstellen, sollten ein VAH-Zertifikat vorlegen können. Allerdings gibt es mittlerweile Europäische Normen zur Desinfektionsmittelprüfung (DIN EN 1040, DIN EN 1275). Können zwei unabhängige Gutachten über eine bestandene Prüfung vorgelegt werden, ist der Gebrauch gleichfalls rechtlich zulässig.

RKI – Liste des Robert Koch-Instituts

Diese Liste beinhaltet Mittel für amtsärztlich angeordnete Desinfektionen und muss nur bei diesen angewendet werden. Sie enthält auch Präparate für die Desinfektion von Wäsche, Auswurf, Stuhl und Harn, weiterhin auch für kontaminierte Abfälle.
Nicht alle Präparate der VAH-Liste sind hier gelistet. Diese Liste dient einzig der amtsärztlich angeordneten Desinfektion. Die Liste wird kostenfrei auf der Website des RKI zur Verfügung gestellt.

DVG – Liste der Deutschen Veterinärmedizinischen Gesellschaft

Diese Liste enthält Desinfektionsmittel für Küche und Lebensmittelverarbeitung.

IHO-Liste der Hersteller

In dieser Liste finden sich die Angaben der Hersteller zu Konzentration, Einwirkzeit, Viruzidie etc.

»Rote Liste« – Pharmazeutische Liste

In dieser Liste sind Desinfektionsmittel erfasst, die auch Arzneimittel sind, z. B. Händedesinfektionsmittel, Mittel zur Schleimhaut- und Wunddesinfektion.

Wer keine Desinfektionsmittellisten hat, lässt sich vom Anbieter die entsprechenden Zertifikate vorlegen. Wichtig sind exakte Angaben zu Konzentration und Einwirkzeit, insbesondere zur Anwendung bei Viren. Darüber hinaus sind weitere grundsätzliche Fragen zu klären.

5.5.2 Auswahlkriterien für Desinfektionsmittel

Einsatzbereich

Fläche, Hände, Haut, Schleimhaut, Instrumente, Medizingeräte, Küche

Dieser Punkt ist naturgemäß leicht festzustellen. Alle Präparate sind in ihrer Zusammensetzung für den jeweiligen Anwendungsbereich optimiert.

Spektrum

Bakterien, Viren, Pilze

Wird ein nach VAH oder DVG gelistetes Präparat gewählt bzw. legt der Hersteller entsprechende Gutachten vor, wird das in Pflegeeinrichtungen zu erwartende Erregerspektrum i. d. R. abgetötet.

Eiweiß- oder Seifenfehler

Vorzeitige Inaktivierung durch Proteine oder Seifenbeimischung

Vor allem der Seifenfehler ist zu beachten. Daher dürfen Desinfektionsmittel untereinander oder Desinfektionsmittel und Reiniger nicht gemischt werden, es sei denn, eine definierte Kombination ist erprobt und zugelassen.

Anwendungskonzentration und Einwirkzeit

Die Anwendungskonzentration beträgt bei einer durchschnittlichen Einwirkzeit von einer Stunde i. d. R. 0,5 %. Diese Angaben sind Empfehlungen des RKI. Eine Dosierung von 0,25 % erfordert hohe Exaktheit, höhere Konzentrationen bedeuten mehr Produktmoleküle, was bei der Betreuung von Allergikern von Bedeutung sein kann. Erregerabhängige Parameter beachten!

Geruch und Farbe

Duft- und Farbstoffe sind in aller Regel zusätzlich beigemischt und sollen die Mitarbeiter zur Nutzung animieren (Händedesinfektion) oder einen angenehmen Raumduft verbreiten (Flächendesinfektion). Grundsätzlich ist erlaubt, was gefällt. Die beiden folgenden Aspekte können jedoch beeinflusst werden.

Allergiepotenzial und biologische Abbaubarkeit

Nach diesen Aspekten sollen die Vertreter der Hersteller befragt werden. Allgemein gilt, dass echte Allergien gegen die Wirkstoffe von Desinfektionsmitteln, insbesondere der Alkohole bei der Händedesinfektion, eher selten sind. Wenn es sich aber nicht um kumulativ-toxische Ekzeme nach Fehlanwendungen handelt, sind heute allerdings kaum noch eingesetzte Farb- und Geruchstoffe die Ursache. Auch der Rückfetter kann allergen wirken. Für Einrichtungen, die Allergiker betreuen, ist daher die Anschaffung farbloser und unparfümierter Präparate zu erwägen.

Wirtschaftlichkeit

Nicht immer ist das preisgünstigste Produkt das Beste. Auf keinen Fall sollten die Produkte häufig gewechselt werden.
Die Qualität des Fußbodenbelages kann bei einem häufigen Produktwechsel extrem leiden. Die Schutzbeschichtung verändert sich oftmals (► Kap. 5.7.1 und ► Kap. 5.7.2).

Beachte

Wenn ein Hygieneplan ohne Produktnamen geschrieben wurde, braucht der nicht geändert zu werden. Aber Aushänge (Reinigungs- und Desinfektionsplan) müssen geändert werden. Außer den Desinfektionsplänen neben den Waschbecken gilt das auch für die Betriebsanweisungen gemäß § 14 GefStoffV. Viel Arbeit, die Geld kostet und bei Überlegungen zu einem Produktewechsel einkalkuliert werden sollte. Ein mehrwöchiger Probebetrieb wird dringend empfohlen.

Bei der Beurteilung des Preises ist natürlich auch die Anwendungskonzentration zu berücksichtigen.

5.6 Wann reinigen – wann desinfizieren?

5.6.1 Einführung

Grundlagen

Wie bereits dargelegt, wird die Keimreduktion durch verschiedene Verfahren der Reinigung und Desinfektion in Reduktionsfaktoren angegeben. Ein *Reduktionsfaktor* steht dabei für etwa eine *Zehnerpotenz Keimreduktion*, d.h., er entspricht der jeweiligen *Hochzahl der wegreduzierten Keime.* Ein Beispiel hierfür gibt die folgende Tabelle (▶ Tab. 5.1). Für die Instruktion von Mitarbeitern sind Reduktionsfaktoren meist nicht sehr hilfreich, wenn sie nicht mit praktischen Beispielen verbunden sind. In der Tabelle sind Beispiele aufgeführt.
Unter »Reinigen« versteht man hier das Wischen mit fettlösendem Reiniger.

In der Auflistung wurde davon ausgegangen, dass ein Fingerabdruck etwa 100 Keime auf einer glatten Fläche hinterlässt, 1 ml Speichel etwa 100 Millionen Keime enthält, 1 ml Spontanurin etwa 1.000 Keime, 1 ml Sputum bei Pneumonie etwa 100.000 Keime und Stuhl 10^{12} (1.000 Milliarden) Keime pro Gramm aufweist. Diese Zahlen sind natürlich nicht absolut, sondern geben Größenordnungen wieder.

Wie in den vorherigen Kapiteln bereits dargestellt, ist die Reinigung von Flächen in Pflegeeinrichtungen völlig ausreichend. Allenfalls öffentliche Toilettenbilden die Ausnahme. Hier ist die Desinfektion zu empfehlen, besonders wenn sie neben Besuchern, Handwerkern u.a. auch von potenziell abwehrgeschwächten Bewohnern genutzt werden.

Tab. 5.1: Beispiele für Reduktionsfaktoren

Beispiel	Keimzahl Kontamination	Wischen Restkeime	Reinigen Restkeime	Desinfektion Restkeime
Fingerabdruck	100	10	1	0
Speicheltröpfchen	1.000	100	10	0
Urin (10 ml) ohne Harnwegsinfekt	10.000	1.000	100	0
Sputum bei Pneumonie	100.000	10.000	1.000	0–1
1 Tröpfchen Stuhl	1 Million	100.000	10.000	1–10

5.6.2 Desinfektion – Wann?

Sinnvolle Desinfektion

Die Desinfektion ist zu empfehlen, wenn

- die Ausbreitung von Infektionserregern, vor allem mit niedriger Infektionsdosis, z.B. Noro-Viren, verhindert werden soll. Bei Gastroenteritis sind neben den bewohnernahen Flächen (Bettgestell, Nachtkästchen, anderes Inventar im Hauptaufenthaltsbereich) auch die Nasszellen desinfizierend zu reinigen.

- die Ausbreitung von multiresistenten Erregern, z.B. MRSA, minimiert werden soll. Die Flächen sollten trotz geringer Infektionsgefahr desinfiziert werden, um eine Rekontamination der Hände zu vermeiden. Wenn eine Sanierung läuft, ist auch hier eine Desinfektion der Nasszelle sinnvoll.
- Keime der natürlichen Flora in so hoher Anzahl vorliegen, dass der Schutz von Mitbewohnern und Personal nicht gewährleistet werden kann, zum Beispiel bei Kontamination durch Exkremente auf einer gerontopsychiatrischen Station.
- die Bewohner relativ oft mit Keimen besiedelt und darüber hinaus besonders infektionsanfällig sind, z.B. auf einer Wachkomastation mit beatmeten Bewohnern. Der Rahmenhygieneplan der Bundesländer Brandenburg, Sachsen, Sachsen-Anhalt u.a. sieht für Schwerstpflegestationen eine tägliche Routinedesinfektion vor.

Siehe hierzu auch: »Die fünf Indikationen der Flächendesinfektion« (▶ Kap. 5.7)

5.6.3 Auswahl der Maßnahmen

Organisation

I. Abh. v. der *Situation* werden *geeignete Maßnahmen* ausgewählt und vorgegeben. Ggf. ist geeignete Schutzkleidung für das Reinigungspersonal vorzusehen. Reinigungskräfte kommen zwar mit den Bewohnern nicht direkt in Kontakt, aber Keime auf den Flächen vermögen tagelang, teilweise monatelang zu überleben.

Der *Übergang zur Desinfektion* bedeutet gleichzeitig, dass die betroffenen Zimmer am Ende des Reinigungszyklus im jeweiligen Bereich desinfiziert werden. Die *Mitteilung* und *Anordnung* der Maßnahmen erfolgen über das *interne Meldewesen* (▶ Kap. 6.5).

Damit wird auch klar, dass einmal wöchentlich durchgeführte Desinfektionsmaßnahmen oder Desinfektion in längeren als täglichen Intervallen für Inventar, Pflegeutensilien und Flächen nicht sinnvoll sind.

Merke

Als Faustformel gilt: Wenn der Reinigungsstandard ausreicht, wird gereinigt, ist Desinfektionsstandard erforderlich, wird einmal täglich oder nach Gebrauch desinfiziert.

Ausnahmen bilden nur die oben genannten Situationen. Hier wird so lange desinfiziert wie nötig und wieder zur Reinigung zurückgekehrt, wenn keine Routinedesinfektion vorgesehen ist.

Die tägliche Routinedesinfektion sollte durchgeführt werden

- in öffentlichen Toiletten,
- in Stationsbädern,
- in »unreinen« Pflegearbeitsräumen,
- auf unreinen Seiten der Wäscherei und Küche,
- in Zimmern mit Beatmeten und Tracheostomierten,
- bei starker Belastung durch Exkremente.

5.7 Personalschulung zur Desinfektion

Die erstellten Arbeitsanweisungen werden bekannt gegeben und eine Schulung durchgeführt. Hierzu kann folgende Checkliste genutzt werden. Die KRINKO hat dafür 2022 – analog der fünf Indikationen zur Händedesinfektion – die fünf Indikationen der Flächendesinfektion veröffentlicht:

1. Desinfizierende Flächenreinigung im Rahmen der Basishygiene auf patientennahen Flächen im Rahmen der Pflege/Behandlung, insbesondere häufig berührter Flächen,
2. gezielte desinfizierende Flächendesinfektion *nach* Kontamination mit potenziell erregerhaltigem Material,
3. Flächendesinfektion *vor* aseptischen Tätigkeiten auf der Arbeitsfläche,
4. Schlussdesinfektion *nach* Entlassung oder Entisolierung,
5. desinfizierende Flächenreinigung als Bestandteil eines Maßnahmenbündels zur Beherrschung von Ausbrüchen.

5.7.1 Umgang mit Desinfektionsmitteln

Wichtige Regeln im Umgang mit Desinfektionsmitteln

Im Folgenden werden die wichtigsten Regeln im Umgang mit Desinfektionsmitteln dargestellt:

- Desinfektionsmittel immer mit kaltem Wasser ansetzen.
- Wischen, nicht sprühen! Sprühdesinfektion ist seit 2011 verboten, um das Personal zu schützen. Wirkungslücken (► Abb. 5.3) gibt es so auch nicht mehr.
- Desinfektionsmittel nie mit anderen Desinfektionsmitteln oder Reinigern mischen! Ausgenommen, die Mischung ist vom Hersteller definitiv zugelassen.
- Desinfektionsmittel mittels Dosiertabelle und Dosierhilfen exakt ansetzen.
- Nach Ausbringen von Flächendesinfektionsmitteln nicht nachtrocknen.

- Wöchentliche oder monatliche Desinfektionsmaßnahmen, wenn ansonsten gereinigt wird, sind in aller Regel sinnlos. Allerdings wird von desinfizierender Reinigung gesprochen, wenn aus Gründen des Pragmatismus kein extra Reinigungsmittel verwendet wird.
- Desinfektionsmittellösung täglich frisch ansetzen, besser kleinere Mengen verwenden! (Ausnahme: Instrumentendesinfektionsbad mit geringem Eintrag, z. B. Schlauchklemmen in der Dialyse).
- Wischmopps und -tücher müssen vor dem Einsatz frisch gewaschen und trocken sein, wenn erfolgreich desinfiziert werden soll. Ausnahme sind vorgetränkte Lappen und Wischmopps, die direkt zum Einsatz kommen können.
- Nur VAH-gelistete beziehungsweise nach EN begutachtete Desinfektionsmittel verwenden, Zertifikate vom Hersteller vorlegen lassen! Die Noroviruswirksamkeit sollte am murinen Norovirus (MNV) demonstriert worden sein.
- Erregerabhängige Konzentration und Einwirkzeit beachten (manchmal sind z. B. für Hepatitis B, Pilze (»Fungizidie«) oder Tuberkulose abweichende Konzentrationen und/oder Einwirkzeiten angegeben)!
- Desinfektionsmittelkonzentrate sind Gefahrstoffe! Sicherheitsdatenblätter und Betriebsanweisung gemäß § 14 Gefahrstoffverordnung beachten!
- Vorsicht beim Wechsel des Flächendesinfektionsmittels. Eventuell muss die Schutzbeschichtung des Fußbodens verändert werden. Dann ist eine Grundreinigung durchzuführen.

5.7.2 Wechsel des Desinfektionsmittels

Wechsel nur selten erforderlich

Eine wichtige Frage bei der Anwendung von Desinfektionsmitteln ist, ob diese routinemäßig gewechselt werden sollten. Häufig wird das Argument vorgebracht, dass ein Wechsel der Desinfektionsmittel nach einem gewissen Zeitintervall notwendig wäre. Dies soll der *Vermeidung von Resistenzen* dienen. Die heute üblichen dezentralen Desinfektionsmittelspender, die auf Knopfdruck die Gebrauchslösung aus Konzentrat und Leitungswasser mischen und in vorgegebener Menge und Konzentration abgeben, verkeimen deutlich seltener, müssen aber mindestens einmal jährlich kontrolliert werden. Dosierhilfen für Desinfektionsmittel in Kanistern müssen in gewissen Zeitabständen gereinigt und getrocknet werden. Sie haben dann ein *äußerst geringes Verkeimungsrisiko.*

Merke

Ein routinemäßiger Wechsel des Desinfektionsmittels ist nicht erforderlich. Sollte ein Desinfektionsmittelspender verkeimen, ist nach sorgfältiger Reinigung eine Desinfektion mit höherer Konzentration oder vorübergehend mit einem anderen Präparat (Rücksprache mit Hersteller erforderlich!) zu erwägen. Anschließend kann das einrichtungsübliche Desinfektionsmittel meist weiterverwendet werden. Der früher häufig praktizierte Einsatz von »Winterdesinfektionsmitteln« mit Wirkung gegen Noro- und Rotaviren ist obsolet, heute sollten ganzjährig Desinfektionsmittel der Klasse »begrenzt viruzid PLUS« verwendet werden, die neben Adenoviren auch Noro- und Rotaviren erfassen.

5.8 Qualitätssicherung und Qualitätsmanagement für den Reinigungsdienst

2022 wurden nahezu zeitgleich die DIN 13063 »Krankenhausreinigung« und die Neuauflage der KRINKO-Empfehlung »Anforderung an die Hygiene bei der Reinigung und Desinfektion von Flächen eingeführt. Dazu gehören die Risikobewertung zur Reinigung oder Desinfektion der Bereiche, Auswahl von Desinfektionsmitteln gemäß Gefahrstoffverordnung, angemessene Intervalle im Leistungsverzeichnis, Validierung der Wirksamkeit, Arbeitsanweisungen für das Reinigungspersonal, die Beschreibung der Schnittstelle zum Hygienefachpersonal der Einrichtung (bei externen Dienstleistern), Aufbereitungs- und Anwendungsbeobachtungen sowie Überprüfung durch geeignete Nachweisverfahren.

Ein wichtiges Dokument ist das Leistungsverzeichnis. Es ist eine Vorgabe für eigenes Reinigungspersonal oder Bestandteil des Vertrags zwischen der Einrichtung und einer Servicegesellschaft oder externem Dienstleister. Es regelt, welche Räume in welchen Bereichen und in welchen Intervallen Reinigungs- und Desinfektionsprozessen unterzogen werden. Vorgaben können beispielsweise sein:

- Reinigung oder desinfizierende Reinigung oder Desinfektion
- Reinigungsintervalle (arbeitstäglich, werktäglich, zweimal in der Woche etc.)

Im sogenannten Raumbuch ist das Reinigungsintervall und sonstige Aufgaben wie z. B. Papierkorb leeren, Bestücken etc. für alle Räume der Einrichtung festgelegt.

Das Hygienefachpersonal ist berechtigt, die Reinigungskräfte bei der Arbeit zu beobachten und ggf. auf Hygienemängel hinzuweisen. Auch kann die Qualität der Reinigung mittels Abklatschplatten (▶ Kap. 7.5.1, Abb. 7.1), Fluoreszenz-Markierungen und ATP-Nachweisen geprüft werden.

Eine ausführliche Darstellung zum QM in der Reinigung findet sich in der Broschüre:

Schwarzkopf A. Anforderungsgemäße Reinigung und Desinfektion von Flächen in Einrichtungen des Gesundheitsdienstes. 2023, Support-Verlag der Institut Schwarzkopf GbR.

5.9 Wäscherei

Bei der Entsorgung und Aufbereitung von Wäsche aus Pflegeeinrichtungen werden heute verschiedene Wege beschritten. Folgende Verfahren kommen zum Einsatz:

- Die gesamte Wäsche der Einrichtung wird vollständig von einer geeigneten Wäscherei abgeholt, extern gewaschen und wieder zurückgebracht.
- Die Wäsche wird teilweise in einer externen Wäscherei, teilweise in der Einrichtung selbst gewaschen.
- Die Wäsche wird vollständig in der Einrichtung gewaschen.

5.9.1 Fremdvergabe der Wäsche

Fremdwäscherei darf nicht sortieren

Die vollständige *Fremdvergabe* der Wäscheaufbereitung hat den Vorteil, dass die Wäsche nach den Richtlinien und Normen der Hygiene gereinigt werden muss. Die Verantwortung dafür liegt beim Betreiber der Wäscherei. Dem *Personal* der Einrichtung obliegt es, die einzelnen *Wäschefraktionen korrekt* zu *sammeln.* Welche Fraktionen gesammelt und welche Behälter dafür bereitgestellt werden, gibt der Wäschereibetreiber auf Grundlage der TRBA 250 (Ziffer 5.5) vor.

Zunehmend beliebter wird auch Mietwäsche, d. h. Dienstkleidung wird von der Einrichtung bei einer Wäscherei gemietet, die diese dann auch wäscht und für eine Bereitstellung ausreichender Mengen verantwortlich ist. Mietwäsche ist Poolwäsche, die nicht personenbezogen markiert ist, sondern in meist fünf Größen einheitlich zur Verfügung gestellt wird.

Eine Bereitstellung der Frischwäsche kann in einem sogenannten »Speed Dress Room« erfolgen. Hier wird gechipte gebrauchte Wäsche in einen Automaten abgeworfen und registriert, dann kann eine entsprechende Menge Frischwäsche entnommen werden. Bei Wäscheabwürfen soll ein Händedesinfektionsmittelspender bereitstehen und es muss geklärt werden, was bei Stromausfall passiert. Weiterhin muss die TRBA 250 eingehalten werden, also muss immer noch – für den Fall einer unerwarteten Kontamination der Arbeitskleidung – ein Satz frischer Wäsche zur Verfügung stehen, um die Arbeit fortsetzen zu können.

Spezieller Hinweis

In jedem Falle ist darauf zu achten, dass die Wäsche frei von Fremdkörpern wie z. B. Kugelschreiber, Verbandscheren, Pflasterrollen oder Stuhlwindeln ist.

Gewerbliche Wäschereien müssen folgende Hygienevorgaben erfüllen:

- DGUV-Regel 100–500, Kapitel 2.6 für den Betrieb von Wäschereien
- DGUV-Information 203–804 »Umgang mit Wäsche aus Bereichen mit erhöhter Infektionsgefährdung«

Die beauftragte Wäscherei muss die Wäsche nicht nur mit einem geeigneten Waschverfahren waschen, sondern auch auf die *Qualität des Waschverfahrens* achten. Auf Anfragen muss die Wäscherei ein *Hygienezeugnis* vorlegen können, das jeweils nach erfolgreich bestandenen mikrobiologischen Untersuchungen *für ein Jahr* ausgestellt wird. Daher ist das *Gültigkeitsdatum* zu beachten. Das Hygienezeugnis verlangt den Einsatz von Bioindikatoren zur Prozesskontrolle und Abklatschproben als Produktkontrolle. Abgeklatscht wird frisch gewaschene, jedoch nicht getrocknete oder gemangelte Wäsche.

Auch für eigene Waschverfahren, also Waschmaschinen, die in der Einrichtung betrieben werden, muss ein Hygienezeugnis erstellt und vorgelegt werden können. Davon ausgenommen sind nur Waschmaschinen, die die Patienten oder Bewohner zum eigenen Waschen von Privatwäsche nutzen können.

Die folgenden Qualitätszertifikate sollten vorgelegt werden:

- RAL – GZ 992/2 (Vorgaben des »Reichsausschuss für Lieferbedingungen« zum Thema Krankenhauswäsche, enthält Prüfbedingungen)
- RAL – GZ 992/3 (Vorgaben des »Reichsausschuss für Lieferbedingungen« zum Thema Wäsche aus Lebensmittelbereichen, enthält Prüfbedingungen)
- RAL – GZ 992/4 (Vorgaben des »Reichsausschuss für Lieferbedingungen« zum Thema Bewohnerwäsche aus Pflegeeinrichtungen, enthält Prüfbedingungen).

Folgende Parameter werden bei den genannten Zertifikaten untersucht:

- Reißfestigkeit nach mehreren Waschdurchgängen,
- Ver- bzw. Entfärbungen,
- sog. »Linting« (Faserverlust der gewaschenen Wäsche),
- Waschmittelrückstände in der gewaschenen Wäsche.

Vor allem dem letzten Punkt kommt praktische Bedeutung zu. Wurde z. B. aus Sparsamkeit die Klarspülung der Wäsche zu kurz und mit zu wenig Wasser durchgeführt, verbleiben Rückstände des Waschmittels in der Wäsche. Bei Pflegepersonal und Pflegebedürftigen können diese Waschmittelrückstände zu Juckreiz und Brennen auf der Haut führen, insbesondere in körpernahen Bereichen, z. B. unter den Achseln. Entsprechend disponierte Mitarbeiter und Bewohner können allergieähnliche Hautsymptome zeigen.

Tensidrückstände jucken

Diese gelten auch für die einrichtungseigene Wäscherei einer *Pflegeeinrichtung*, jedoch nicht für Leibwäsche der Bewohner oder für Wäsche von Wohnheimen, Altenwohnanlagen, betreutem Wohnen u. ä.

Nach TRBA 250 werden die Wäschefraktionen »normal« (ohne besondere Risiken), mit Sekreten und/oder Exkreten durchtränkte Wäsche, die in einem flüssigkeitsdichten Sack transportiert werden muss, oder Wäsche zur besonderen Aufbereitung (früher »infektiöse Wäsche«) von Patienten/Bewohnern mit Erkrankungen unterschieden, die tatsächlich über Wäsche übertragen werden können (z. B. Noroviren, Hepatitis, Skabies, Tuberkulose, Keratokonjunktivitis epidemica). Die Wäscherei darf auch die Wäsche von MRSA- oder MRE-Besiedelten und Infizierten separat sammeln lassen. Dies ist im Allgemeinen vertraglich geregelt.

Praktischer Hinweis

Generell bedeutet die vollständige externe Wäschevergabe, dass ein erhöhtes Wäschevolumen bereitgestellt werden muss, um Wasch- und Transportdauer zu überbrücken.

5.9.2 Teilweise Fremdvergabe der Wäsche

Beim *Mischverfahren* wird ein Großteil der Wäsche aus der Einrichtung fremd vergeben, während ein kleiner Teil, z. B. die eigene Wäsche der Bewohner, in der Einrichtung aufbereitet wird. Teilweise ist das Wäschewaschen durch die oder mit den Bewohnern auch als therapeutisches Beschäftigungsprogramm in den Tagesablauf integriert. Die normale Leibwäsche der nicht infizierten Bewohner kann in einer haushaltsüblichen Waschmaschine mit den dort zur Verfügung stehenden Programmen und desinfizierenden Waschmitteln gewaschen werden. Für die externe Wäscherei bestimmte Wäsche wird gemäß den dortigen Vorgaben sortiert und entsprechend weitergeleitet.

Leibwäsche kann normal gewaschen werden

5.9.3 Interne Wäscheaufbereitung

Wird die gesamte anfallende Wäsche in der Einrichtung gewaschen, so müssen Altenheime mit ausschließlich rüstigen Bewohnern, Seniorenwohnanlagen, Wohngemeinschaften für Menschen mit Einschränkungen sowie Kinder- und Jugendheime keine besonderen Auflagen erfüllen. Der herkömmliche Waschvorgang führt zur erforderlichen Keimreduktion (► Tab. 5.2). Allerdings legt das Gesundheitsamt Wert auf den Einsatz von Industrie- oder Gewerbewaschmaschinen.

Auch die eigene Wäscherei unterliegt der DGUV-Regel

In Pflegeeinrichtungen muss der Wäschereibereich in eine *reine* und eine *unreine Seite* getrennt sein. Auf der unreinen Seite muss das Personal geeignete Schutzkleidung tragen, z. B. einen Schutzkittel und ggf. Handschuhe. Die *Schutzkleidung* ist beim Verlassen der unreinen Seite abzulegen. Auf der unreinen Seite sind Speisen und Getränke untersagt.

Ist eine räumliche Trennung nicht möglich, kann eine *zeitliche Trennung* durchgeführt werden. Praktisch bedeutet das, dass die schmutzige Wäsche, ohne sie zu sortieren, in die Maschinen eingebracht wird. Während das Waschprogramm läuft, wird eine *Desinfektion der Flächen,* die mit unreiner Wäsche in Berührung kamen (Abstellflächen, Waschmaschineneingabe), durchgeführt. Danach kann die saubere Wäsche entnommen werden. Weiterhin ist zu beachten, dass sowohl bei räumlicher als auch bei zeitlicher Trennung geeignete *Schutzkleidung* anzulegen ist.

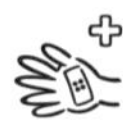

Spezieller Pflegehinweis

Auch bei eigener Wäscherei muss die Sortierung bereits durch das Pflegepersonal erfolgen. Infektiöse Wäsche muss obligat separat gesammelt werden. Hier hat sich das Aufbewahren des gesondert gekennzeichneten Textilwäschesacks in einem Kunststoffbeutel mit einer speziellen, einheitlichen Farbgebung, z. B. gelb, bewährt. Dieser Kunststoffsack wird bei Abgabe der Wäsche in den B-Müll (AS 18 01 04) gegeben. Infektiöse Wäsche wird in einer sog. diskontinuierlichen Trommelwaschmaschine durch ein entsprechendes, vom Robert Koch-Institut gelistetes Waschverfahren gewaschen. Die Mitarbeiter, die infektiöse Wäsche waschen, müssen besonders eingewiesen sein und über geeignete Schutzkleidung verfügen. Waschmaschine und Waschverfahren müssen wenigstens einmal jährlich überprüft werden und entsprechende Hygieneuntersuchungen zur Feststellung des Hygienestandards durchgeführt werden.

Tab. 5.2: Darstellung der Keimentfernung und Keimabtötung bei unterschiedlichen Waschverfahren

Verfahren	Keimentfernung	Keimabtötung
Spülen mit kaltem Wasser	+	Ø
30 °C-Wäsche	++	(+)
60 °C-Wäsche	+++	+/++
90 °C-Wäsche	+++	+++

Erläuterung:

30 °C-Wäsche sorgt durch Entfernung von Hautfett und Hautschuppen für eine *Keimreduktion* auf der Wäsche, eine Abtötung dieser Keime in der Waschflotte findet jedoch nicht sicher statt. Bei der *60 °C-Wäsche* stirbt ein Teil der Keime ab, die Thermoresistenteren können jedoch überleben, während die *90 °C-Wäsche* den Anspruch *»Thermodesinfektion«* erfüllt, wenn die Einwirkzeit ausreichend lang ist.
Bei diesen Beispielen wurde davon ausgegangen, dass bei der 60 °C- bzw. 90 °C-Wäsche keine speziell desinfizierenden Waschmittel verwendet wurden, sondern einfache reinigende Waschmittel.

Es muss aber bedacht werden, dass viele Textilien, selbst Bettwäsche und/oder Unterwäsche, nicht mehr für die 90 °C-Wäsche geeignet sind. Deshalb bringt das desinfizierende Waschmittel bei der 60 °C-Wäsche eine zusätzliche Absicherung.

5.9.4 Wäschelogistik

Behältnisse

Zum Transport verwendete *Behältnisse* müssen ausreichend keimdicht sein. Diese Forderung ist durch textile Wäschesäcke oder mit Textilien bespannte Metallkäfigbehälter erfüllt. Bei Gefahr der Durchfeuchtung ist ein zusätzlicher Plastiksack oder ein glatter, gut zu reinigender oder zu desinfizierender Kunststoff- oder Metallbehälter einzusetzen.
Wagen, die besser desinfizierend gereinigt werden, können anschließend zum Transport der sauberen Wäsche verwendet werden.

5.10 Küche

5.10.1 Infektionskrankheiten aus der Küche

Keime lieben Lebensmittel

Durch Lebensmittel übertragene Erreger stellen nach wie vor ein weltweites Problem dar. In Deutschland werden jährlich immer noch ca. 100.000 Fälle der infektiösen Enteritis v.a. durch Salmonellen, Campylobacter und darmpathogene Varianten von Escherichia coli gemeldet. Hinzu kommt eine wahrscheinlich beträchtliche Dunkelziffer.
Lebensmittelvergiftungen werden meist durch Speisen, die von den Bewohnern selbst zubereitet werden, durch andere unter Haushaltsbedingungen hergestellte und/oder unsachgemäß gelagerte Lebensmittel hervorgerufen.
Vorsicht: Bei der *Gemeinschaftsverpflegung* in *Pflegeeinrichtungen* ist besondere Vorsicht geboten, da bei Kranken, älteren Menschen und Kindern die Infektionsdosis für Enteritiserreger deutlich niedriger ist als bei Gesunden. Nach ihrer Ursache werden unterschieden:

Lebensmittelintoxikationen (-vergiftungen) und *Lebensmittelinfektionen* (► Kap. 4.7.9.3).

Eine dritte Gruppe sind *Infektionen, die durch Lebensmittel übertragen werden,* jedoch keine oder unbedeutende Darmbeschwerden auslösen. Der *Darm* dient als Eintrittspforte für Erreger, die andere Organe befallen.

5.10.2 Hygiene und Qualitätssicherung in der Küche

Qualitätsmanagement vorgeschrieben

Die Küche ist ein höchst hygienerelevanter Bereich der Einrichtung. Sie unterliegt jedoch einem anderen Rechtsgebäude als die anderen Bereiche. Die Grundlagen sind im *Lebensmittel-, Bedarfsgegenstände- und Futtermittelgesetzbuch (LFGB)* festgeschrieben und werden durch die europäische (EG 852/2004) und die deutsche *Lebensmittelhygieneverordnung (LMHV)* ergänzt. Die Verantwortung für die Vorgänge der Küche trägt die Küchenleitung. Hygienebeauftragte können die Küchenleitung jedoch beraten und ihr bei der Durchführung der erforderlichen Maßnahmen Unterstützung gewähren. Das vom Europäischen Rat empfohlene *HACCP-Qualitätssicherungssystem* ist Gesetz. Die fünf Buchstaben stehen für:

HACCP

*H*azard	Gefahr, Risiko, hier speziell: Gesundheitsrisiko
*A*nalysis	Einschätzung, Bewertung
*C*ritical	Für die gesundheitliche Unbedenklichkeit und Verkehrsfähigkeit kritische Einflüsse auf das Lebensmittel
*C*ontrol	Unter Kontrolle bringen, beherrschen (vermeiden, ausschalten, begrenzen)
*P*oint	Punkt im Ablauf des Produktionsprozesses mit Einfluss auf gesundheitliche Unbedenklichkeit des Lebensmittels

Vereinfacht gesagt geht es darum, *kritische Kontrollpunkte (KKP)* zu ermitteln. Diese repräsentieren Phasen des Herstellungsprozesses, bei denen *Lebensmittel biologisch* (durch Mikroorganismen, vor allem Bakterien und Pilze), *physikalisch* (Fremdkörper wie Glassplitter, Schrauben, Verpackungsmaterial und Temperatur) oder *chemisch* (Reinigungs- und Desinfektionsmittel, Rost, Korrosion) *verdorben* werden können.

Fragen

Gut definierte KKP beantworten folgende Fragen:

- Risikobewertung (Welche Risiken bestehen an diesem Punkt für das Lebensmittel?)
- Maßnahmen der Vermeidung (Wie kann das Risiko minimiert werden?)
- Prüfungsverfahren (Wie stelle ich fest, dass ein Problem aufgetreten ist, wie messe ich, ob alles in Ordnung ist?)
- Maßnahmen bei Abweichung (Was mache ich, wenn etwas nicht in Ordnung ist?)
- Sicherstellen, dass auffällige Lebensmittel nicht ausgegeben werden bzw. Festlegen von weiteren Prüfverfahren, ob eine Ausgabe doch noch möglich ist.

Um die KKP ausmachen zu können, muss der Weg des Lebensmittels in der Küche überprüft werden.

Lebensmittel

Anlieferung

- Beschaffenheit des Lebensmittels (sensorische Prüfung)
- Kühlkette (unterbrochen?) bei Tiefkühlware Fahrzeugtemperatur stichprobenartig kontrollieren
- Verpackung (intakt?) Überprüfung des Mindesthaltbarkeits- bzw. Verfalldatums
- Schädlinge (z. B. Insekten in Gemüselieferung)

↓

Lagerung

- Lagerungstemperatur
- Zeit (»First in – First out«, Höchstlagerdauer, Mindesthaltbarkeitsdaten und Verfallsdaten)
- Umgebung (z. B. keine gemeinsame Lagerung von Gemüse und Milchprodukten)
- Keine Bodenlagerung

↓

Vorbereitung

- Verkeimung kontrollieren (Fleisch, Wurstware, Fisch, Geflügel (auch tiefgefroren), erdbehaftete Lebensmittel)
- Putzen (Gemüse, Kartoffeln schälen)
- Auftauen (Auftauwasser kann kontaminiert sein, z. B. Geflügel mit Salmonellen)
- Zuschneiden, Zerkleinern der Nahrungsmittel

↓

Zwischenlagerung der Vorprodukte

- Temperatur
- Zeit
- Umgebung (Kreuzkontamination vermeiden)

↓

Zubereitung

- Temperatur (Gartemperatur)
- Zeit (Garzeit)

↓

Portionierung

- Temperatur (ca. 80 °C bei warmen Speisen)
- Zeit (möglichst kurze Arbeitsabläufe)

↓

Zwischenlagerung (bis zur Ausgabe/zum Transport)

- Thermobehälter
- Kühlen (Nachtisch, Aufschnitt)

↓

Ausgabe

- Transportwagen, -gefäße
- Endverbraucher (Temperatur)

Mit der Ausgabe (entweder in die Wohnbereiche, auf die Stationen oder im Speisesaal) endet in aller Regel die Verantwortung der Küchenleitung. Die Lebensmittel sind aber noch nicht bei allen Bewohnern angekommen. Der Transport und der Umgang mit Lebensmitteln in den Wohnbereichen oder Stationen (Lebensmittellogistik ► Kap. 4, Hygieneplanpunkt 11) und die Ausgabe an Heimbewohner bzw. Pflegebedürftige, die nicht im Speisesaal essen können, muss im Hygieneplan geregelt werden und fällt in den unmittelbaren Bereich der Hygienebeauftragten. Auch in diesen Bereichen findet eine Zwischenlagerung von Lebensmitteln statt, die u. U., z. B. wenn der Pflegebedürftige nicht sofort essen kann oder will, relativ lange dauert.

Weitere Inhalte des HACCP

Vorgeschriebene Kleidung

Die Definition von Kontrollpunkten ist ein wichtiger Schritt. Genau wie beim Hygienemanagement gehört zum HACCP zudem ein Dokument »Personalhygiene«, in dem die Kleidung des Personals festgelegt wird.

Diese besteht bspw. aus

- einer Kopfbedeckung (Haube, Baseball-Cap bzw. Kochmütze, heute oft Einmalmaterial),

- einer Jacke oder einem Kittel,
- einer Hose (für männliche und weibliche Mitarbeiter),
- geschlossenen Schuhen oder Schuhen mit Fersenhalt, deren Sohlen flüssigkeitsdicht sind und in Verbindung mit dem vorschriftsmäßigen Fußbodenbelag auch bei Feuchtigkeit und Nässe das Risiko des Ausrutschens minimieren.

Ergänzend müssen – je nach Einsatzort – getragen werden:

- Einweghandschuhe (Verpackung oder Sortieren per Hand, Abwiegen mit der Hand, Portionieren),
- Schürze, flüssigkeitsdicht (Gemüseputzen, andere Arbeiten auf der unreinen Seite, Durchfeuchtungsgefahr),
- bei längerem Aufenthalt im Tiefkühlbereich: Kälteschutzjacke, vom Material her gut zu desinfizieren.

Ergänzende Schutzkleidung schützt nicht nur Lebensmittel vor *mikrobiologischer Belastung*, sondern auch die Mitarbeiter vor *haut- und schleimhautreizenden Einflüssen* wie Hitze, Fett, Gewürzen und damit vor Verletzungen und möglicher Allergiebildung. Sie muss von Material und Schnitt so beschaffen sein, dass sie diesen Anforderungen genügt. Die Farbe zumindest der Oberbekleidung muss weiß oder hell sein, um mögliche Verunreinigungen schnell erkennen zu können. Hosen können weiß oder farbig gemustert sein (traditionelle Schutzhosen). Die Schutzkleidung muss sauber sein und darf außerhalb der Küche nicht getragen werden.

Leiden Mitarbeitende unter der Hitze, wollen sie gelegentlich die Hosen bis zum Knie hochkrempeln. Dies ist zwar aus hygienischer Sicht kein Problem, allerdings ist zu bedenken, dass heiße Flüssigkeits- und Fettspritzer dann direkt auf die Haut gehen. Die Entscheidung über eine Erlaubnis zu diesem Vorgehen liegt daher beim Arbeitsschutz.

Zur HACCP gehören darüber hinaus *Arbeitsanweisungen* zur *Reinigung der Küche*, aber auch einzelner *Küchengeräte*. Wie im Reinigungs- und Desinfektionsplan sind die fünf Fragen (was, wie, wann, womit und wer) zu beantworten.

Merke

Wichtig ist der Hinweis, dass keine betriebsfremde Nutzung (z. B. Lagerung von Gegenständen) in der Küche stattfinden darf und sich auch keine betriebsfremden Personen (Fahrer, Lieferanten, Pflegepersonal, Bewohner) in der Küche aufhalten dürfen.

Zu öffnende Fenster im Küchenbereich – auch in Wohnbereichs- oder Teeküchen – sind mit Insektengittern zu versehen. Die Lüftungsschächte müssen staubfrei und sauber sein. Ferner sind im sog. *Betriebshandbuch nach der Lebensmittelhygieneverordnung* die Dokumentationen aufzube- Betriebshandbuch wahren (arbeitstägliche Überprüfung der Kühlschränke, Tiefkühleinrichtungen, Reinigung, Desinfektion etc.) sowie die Personalschulungsunterlagen.

In einem eigenen Ordner oder im Betriebshandbuch können Kopien der Gesundheitszeugnisse respektive Belehrungen und Wiederbelehrungen nach § 43 Infektionsschutzgesetz aufbewahrt werden. Die Originale befinden sich zweckmäßigerweise in den Personalakten der Mitarbeiter und müssen diesen, wenn sie sie für einen anderen Zweck, z. B. Job in der Gastronomie, benötigen, mitgegeben werden. In einigen Landkreisen wird gefordert, dass es sich um beglaubigte Kopien handelt, i. d. R. reichen jedoch einfache Kopien aus.

Zur *Schädlingskontrolle* muss quartalsweise eine sog. Befallskontrolle durchgeführt werden. Hierbei werden Köder ausgelegt, die einen Nachweis der Schädlinge ermöglichen. Werden Schädlinge festgestellt, sollten Bekämpfungsmaßnahmen ausschließlich Fachleuten überlassen werden.

Personalschulungen

Pflichtschulungen

Für Küchenpersonal sind mindestens zwei Schulungen Pflicht. Zum einen ist es die *Schulung gemäß der Lebensmittelhygieneverordnung*, bei der jährlich allgemeine Hygienethemen (z. B. Händehygiene, korrekte Schutzkleidung, Reinigung von Flächen …) geschult werden. Die zweite Pflichtschulung ist die *Wiederbelehrung gemäß § 43 Infektionsschutzgesetz*, die alle zwei Jahre zu absolvieren ist. Die Textvorlage zu dieser Belehrung ist beim Gesundheitsamt erhältlich und kann durch Foliensätze, z. B. vom Landesgesundheitsamt Baden-Württemberg oder kommerziellen Herstellern, etwas eindrucksvoller präsentiert werden.

Darüber hinaus können Mitarbeiter durch kurz gefasste Aushänge an wesentliche Aspekte der Küchenhygiene erinnert werden. Nachfolgend ist ein Muster für einen Aushang mit der Überschrift »Zwölf Gebote der Küchenhygiene« angefügt. Er kann von dem Hygienebeauftragten auf die Bedürfnisse der Pflegeeinrichtung ausgerichtet umgeschrieben werden.

Beispiel für einen Aushang in der Küche

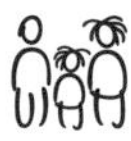

Zwölf Gebote der Küchenhygiene

1. In der Küche nur die bereitgestellte Schutzkleidung tragen. Hierzu gehört auch die Kopfbedeckung!
2. Schmuck (Ringe, Uhren, Armbänder, lange Halsketten, Freundschafts- und Veranstaltungsbänder) nicht mit in die Küche nehmen. Künstliche oder gegelte Fingernägel sowie Piercings an Händen und Unterarmen sind gleichfalls nicht erlaubt. Die Fingernägel sollten kurz und rund geschnitten sein.
3. Hände desinfizieren
   - nach dem Waschen der Hände bei Arbeitsbeginn,

- bei Tätigkeitswechsel (besonders beim Wechsel von unreiner auf die reine Seite),
- nach dem Händewaschen bei einem Toilettenbesuch.

4. Nicht infizierte Handverletzungen wasserdicht verbinden (z. B. mit Pflaster, Fingerling) oder Handschuhe tragen.
5. Hinweise auf Infektionskrankheiten (z. B. Durchfall, Erkältungen, Husten mit Auswurf, infizierte Wunden) der Küchenleitung oder dem Betriebsarzt melden! Auch Hepatitisverdacht und Ausscheiderstatus!
6. Reine und unreine Arbeiten trennen! Unrein:
   - Putzen von Gemüse und Salat, Kartoffeln schälen, rohes Fleisch schneiden, Entfernen von Transportverpackungen,
   - Abräumen von Speiseresten, Spülen.

   Rein:
   - Garen, Kaltrühren, Portionieren, Essensausgabe,
   - Lagerung von sauberem Geschirr, Lagerung der Endprodukte.
7. Fleischwaren, Milchprodukte und pflanzliche Lebensmittel getrennt lagern und zubereiten. Arbeitsflächen und Geräte regelmäßig desinfizierend reinigen. Kein rohes Hackfleisch oder Fleisch essen!
8. Speisen nach der Zubereitung rasch portionieren und umgehend in Thermobehälter geben!
9. Tiefkühlkost muss stets frisch aufgetaut werden, eventuelle Reste nur zubereitet aufheben. Lagerfristen beachten!
10. Im Spülbereich Trennung von reiner und unreiner Seite einhalten. Wenn räumlich nicht möglich, wenigstens zeitlich!
11. Maßnahmen korrekt dokumentieren. Routinemaßnahmen mit längerem Zeitintervall, z. B. Schädlingsbekämpfung, nicht vergessen!
12. Abfälle außerhalb des Küchenbereichs lagern, Speisereste möglichst schnell entsorgen lassen oder gekühlt lagern.

Begehung der Küche durch den Hygienebeauftragten

Die Küche ist eigentlich nicht primäres Einsatzgebiet des Hygienebeauftragten. Die Küchenleitung kann den Hygienebeauftragten jedoch im Sinne einer internen Qualitätssicherung um eine Begehung bitten. Folgende kleine Checkliste kann den Hygienebeauftragten bei der Vorbereitung und Durchführung der Begehung unterstützen.

Übersicht 9: Checkliste zur Küchenbegehung

1. Betriebshandbuch nach Lebensmittelhygieneverordnung
   a) Arbeitsanweisungen vollständig? Für alle Geräte Reinigungsanweisungen vorhanden?
   b) Dokumentation fortlaufend geführt? Kühltemperatur?
   c) Personalschulungen:
      - mindestens einmal jährlich abgehalten?
      - ordnungsgemäß dokumentiert?
        – Wiederbelehrung IfSG (alle zwei Jahre)

   - Hygieneschulung EG 852/2004
 d) Kritische Kontrollpunkte für alle Produkte bekannt und dokumentiert?
 e) Maßnahmen bei Überschreiten der Toleranzen niedergelegt?
 f) Sofortmaßnahmen (z.B. Produktsperrung) jedem Mitarbeiter bekannt?
 g) Informationsfluss gesichert?
 h) Lieferanten, Zertifikate aufgelistet?
 i) Schädlingskontrolle dokumentiert?
2. Kenntnis des Desinfektions- und Reinigungsplans
 a) Hängen die Desinfektionspläne aus?
 b) Sind die Desinfektionspläne aktuell?
 c) Sind die Betriebsanweisungen nach § 14 GefStoffV der Konzentrate ausgehängt oder im Intranet leicht zugänglich?
 d) Sind die Sicherheitsdatenblätter aktuell?
 e) Ist bekannt, wann gereinigt und wann desinfiziert wird?
3. Personalhygiene
 a) Kleidung:
   - hell und sauber
   - Kopfbedeckung wird getragen
   - Handschuhe werden beim Portionieren angelegt
   - Handschuhe beim Abräumen der Speisen
   - Hand- und Unterarmschmuck wird abgelegt
 b) Internes Meldewesen (Mitarbeiter melden Erkrankungen gemäß § 43 IfSG)
 c) Belehrungsnachweis gemäß §§ 42, 43 IfSG bzw. Wiederbelehrungen liegen für alle Mitarbeiter, auch solche mit Gesundheitszeugnis, vor
4. Räumlichkeiten (auch Wohnbereichs- bzw. Stationsküchen)
 a) optisch sauber
 b) keine betriebsfremde Nutzung (z.B. Lagerung von Gegenständen)
 c) kein Zugang für betriebsfremdes Personal (Fahrer, Lieferanten, Pflegepersonal, Betreute etc.)
 d) Inventar ist ausreichend desinfizierbar (also ohne Lackschäden, Sprünge etc.)
 e) Fenster sind mit Insektengitter versehen
 f) Lüftungsschächte sind staubfrei und sauber
5. Essenausgabe
 a) Kerntemperatur wird stichprobenartig kontrolliert – Dokumentation?
 b) Essensausgabe auf der Station, Zwischenlagerung von Speisen
 c) Ausgabe von Speisen (Personal, Speisesaal)
6. Rücklauf Essenwagen
 a) Reinigung und Desinfektion der Essenwagen, in Ordnung?

b) Umgang mit Geschirr potenziell infektiöser Bewohner/Patienten, wie geregelt?
c) Spülküche – Trennung »Rein«/»Unrein« – Schutzkleidung im unreinen Bereich
d) Lagerung des sauberen Geschirrs

7. Abfallkonzept
   a) Entsorgung von Speiseresten
   b) sonstige Müllfraktionen
8. Laboruntersuchungen zur Dokumentation des Hygienestandards – regelmäßig durchgeführt?
   a) Abklatschuntersuchungen zur Flächendesinfektion
   b) Abklatschuntersuchung zur Händedesinfektion
   c) Wasserproben
   d) Prozessprüfung Geschirrspülmaschine (Bioindikatoren, Edelstahlstäbchen)
   e) Produktprüfung Geschirr

Befunde übersichtlich abgeheftet, chronologisch nach Daten geordnet?

5.11 Abfallkonzept

Korrekte Entsorgung

Prinzipiell besteht der erste Schritt eines guten Konzepts in der Abfallvermeidung, etwa durch Anschaffung von möglichst wenig oder umweltfreundlich verpackten Produkten und Mehrwegsystemen. Rechtsgrundlagen sind das Kreislaufwirtschafts- und Abfallgesetz, § 17 IfSG, Regelungen der Bundesländer und die LAGA-Vorgaben (siehe unten). Eine übersichtliche tabellarische Darstellung bietet Anhang 5 der TRBA/BGR 250.

Merke

Bindend ist die Einteilung in Abfallgruppen nach der *Vollzugshilfe zur Entsorgung von Abfällen aus Einrichtungen des Gesundheitsdienstes (Mitteilung 18 der LAGA), Stand Januar 2021*« der Länderarbeitsgemeinschaft Abfall (LAGA).

Einteilung der Abfallgruppen

Abfall Gruppe A

Gruppe A

Hausmüllähnliche Abfälle (AS 20 03 01), Wertstoffe aussortieren, Abfallschlüssel 15 01 xx, wobei xx für einzelne Untergruppen steht, z. B. 15 01 01 für Papier und Pappe oder 15 01 06 für den Gelben Sack (Gemischte Umverpackungen). Diese erfordern keine besonderen Maßnahmen und werden, soweit nicht wiederverwertbar, über die Restmülltonne entsorgt. Speisereste in geringen Mengen, z. B. aus den Bewohnerzimmern, kommen in die Biotonne oder werden kompostiert.

Speisereste aus der Küche dagegen müssen gesondert gesammelt und entsorgt werden. Bei längeren Abholintervallen kann eine Kühlung der Abfälle gefordert werden.

Abfall Gruppe B

Gruppe B

Hausmüllartige Abfälle (Abfallschlüssel 18 01 04), die mit Blut, Sekreten oder Exkrementen behaftet sind (z. B. Verbände, Spritzen, Kanülen, aber auch Stuhleinlagen, Einmalhandschuhe). Spitze Gegenstände wie Kanülen oder Skalpellklingen (Abfallschlüssel 18 01 01, außer nach Anwendung bei bestimmten Infektionen, siehe C) müssen in durchstichsicheren Behältern entsorgt werden. Werden hierzu bspw. leere Kanister von Desinfektionsmittelkonzentrat verwendet, müssen die Etiketten entsprechend beschriftet werden. B-Müll wird innerhalb der Einrichtung getrennt gesammelt und wie normaler Hausmüll entsorgt.

Abfall Gruppe C

Gruppe C

Infektiöse Abfälle (Abfallschlüssel 18 01 03*). Infektiöser Müll entsteht bei folgenden Krankheiten: Brucellose, Cholera, Diphtherie, Creutzfeld-Jakob-Krankheit (CJK) mit neuer Variante (bei Liquorkontamination), Lepra, Maul- und Klauenseuche, Meningitis, Milzbrand, Paratyphus A, B, C, Pest, Pocken, Poliomyelitis, Q-Fieber, Rotz, Tollwut, Tuberkulose (offen), Tularämie, Typhus, virusbedingtes hämorrhagisches Fieber. Auch entsprechende mikrobiologische Kulturen aus dem Labor gelten als infektiöser Abfall. Darüber hinaus werden mit Blut kontaminierte Abfälle von HIV-Infizierten und akut an Virushepatitis Erkrankten als infektiös angesehen. In Altenpflegeeinrichtungen fällt solcher Müll normalerweise nicht an. Wird dennoch eine solche Erkrankung diagnostiziert, kann das Gesundheitsamt die notwendigen Hinweise geben.

Abfall Gruppe D

Gruppe D

Sonder- bzw. Giftmüll (Chemikalien ohne eigenen bekannten Abfallschlüssel, Zytostatika (Abfallschlüssel 18 01 06*, 18 01 08*).

Abfall Gruppe E

Gruppe E

Organe und Körperteile, volle Blutkonserven, AS 18 01 02.

Zuständig für die Aufstellung eines korrekten Abfallplans ist der Abfallbeauftragte. Die Aufgabe auch des Hygienebeauftragten ist, den Mitarbeitern das vorhandene Abfallkonzept zu erläutern und während Begehungen der Bereiche auf den korrekten Vollzug zu achten.

5.12 Wasserhygiene

Trinkwasser – hohe Qualität

Die Anforderungen an Wasser sind je nach Einsatzgebiet unterschiedlich. Wasser zur Durchführung von *Inhalationen* muss *steril* sein und kann in Sterilverpackungen von verschiedenen Herstellern bezogen werden. Hier sind lediglich das Verfallsdatum und der Wechsel der Flasche bei neuen Patienten zu beachten.
Trinkwasser bzw. Wasser zum täglichen Gebrauch, also auch zum *Waschen*, muss klar und farb- sowie geschmacksneutral sein.

Beachte

Die Anforderungen an die Trinkwasserqualität wurden durch die neue Novelle der Trinkwasserverordnung, die 2023 in Kraft getreten ist, noch einmal erhöht.

Eine Liste sog. Indikatorparameter gibt Wasserwerken bzw. -lieferanten die erforderliche Qualität vor.

Im Bereich der Hausinstallationen kann das Gesundheitsamt auch chemische Untersuchungen anordnen. Diese sind in Tabelle 14 dargestellt, wobei Probenumfang und Untersuchungsintervalle (i. d. R. einmal im Jahr) vom Gesundheitsamt festgelegt werden. Zur Festlegung benötigt das Gesundheitsamt Angaben über das Material des Leitungsnetzes und des Gesamtwasserverbrauchs.

Trinkbrunnen

Trinkbrunnen sind Wasserspender, in denen Bewohnern und Personal gekühltes und mit Kohlendioxid versetztes Leitungswasser oder in Flaschen bezogenes Wasser angeboten wird, sogenanntes Tafelwasser. Neben der Entnahme von Wasserproben nach Abstimmung mit dem Gesundheitsamt ist auf jeden Fall eine regelmäßige Reinigung der Geräte in den Reinigungsplan aufzunehmen. Schon bei der Anschaffung wird empfohlen, auf die Reinigungsmöglichkeit der wasserführenden Teile im Gerät bis hin zum Auslasshahn zu achten. Siehe hierzu auch die Empfehlung der DGKH zu Trinkbrunnen (www.dgkh.de). Zu beachten ist, dass 2006 die Getränkeschankanlagenverordnung durch die Vorgaben der EG 852/2004 ersetzt wurde. Bei der Anschaffung von Getränkespendern ist darauf zu achten, dass alle Teile gut zu reinigen und zu desinfizieren sind. Am besten wird das »Innenleben« der flüssigkeitsführenden Silikonschläuche zyklisch ausgetauscht. Der Schnuttel (Auslasshahn) sollte so geschützt sein, dass eine direkte Berührung mit den Trinkgefäßen nicht möglich ist.

Hier muss erwähnt werden, dass die Auswahl der Trinkgefäße eine wichtige Rolle spielt. Die Trinkgefäße müssen personenbezogen und in der Spülmaschine gut zu spülen sein.

Anforderungen an Wasser

Allgemeine Anforderungen an Wasser zum menschlichen Gebrauch

Tab. 5.3: Mikrobiologische Anforderungen

Parameter	Hausleitung (KBE)
E. coli	0 in 100 ml
coliforme Keime	0 in 100 ml
Enterokokken	0 in 100 ml
Pseudomonas	keine Angaben
Koloniezahl 22 °C	100 oder weniger/ml
Koloniezahl 36 °C	100 oder weniger/ml
Legionellen	1 oder weniger/ml (100/100 ml) bzw. < 2/50 ml

Erwärmtes Wasser muss die gleichen mikrobiologischen Auflagen erfüllen. Allerdings werden die Werte hier durch *Biofilmbildung* (verschiedene Bakterien haften sich an die Rohrwand und bedecken sich mit schleimiger Substanz) manchmal nicht erreicht. Ursachen für eine Verkeimung des Warmwassers können sein:

- Kontamination bereits beim Einbau durch schlampige Lagerung und mangelnde Bauaufsicht
- Totstränge (nicht mehr benutzte Leitungen mit Kontakt zum Netz)
- zu niedrige Temperatur des Wasserspeichers (< 60 °C)
- mangelnde Isolierung zwischen Kalt- und Warmwasserstrang (kaltes Wasser zu warm, warmes zu kalt)
- defekte Filter
- Korrosion der Rohre und des Kessels
- kontaminierte Ionenaustauscher
- fehlerhafter Leitungsbau und mangelnder hydraulischer Abgleich

Wasserassoziierte Risikokeime sind vor allem *Pseudomonas aeruginosa* und *Legionella pneumophila sowie andere Legionellenspezies.* Für Legionellen gibt es einen technischen Maßnahmenwert, und zwar 100 KBE/100 ml Wasser. Bei Erreichen müssen geeignete Maßnahmen wie z. B. eine Thermodesinfektion durchgeführt werden. Das Gesundheitsamt fordert dann meist eine Risikobewertung z. B. durch einen Installateur, deren Qualität und Erfolg aber sehr unterschiedlich sein kann. Alle Materialien in wasserführenden Systemen werden irgendwann mit Biofilm überzogen und eine Sanierung gelingt bei Altbauten i. d. R. nur mit umfangreichen Maßnahmen, die nicht gleich finanziert werden können. Auch Systeme nach dem »Stand der Technik« fallen bei den Proben immer mal wieder auf, was nicht verwundert, wenn man weiß, dass Amöben bereits vom Wasserwerk angeliefert werden und sich die Legionellen darin befinden. Das untersuchende Labor hat die Pflicht, jeden auffallenden Wert an das Gesundheitsamt zu melden, und der Betreiber soll sich dann seinerseits so schnell wie möglich unter Bekanntgabe der ersten Maßnahmen ebendort melden.

Thermodesinfektion der Leitungen

Als *Sanierungsmaßnahme* kann eine *Erhitzung des Warmwassersystems* auf ca. 70 °C durchgeführt werden. Wenn dies aufgrund der Rohrmaterialien bzw. Heizsystemen wie Wärmepumpen nicht möglich ist, kann der Einbau einer Chlordioxidanlage oder einer Elektrolyseanlage zur Erzeugung von Chlorverbindungen und toxischen Sauerstoffradikalen erwogen werden, Nutzer müssen aber über diese Zusätze informiert werden. Endständige Filter sind eine steriles Wasser liefernde Alternative, deren Preis-Leistungsverhältnis sich in den letzten Jahren verbessert hat. Stillgelegte Leitungen sowie stagnierendes Wasser müssen in jedem Fall reduziert bzw. beseitigt werden. Dies kann durch präventives Spülen aller Hähne in unbelegten Zimmern oder seltener Nutzung geschehen. Rechtzeitiges Entkalken aller Armaturbestandteile ist gleichfalls eine wichtige Präventionsmaßnahme. Sanierungspläne werden individuell nach Lage gemacht.

Müssen Leitungen wegen Baumaßnahmen temporär stillgelegt werden, muss, wenn die Stagnation länger als 72 Stunden dauerte, eine Freimessung mittels Wasserprobe erfolgen.

Neben den genannten Parametern müssen auch – in Abhängigkeit vom Leitungsmaterial –chemische Parameter bestimmt werden, z. B. Blei in Altbauten und andere. Für die zu entsprechenden Grenzwerte gibt es eine eigene Tabelle in der Trinkwasserverordnung.

Anforderungen an Badebeckenwasser

Die Chlormenge in *Badewasser* (Schwimmbäder, Bewegungsbäder und Therapiebecken) muss exakt und möglichst automatisch dosiert werden. Gemäß DIN 19643-1 (2012-11) soll der Gehalt an freiem Chlor bei einem pH-Wert von 6,5–7,6 zwischen 0,3–0,6 mg/l liegen.

Durch den Eintrag organischer Substanzen ins Wasser kommt es zur Bildung flüchtiger Chlorverbindungen, sog. Trihalogenmethane. Pro Badegast werden dabei an organischem Material ca. 500 mg Hautschuppen und Schmutz, 50 ml Urin, 300 ml Schweiß und ca. 1.000.000 Bakterien angesetzt. Zudem wird Chlor durch organisches Material gebunden. Bei innen liegenden, desinfizierten Bädern darf der Anteil an gebundenem Chlor 0,2 mg/l und der Anteil an flüchtigen und dann auch in der Luft befindlichen Trihalogenmethanen 0,020 mg/l nicht übersteigen. P. aeruginosa und E. coli dürfen in 100 ml, L. pneumophila in 1 ml nicht nachweisbar sein, und die Gesamtkeimzahl darf 100/ml nicht übersteigen. Bei einer funktionierenden Desinfektion können auch Patienten mit MRE im Becken therapiert werden, da diese Erreger genauso chlorempfindlich sind wie die weniger resistenten Stämme. Schwimmhilfen mit intensivem Wasserkontakt brauchen nicht extra desinfiziert zu werden, dies gilt nicht für Lifter-Oberflächen.

Waschwasser soll so entsorgt werden, dass es nicht zu Verkeimungen der Siphons kommt, insbesondere bei multiresistenten Pseudomonas-Stämmen, Bodengullys müssen gespült werden, um die Geruchssperre zu erhalten und das Auftreten von Schmetterlingsmücken zu vermeiden.

5.13 Schädlinge: Befallskontrolle und Bekämpfung

Definition

Die Beseitigung schädlicher Lebewesen wie Insekten, Mäuse und Ratten wird als Entwesung bezeichnet.

Auf Befallszeichen achten

Die passive Bekämpfung der Schädlinge besteht im Verhindern des Zutritts (Türen geschlossen halten, Fugen verschließen) bzw. des Einfliegens (»Fliegengitter«). Besonders im Küchenbereich ist das Vermeiden von Verstecken, z.B. durch Verfugen von Scheuerleisten, Abdichten von Luftschächten usw. wichtig.

Um frühzeitig einschreiten zu können, ist auf Befallszeichen zu achten. Neben sichtbaren lebenden oder toten Schädlingen können Kotspuren auf Schädlingsbefall hinweisen. Schabenkot sieht bspw. Kaffeepulver ähnlich. Neben sichtbaren *Nahrungsmittelmotten* und Maden gibt es folgende Hinweise auf Schädlinge: Kleine Fraßlöcher in Lebensmittelverpackungen und Gespinste im Inneren deuten auf Mottenbefall hin. Relativ weit verbreitet sind neuerdings die aus nicht gespülten Abflüssen aufsteigende Schmetterlingsmücken, auch Abortfliegen genannt. Diese absolvieren die meisten Stadien im Abwasser und erscheinen dann als »herzförmige Insekten« mit typischerweise beharrten Flügeln.
Folgende Methoden sind zur Befallskontrolle geeignet:

Die verschiedenen Fallen

Pheromonfallen

Mit Duftstoffen (Sexualpheromone) werden die Schädlinge auf Klebeflächen gelockt, wo sie anhaften und gut identifiziert und gezählt werden können. Nahrungsmittelmotten können auf diese Weise besonders gut nachgewiesen werden.

Köderfallen

In Dosen vorgehaltene »Leckerbissen« locken Schädlinge wie Schaben und Ameisen an. Sie stürzen in die Falle.

Im Küchenbereich sind geeignete Aufstellorte festzulegen. Das Ergebnis (Art und Anzahl der vorgefundenen Schädlinge) ist zu dokumentieren. Das Küchenpersonal wird dazu angehalten, verdächtige Befunde sofort zu melden und befallene Lebensmittel zu verwerfen.

Nach dem gleichen Prinzip können Schlagfallen für Ratten und Mäuse aufgestellt werden. Dies ist jedoch im gewerblichen Bereich nicht mehr zulässig. Alternativ können Fraßgifte eingesetzt und Kot gefunden werden.

Fraßgifte

Die in geeigneten Behältern angebotenen Gifte werden gefressen oder in den Bau gebracht. Sie entfalten ihre Wirkung verzögert. Betroffene

Schädlinge werden hierbei allerdings meist nicht gefunden, nur der Verlust des Köders zeigt den Befall an.

Essigschale

Für die Bekämpfung der gelegentlich auftretenden kleinen Obstfliegen hat sich eine Schale mit Apfelessig und etwas Spülmittel bewährt. Die Insekten fliegen die Schale an und ertrinken. Der Inhalt sollte für eine gute Wirkung täglich gewechselt werden. Alternativ kann eine Flasche mit Lockstoff und Trichter verwendet werden, in der sich die Fliegen sammeln.

Beachte

Bei Feststellung von *Schädlingsbefall* ist die Schädlingsbekämpfung durch Spezialisten durchzuführen, die mit den umfangreichen Sicherheitsregeln vertraut sind und über entsprechende Schutzkleidung verfügen. Ihre Einsätze sind an das Gesundheitsamt meldepflichtig.

Teil 3: Hygienebeauftragte in Aktion

6 Der Hygienebeauftragte vor Ort

6.1 Der erste Schritt – Kompetenzen abstecken

Position klar definieren

Frisch ausgebildete bzw. neu eingestellte Hygienebeauftragte müssen das geplante Vorgehen mit der Einrichtungsleitung, der Pflegedienstleitung und der Hauswirtschaftsleitung, ggf. auch mit der Küchenleitung abstimmen. (Zum *Status* ▶ Kap. 1)

Die notwendige *Ist-Erfassung* gewährt Hygienebeauftragten Einblick in die Abläufe der Einrichtung und berührt verschiedene Kompetenzen der Pflegedienst- und Hauwirtschaftsleitung. Das einführende Gespräch klärt die Situation und sollte alle Beteiligten zur Mitarbeit und Unterstützung motivieren.

Bei einem ersten Treffen werden Hygienebeauftragte über die Fortbildungsinhalte berichten und die aus ihrer Sicht erforderlichen Maßnahmen vortragen. Der Aufgabenkatalog wird abgesprochen und eine Stellenbeschreibung erstellt (▶ Kap. 3).

Wenn die Vorgehensweise geklärt ist, kann die Einrichtungsleitung den Mitarbeitern den oder die Hygienebeauftragte(n) und diese Funktion vorstellen.

Arbeitsplatzgestaltung

Spätestens jetzt sind Überlegungen zum *Arbeitsplatz des Hygienebeauftragten* zu treffen. Benötigt werden ein Schreibtisch, ein Regal für Literatur und Ordner, ein geeigneter Stuhl und ein Personalcomputer oder Laptop, der bei vernetzten Einrichtungen entsprechend netzfähig sein sollte. An Software empfehlen sich ein Textverarbeitungsprogramm, ein Präsentationsprogramm (z. B. Powerpoint®) und ein Tabellenkalkulationsprogramm. Sinnvoll ist ein DVD- oder CD-Brenner, alternativ eine externe Festplatte, um platzsparende Dokumentation und Sicherheitskopien zu ermöglichen. Ein eigenes Büro ist nicht erforderlich, jedoch sollte der Arbeitsplatz verlassen werden können, ohne dass er von anderen genutzt wird. Eine sinnvolle Ergänzung ist ein Tabletcomputer mit Kamera, mit dem nach entsprechender Vorbereitungen Begehungsergebnisse dokumentiert werden können.

Postfach

Hygienebeauftragte in Pflegeeinrichtungen erhalten ein Postfach und eine E-Mail-Adresse, das bzw. die von allen Mitarbeitern der Einrichtung erreicht werden kann. Eingeworfene Dinge sollten nur Hygienebeauftragten zugänglich sein, auch der E-Mail-Account darf nicht für andere (außer der Leitung oder Stellvertreter) einsehbar sein.

Da Hygienebeauftragte in aller Regel überwiegend Pflegetätigkeiten nachgehen, ist ein eigener Telefonanschluss nicht erforderlich. Gibt es ein »Haushandy«, wird dessen Nummer in den Hygieneplan aufgenommen.

Bei Hygienebeauftragten in einzelnen Bereichen einer Einrichtung kann die Kommunikation über die Bereichskanäle erfolgen, hier sind regelmäßige, z. B. halbjährliche Treffen sinnvoll, um sich auszutauschen und neue Dinge zu besprechen.

Für Recherchen und Ausweitung der eigenen Vorschriftensammlung ist ein Internetzugang sehr sinnvoll.

6.2 Bekanntgabe an die Mitarbeiter

Alle informieren

Die Bekanntgabe an die Mitarbeiter kann z. B. bei einer Personalversammlung erfolgen, ergänzt durch einen *Aushang* (▶ Kasten 6.1) für die Mitarbeiter, die bei der Personalversammlung keinen Dienst hatten oder krank waren. Alle Mitarbeiter sollten darauf hingewiesen werden, die Hygienebeauftragten bei ihrer zukünftigen Tätigkeit zu unterstützen. Der Eindruck, es handele sich um einen hausinternen Kontrolleur, muss dagegen unbedingt vermieden werden, um eine *effektive Zusammenarbeit* bei der Erstellung des *Hygienemanagements* sicherzustellen.

Der Status des Hygienebeauftragten sollte möglichst durch eine angemessene Freistellung untermauert werden.

6.3 Ist-Erfassung im Detail

Sind die Mitarbeiter über die neue Funktion informiert, sollte die Tätigkeit unverzüglich beginnen. Am Anfang steht die Ist-Erfassung. Zunächst ist es sinnvoll, sich über folgende Punkte Gedanken zu machen.

6.3.1 Informationsquellen

Relevante Fragen:

Wo nachschlagen?

- Welche Fachliteratur (Lehrbücher für Hygiene, Fachzeitschriften) steht in der Einrichtung zur Verfügung?
- Existieren im Bundesland der betreffenden Einrichtung eine Verordnung, Leitlinien, Empfehlungen oder Richtlinien zur Hygiene in der Altenpflege (▶ Kap. 3, hier allerdings für medizinische Einrichtungen)?

- Besteht ein sog. Rahmenhygieneplan, in dem die entsprechenden Landesämter (► Kap. 3) alle grundlegenden, geforderten Informationen bereits in allgemeiner Form niedergelegt haben?

Kasten 6.1: Musterbogen »Ernennung des Hygienebeauftragten«

Mustereinrichtung
Pflegestraße 8
000000 Musterhausen
Leitung

Sehr geehrte Mitarbeiter,
mit Wirkung vom Datum wird Frau/Herr ....
als Hygienebeauftragte(r) eingesetzt.
Nach angemessener Ausbildung steht er/sie allen Mitarbeitern als Ansprechpartner in Fragen der Infektionsverhütung und Hygiene zur Verfügung.

Sie/Er ist weisungsberechtigt in Fragen der Hygiene. Weisungsberechtigt heißt in diesem Zusammenhang, dass sie/er Empfehlungen für bestimmte Maßnahmen aussprechen kann, die von den Mitarbeitern zu befolgen sind. Die Verantwortung für die korrekte Durchführung liegt bei der Leitung bzw. dem einzelnen, die Maßnahme durchzuführenden Mitarbeiter.

Jede(r) Mitarbeiterin und Mitarbeiter soll bei der Verfassung des Hygieneplans durch Prozessschilderung unterstützen. Weiterhin sind Neuanschaffungen von Medizinprodukten, Umstellung der Reinigungs- bzw. Desinfektionsmittel vorab durch die Hygiene zu prüfen.

Der Hygieneplan gilt nach Unterschrift durch die Einrichtungsleitung und Bekanntgabe als Arbeitsanweisung, dies gilt auch für eventuell vorab bekannt gegebene Teildokumente, die durch die Einrichtungsleitung in Kraft gesetzt sind.

Im Vollzug der TRBA 250 und der Empfehlungen der Kommission für Infektionsprävention in medizinischen Einrichtungen und Unternehmen und Einrichtungen der Pflege und Eingliederung wird die/der Hygienebeauftragte auch Pflichtschulungen ansetzen und durchführen.

Ort, Datum

Einrichtungsleitung

Die beiden letzten Fragen beantwortet das *Gesundheitsamt.* Heute ist bundesweit der medizinische Dienst für die Qualitätskontrolle in Pflegeeinrichtungen zuständig.

Hinweise geben auch frühere *Berichte* der Heimaufsicht oder des Medizinischen Dienstes der Krankenkassen (MD), die einerseits auf Mängel hinweisen können, andererseits Namen von Sachbearbeitern als mögliche Ansprechpartner enthalten.
Große Träger, mit mehreren Einrichtungen bieten oft einen Rahmenhy-

gieneplan an, der allerdings auch für jede einzelne Einrichtung den Umständen entsprechend modifiziert werden muss.

Auch das Internet kann sich als Informationsquelle bewähren. Man sollte jedoch nicht zu viel erwarten. Häufig überwiegt Werbung, konkrete Information fehlt hingegen. Hinweise auf vom öffentlichen Gesundheitsdienst erstellte Pläne finden Sie in Übersicht 5 (▶ Kap. 3.9). Jedenfalls ist sinnvoll, mit Suchwörtern wie »Rahmenhygieneplan (ambulante Pflege)«, »Hygieneplan + Altenpflege« entsprechende »Links« zu finden. Auch für Rehabilitationseinrichtungen werden Rahmenhygienepläne angeboten, nicht jedoch für Krankenhäuser.

Empfehlung

Interessante Informationen zur Planung von Hygienemaßnahmen und über Erreger stellt auch das Robert Koch-Institut auf seiner Internetseite »www.rki.de» zur Verfügung.

6.3.2 Schriftliche Informationen

Schriftliche Hygieneanweisungen

Hygienebeauftragte sollten bereits vorhandene schriftliche Hygieneanweisungen in der eigenen Einrichtung sammeln. Jede Einrichtung verfügt zumindest über einen *Desinfektions- und Reinigungsplan.* Dieser wird auf Aktualität überprüft. Dabei suchen die Hygienebeauftragten die einzelnen Bereiche auf und sehen nach, ob sich die im Desinfektions- und Reinigungsplan genannten *Präparate* in den entsprechenden Spendern befinden bzw. Konzentrate der Präparate in Kanistern vorhanden sind. Werden Kanister mit anderen Bezeichnungen gefunden oder andere Flaschen in den Spendern entdeckt, muss nachgefragt werden. Das Wohnbereichspersonal kann Auskunft darüber geben, ob diese Flaschen nur vorübergehend vorhanden sind (z. B. Proben), oder ob der Desinfektionsplan zu einem früheren Zeitpunkt einfach nicht aktualisiert wurde. Ggf. müssen die derzeit verwendeten Desinfektions- und Reinigungsmittel erfasst und die *Umschreibung des Desinfektionsplans* vorbereitet werden.
Werden viele Produkte unterschiedlicher Hersteller verwendet, lohnt sich die Überlegung, ob man nicht bei einem Anbieter günstiger einkaufen könnte.

6.3.3 Mündliche Informationen

»Indikation« dokumentieren

Manche Hygienemaßnahmen werden von »alteingesessen« an neue Mitarbeiter während der Arbeit mündlich weitergegeben. Dabei wird richtig gehandelt, aber es fehlt die geforderte schriftliche Arbeitsanweisung. Hierzu sollte der Hygienebeauftragte die Mitarbeiter bitten, einzelne Arbeitsgänge schriftlich niederzulegen. Dies kann stichwortartig erfolgen und zu einem späteren Zeitpunkt in Schriftform gebracht werden. Wichtig ist die Beantwortung folgender Fragen:

- Welche Vorbereitungen sind zu treffen?
- Wo erhalte ich das benötigte Material?
- Wie ist der exakte Arbeitsablauf?
- Wann gilt der Arbeitsablauf als beendet?
- Welche Maßnahmen sind danach zu treffen (Entsorgung, Aufbereitung)?

6.3.4 Inventar und Geräte

Übersicht verschaffen

Der Hygienebeauftragte muss sich mit Hilfe der Haustechnik eine genaue *Übersicht* über die verwendeten *Medizingeräte* (z. B. Inhalatoren, Sauerstoffgeräte, Blutdruck- und Blutzuckermessgeräte etc.) verschaffen und deren *Anzahl und Standort* kennen. Aber auch *Medizinprodukte* wie Pflegebetten, insbesondere elektrische Spezialbetten, Lifter, Inhalationsgeräte etc. müssen von Anzahl und Standort her bekannt sein (Haustechnik fragen!). Von allen Geräten muss eine Kopie der *Betriebsanleitung* im Einsatzbereich vorliegen. Vor Anschaffung muss man auch Auskünfte zur Möglichkeit der Desinfektion bei den Herstellern einholen. Zudem muss geklärt werden, welche *Lüftungs- oder Klimaanlagen* betrieben werden, und ob es *wasserhygienisch relevante Ausstattungen,* etwa Trinkbrunnen oder Schwimmbecken gibt.

An diesem Punkt der Ist-Erfassung müssen folgende Fragen beantwortet werden:

- Sind genügend Desinfektionsmittelspender vorhanden?
- Wie und wo wird Flächendesinfektionsmittel angesetzt?
- Steht eine ausreichende Anzahl an Steckbeckenspülapparaten zur Verfügung? Sind diese gut erreichbar?
- Wird Geschirr in den Wohnbereichen gespült? Wenn ja, stehen Geschirrspülmaschinen mit Desinfektionswirkung zur Verfügung?
- In welchen Bereichen der Einrichtung wird Wäsche gewaschen?
- Wie sind die Stationsbadezimmer ausgestattet?
- Welche Maßnahmen sind dort besonders zu beachten, z. B. Desinfektion des Lifters?

Hier ist es sinnvoll, auch einmal an den Notfallkoffer bzw. Erste-Hilfe-Kästen zu denken, die Medizinprodukte und Arzneimittel enthalten können, die abgelaufen sind. Der Ambubeutel muss intakt und einsatzbereit sein.

Möbel müssen desinfizierbar sein

In den *Zimmern der Heimbewohner* ist grundsätzlich zu erfassen, ob das Inventar in einem desinfektionsfähigen Zustand ist. Gleiches gilt für das *Stationsdienstzimmer,* die *Bereichsküche* und die *Gemeinschaftsräume.* Die

häufig aus beschichteten Spanplatten bestehenden Möbel müssen eine intakte Oberfläche aufweisen. Abgesprungene Teile der Beschichtung können meist durch eine Lackierung wieder in einen reinigungs- und desinfektionsfähigen Zustand versetzt werden.
Bei eigenem *Mobiliar der Heimbewohner* ist i.d.R. davon auszugehen, dass eine Desinfektionsfähigkeit nicht ohne Weiteres gegeben ist, hier kann bei Bedarf mit Abreicherung gearbeitet werden.

Bezüglich der *Reinigungsverfahren* ist von Interesse, welches *Reinigungssystem* eingesetzt wird. Stehen z.B. für die verschiedenen Bereiche der Bewohnerzimmer (Sanitärbereich, Toilette, Wohnbereich) unterschiedliche Wischtücher zur Verfügung? Wie werden die Waschschüsseln für die Bewohner behandelt, in welchem Zeitabstand werden sie gereinigt bzw. desinfiziert?

Das Inventar von Rehabilitationseinrichtungen sollte grundsätzlich desinfizierbar sein. Teppiche sind in Patientenzimmern trotzdem zulässig, da sie mit dem Staubsauger hygienisch ausreichend gut aufbereitet werden können.

Wenn *Pflegestandards* vorhanden sind, sollten Hygienebeauftragte sich auch einen Überblick über hier getroffene Aussagen zur Hygiene (z.B. Händedesinfektion, Schleimhautantiseptik etc.) verschaffen. In den Pflegestandards festgelegte Regelungen müssen nicht mehr Bestandteil des Hygieneplans werden. Der Verweis auf die Pflegestandards ist ausreichend. Hygienebeauftragte müssen die darin enthaltenen Aussagen kennen und bei der Erstellung des Hygieneplans berücksichtigen. Bei Kontrollen ist darauf zu achten, dass die Standards von allen gleichermaßen eingehalten werden.

Zum Abschluss werden eventuell vorhandene *Dokumentationssysteme für Hygienemaßnahmen* geprüft. Sind externe Dienstleister im Haus tätig, müssen diese bei der Ist-Erfassung berücksichtigt werden.

6.3.5 Checkliste Ist-Erfassung

1. **Allgemeine Hygiene**
   a) Kenntnis des Desinfektionsplans
      - Hängen die Desinfektionspläne aus?
      - Sind die Desinfektionspläne aktuell?
      - Sind die Sicherheitsdatenblätter der als Gefahrstoffe gekennzeichneten Desinfektionsmittel-Konzentrate vorhanden und aktuell?
      - Ist die Betriebsanweisung nach § 14 GefStoffV vorhanden und aktuell?
      - Ist bekannt, wann gereinigt und wann desinfiziert wird?

   b) Vollzug der BiostoffV?
      - Gefährdungsbeurteilung für Mitarbeiter aktuell (TRBA 400)?
      - Jährliche Schulung gemäß § 14 BiostoffV?

   c) Internes Meldewesen

- Erfährt der Hygienebeauftragte, wenn Infektionen auftreten?
- Wer veranlasst Erstmaßnahmen (am Wochenende, am Feiertag, in der Nacht)?
- Ausbruchsdokumentation (IfSG) möglich?

2. Personalhygiene

a) Berufskleidung (für alle Berufsgruppen!) im Sinne der Hygiene und der TRBA/BGR 250?
- Farbe, Material, Waschbarkeit
- Schmuck, Haartracht

b) Schutzkleidung
- Bereitstellung, Verfügbarkeit
- Wann wird welche angelegt (eindeutige Regelungen, die umgesetzt werden)?

c) Händehygiene
- Sind ausreichend Spender für Waschlotion, Desinfektion, Einmalhandtücher und Handpflegemittel vorhanden?
- Werden die Spender inkl. der Einmalhandtuchspender korrekt gereinigt und wie ist die Aufbereitung geregelt?
- Wird die Händedesinfektion korrekt durchgeführt (Indikationen, Häufigkeit, Methode)?
- Werden Einmalhandschuhe (Material, Chemikaliendurchschlagssicherheit) getragen?
- Ist ein Hautschutzplan vorhanden und an den Waschbecken für Personal ausgehängt?

3. Praktische Durchführung der Hygienemaßnahmen in der Pflege

a) Umgang mit Arbeitsmitteln
- Verbandwagen und/oder Pflegewagen: sauber, aufgeräumt, Bestückung
- Lagerungshilfen (Aufbereitung, Lagerung)
- Pflegeutensilien (Gebrauchsanweisungen, Aufbereitungsanweisungen)
  - Thermometer
  - Blutdruckmessgerät
  - Blutzuckertestung
  - Hebehilfen
  - sonstige Geräte
- Betten, Inventar
- Wäsche: Logistik, Lagerung
- Arzneimittel
  - Mehrdosisbehälter (korrekt gelagert, bei Anbruch beschriftet?)
  - Infusionen und Injektionen (korrekte Vorbereitung und zeitnahe Applikation)
- Sterilgut

- Aufbereitungsanweisung bzw. Aufbereitungsvertrag vorhanden?
- Korrekte Lagerung (geschützt vor Staub und UV-Licht)?
- Korrekter Transport?
- Kontrolle der Verfallsdaten?

b) Pflegemaßnahmen
- Hygieneanweisungen in vorhandenen Pflegestandards
- ggf. Physiotherapie
- ggf. Fußpflege

4. Reinigung und Desinfektion

a) Eigenes Personal: Arbeitsanweisungen vorhanden?
b) Externe Dienstleister: Hygieneplan vorhanden? Werden die Mitarbeiter geschult?
c) Reinigungsmittel
d) Desinfektionsmittel
e) Reinigungssystem
f) Reinigungsintervalle (Räume, Flächen, aber auch Hilfsmittel, Medizinprodukte, …).

5. Lebensmittellogistik

a) Reichen von Speisen, Transportsystem
- Vorbereitung (Portionieren, Zuschneiden)
- Kleidung (z. B. Schürze)
- Zwischenlagerung von Speisen
- Wiedererwärmen von Speisen

b) Umgang mit bewohner-/patienteneigenen Speisen

6. Wäscherei

a) Externer Dienstleister
- Hygienezeugnis/Zertifikat?
- Zufriedenheit der Anwender
- Zufriedenheit des externen Dienstleisters mit Wäschevorsortierung

b) Eigene Wäscherei
- Trennung in reine und unreine Seite erforderlich? Vorhanden?
- Waschverfahren ausreichend?
- Mangeln, Bügeln, Falten
- Ausgabe hygienisch einwandfrei?
- Sozialraum

7. Abfallkonzept

a) Mülltrennung
b) Logistik, Zwischenlagerung
c) Entsorger (kommunal, gewerblich, …)

8. Technische Hygiene

a) Raumlufttechnik (Klimaanlagen, Lüftungsanlagen, Entlüftung bei innen liegenden Nasszellen, …)
b) Trinkbrunnen (5.10)
c) Warmwasserleitungssysteme, wann wird kontrolliert?

d) Schwimmbecken, Tretbecken

9. Tierhaltung
a) Unterbringung
b) Sauberkeit des Lagers
c) Dokumentation Entwurmung, Tierarztbesuche

10. Literatur und Vorschriftensammlung
a) Infektionsschutzgesetz
b) TRBA/BGR 250
c) Richtlinie, Empfehlungen, Merkblätter RKI
- Sind diese auf den aktuellen Stand?

d) Verordnung, Richtlinie(n) des Bundeslandes
e) Richtlinien anderer Bundesländer
f) Empfehlungen Landesgesundheitsamt
g) Hygienelehrbuch
h) eigene, einrichtungsinterne Anweisungen

11. Begehungsberichte, Laborbefunde
a) Bericht MDK
b) Bericht Heimaufsicht
c) Bericht Gesundheitsamt, Gewerbeaufsicht
d) Befunde von mikrobiologischen Untersuchungen

6.4 Externe Dienstleister

Leistungsverzeichnisse

Die Tätigkeit externer Dienstleister, insbesondere von Gebäudereinigern (► Kap. 5.2), wird durch das sog. Leistungsverzeichnis geregelt. Hygienebeauftragte sollten sich ein Exemplar der *Leistungsverzeichnisse der in der Einrichtung tätigen Dienstleister* besorgen. Aus den Leistungsverzeichnissen geht hervor, welche Bereiche in welchen Zeitabständen gereinigt bzw. desinfiziert werden sollen, welche Flächen in den Zimmern und in den Gemeinschaftsräumen sowie in öffentlichen Toiletten zu reinigen bzw. zu desinfizieren sind, und wie oft diese Maßnahmen pro Woche durchzuführen sind.

Beachte

Medizinprodukte und medizinische Geräte sind i.d.R. nicht in den Leistungsverzeichnissen der Gebäudereiniger enthalten, sondern müssen vom Pflegepersonal aufbereitet werden.

Externe Dienstleister sind in der Einrichtung meist durch eine *Objektleitung* vertreten. Mit dieser sollten sich Hygienebeauftragte zusammensetzen und verschiedene *Fragen klären.* Wichtig ist u.a., ob der externe Dienstleister über einen Hygieneplan verfügt, wie die Mitarbeiter über das Vorhandensein z. B. multiresistenter Erreger informiert werden, ob und welche Hygieneschulungen sie erhalten und wie sie zu ihrer Schutzkleidung kommen. Bei dieser Gelegenheit können auch von Mitarbeitern der Einrichtung geäußerte Fragen und Verbesserungsvorschläge zu Arbeiten des externen Dienstleisters besprochen werden.

Externe Wäschereien müssen ein *Hygienezertifikat* vorlegen können (► Kap. 5.8).

Sofern keine Klagen von den Mitarbeitern und Benutzern der Wäsche kommen, ist mit der Prüfung des Zertifikats die Arbeit des Hygienebeauftragten auf diesem Gebiet erledigt.

Externe *Lieferanten von Lebensmitteln* und *fertigen Mahlzeiten* verfügen i. d. R. über ein komplettes *HACCP-Konzept* sowie die dazugehörige *Dokumentation.* Hygienebeauftragte haben das Recht, diese im Rahmen eines Lieferantenaudits stichprobenartig zu überprüfen.

Andere externe Dienstleister wie Fußpfleger oder Physiotherapeuten sollten sich an die Hygieneregeln halten. Von besonderer Bedeutung ist dies im Ausbruchsfall. Hausärzte sind zur Kooperation aufzufordern, angestellte Ärzte sind dazu verpflichtet.

6.5 Internes Meldewesen – wissen, was läuft

6.5.1 Infektionserfassung

Wichtig – internes Meldewesen

Infektionen können in Pflegeeinrichtungen nur dann erfolgreich verhütet werden, wenn jeder Betroffene über ihr Auftreten informiert ist. Hierzu ist ein *internes Meldewesen* erforderlich. Dieses soll neben der Pflicht, Infektionen an »die Hygiene« zu melden, auch die Ankündigung der Neuanschaffung von Medizinprodukten vor dem Kauf machen, um die Möglichkeiten der Aufbereitungen in der eigenen Einrichtung zu prüfen.

Definition

Der Begriff »internes Meldewesen« bedeutet, dass auf vorgegebenen Wegen jede mögliche Kontaktperson des betroffenen Bewohners oder Patienten über dessen (vermutete) Infektiosität informiert ist. Diese Information kann auf unterschiedliche Weise gewährleistet werden. Besonders in großen Einrichtungen muss das interne Meldewesen sicherstellen, dass alle Handelnden zeitnah über die (potenzielle) Infektion informiert werden.

6.5.1.1 Rechtsgrundlage

Die Rechtsgrundlage für dieses Vorgehen ergibt sich aus der berufsgenossenschaftlichen Unfallverhütungsvorschrift *TRBA 250,* die besagt, dass Mitarbeiter in potenziell infektionsgefährdeten Bereichen über die Infektionsgefährdung und geeignete Maßnahmen informiert sein müssen. Auch *§ 23 (medizinische Einrichtungen bzw. § 35 (Heime)) Infektionsschutzgesetz* – Pflicht zum Hygieneplan – sowie *§ 6 IfSG* (Meldepflicht von Ausbrüchen, Meldebogen für das Gesundheitsamt, ► Kap. 4.7.10) können herangezogen werden. Die KRINKO/RKI-Empfehlung zum Hygienemanagement empfiehlt gleichfalls die laufende Information von Hygienebeauftragten sowie der haftungsrechtlich verantwortlichen Leitung über Infektionen in der Einrichtung und deren Erfassung.

6.5.1.2 Praktische Durchführung

Die erforderlichen Maßnahmen können unterschiedlich gestaltet werden, um das vorgegebene Ziel zu erreichen. Folgende Vorgehensweise ist möglich:

Kennzeichnung der Zimmertür
Die Zimmertür des mit bestimmten Erregern infektiösen Heimbewohners wird an einer wenig auffälligen, aber allen Mitarbeitern bekannten Stelle bspw. mit einem roten Klebepunkt markiert. Verzierte Namensschilder können mit einem unverfänglichen Symbol gekennzeichnet werden. In kleinen Einrichtungen mit kurzen Informationswegen ist diese Maßnahme möglicherweise überflüssig. Ansonsten kann ein Schild mit dem Text »Besucher bitte bei der Stationsleitung melden« verwendet werden. Auch diese können in unterschiedlichen Farben ausgeführt werden, die dann für verschiedene Erreger fungieren und auch der Information des Reinigungspersonals über zu treffende Schutzmaßnahmen dienen.

Hinweis in der Pflegedokumentation
Die elektronische Pflegedokumentation ermöglicht die Weitergabe wichtiger Informationen durch Verwendung eines sog. Statusfensters. Hier kann der Hinweis auf eine Besiedlung mit multiresistenten Erregern o. Ä. eingefügt werden. Der Hinweis erscheint bei jedem Einsehen der entsprechenden Pflegedokumentation. Bei handschriftlicher Dokumentation kann ein entsprechender »Reiter« auf die Mappe gesteckt bzw. gezogen werden.

PC erleichtert Dokumentation

Laufzettel Infektionserfassung
Dieser Laufzettel dient einerseits als Kontrolle, dass wichtige Maßnahmen nicht vergessen werden, und kann zugleich als Dokumentationsbogen verwendet werden. Bei der Anfertigung eines solchen Laufzettels sind folgende Fragen zu klären:

- Wer erhält zuerst Informationen über die potenzielle Besiedlung oder Infektion des Bewohners?
- Welcher der Funktionsträger oder Mitarbeiter kann die Information rasch und einfach weitergeben?

Nach Klärung dieser Fragen kann das interne Meldewesen organisiert werden.

Beispiel

Die Erstinformation erhält die *Wohnbereichs-/Stationsleitung*. Sie füllt den Kopf des Meldezettels aus und reicht ihn an den *Hygienebeauftragten* oder seinen Stellvertreter weiter. Wochenend- und Feiertagsregelung bedenken und beachten!

Der Hygienebeauftragte informiert nun:

- den *Hausarzt*, dieser wiederum den *Bewohner*, *Angehörige* oder *Betreuer*;
- die *Pflegedienstleitung*, diese informiert die *Mitarbeiter* aller Schichten;
- die *Hauswirtschaftsleitung*, diese informiert das *Reinigungspersonal* (bei externer Gebäudereinigung die Objektleitung der jeweiligen Firma), sorgt für die Bereitstellung von Schutzkleidung sowie zusätzlicher Wäsche und veranlasst, falls erforderlich, die Umstellung von Reinigung auf Desinfektion des Zimmers. Die Hauswirtschaftsleitung kann auch die Information der Haustechnik oder des Hausmeisters übernehmen, der bei Reparaturarbeiten im Zimmer Schutzkleidung anziehen sollte.

Weiterhin veranlasst der Hygienebeauftragte die Information der ambulanten *Fußpflege* und der ambulanten *Physiotherapie*. Neben der Informationsweitergabe müssen ungeübte Personen in das richtige Anlegen der Schutzkleidung eingewiesen werden. Dazu ist keine Weitergabe der Diagnose erforderlich, die Schweigepflicht sollte so weit wie möglich gewahrt werden.

Die angeordneten Maßnahmen sowie die Weitergabe der Information können durch einfaches Ankreuzen im Dokumentationsbogen festgehalten werden. Nach erfolgter Verlegung oder Sanierung des Betroffenen wird die Schlussdesinfektion dokumentiert und der Bogen mit Datum und Unterschrift des Hygienebeauftragten versehen.

Ggf. müssen besonders wichtige Informationen weitergegeben werden, z.B. bei multiresistenten Erregern an das Krankenhaus, aus dem der Betroffene kam. Hat das Krankenhaus die Diagnose gestellt, wird die Information entweder in einem eigenen Überleitungsbogen oder der Pflegeüberleitung mitgeteilt. Natürlich wird auch der Hausarzt mit dem (Kurz-) Arztbrief informiert.

6.5.2 Einführung neuer Medizinprodukte und Verfahren

Medizinprodukte – hygienerelevant

Zu den *Aufgaben der Hygienebeauftragten* gehört es auch, *beratend tätig* zu sein, wenn neue Verfahren etabliert oder neue Medizinprodukte angeschafft werden. Das ist sinnvoll, denn fast immer fallen hygienerelevante Fragen, z. B. bzgl. der Aufbereitung, an. Hygienebeauftragte sollten also die Chance erhalten, schon vor der Anschaffung des Produktes oder vor Einführung neuer Verfahren hierzu *Stellung nehmen* zu können. Da sie in den allgemeinen Pflegebetrieb integriert sind, werden sie nur dann rechtzeitig Stellung nehmen können, wenn die zuständigen Einkäufer, z. B. die Heim- oder Pflegedienstleitung, ggf. auch die Hauswirtschaftsleitung, ihnen rechtzeitig Bescheid geben. Für Stabsstellen gilt dies auch, ein Hinzuziehen ist auch bei Baumaßnahmen erforderlich.

Eine schriftliche Fixierung dieses Ablaufes ist sinnvoll, ein besonderes Formular wird jedoch nicht benötigt. Es ist ausreichend, wenn eine entsprechende mündliche Nachricht an den Hygienebeauftragten weitergegeben wird oder aber – noch besser – Hygienebeauftragte hinzugezogen werden, wenn Außendienstmitarbeiter der Firmen ihre Produkte vorstellen. Ist dies nicht möglich, kann Prospektmaterial sowie die Möglichkeit, mit Außendienstmitarbeitern und Servicemitarbeitern der Firmen Rücksprache zu nehmen, ausreichend sein.

Seine *Stellungnahme* gibt der Hygienebeauftragte *mündlich* ab, bei Bedarf in Form einer einfachen *Aktennotiz*. Anschließend sollte ein Vermerk gemacht werden, wann das neue Produkt oder Verfahren eingeführt wird, um rechtzeitig entsprechende Hinweise in den Hygieneplan einarbeiteten zu können.

Relevante Fragen

Bei der *Begutachtung neuer Medizinprodukte* sind folgende Fragen relevant:

- Kann das Medizinprodukt mit den in der Einrichtung bereits etablierten Verfahren bzw. Präparaten ausreichend aufbereitet (gereinigt oder desinfiziert bzw. – extern – sterilisiert) werden?
- Welche besonderen Maßnahmen (etwa Entfernung von Einzelteilen) sind zu berücksichtigen, um das Medizinprodukt korrekt aufbereiten zu können?
- Wie müssen das Medizinprodukt selbst sowie sämtliche Zubehörteile gelagert werden?
- Gibt es hygienerelevante Teile, die regelmäßig ausgetauscht werden müssen (z. B. Filter, Schläuche)?

Auch bewohnereigene Geräte beachten

Das gilt natürlich auch für *Medizinprodukte*, die nicht von der Einrichtung beschafft, sondern *von Bewohnern* mitgebracht werden. Ein Beispiel hierfür sind *Hörgeräte* oder *Schlafapnoe-Geräte*. Die meisten im Innenohr getragenen Hörgeräte müssen über Nacht in speziellen Vorrichtungen aufbewahrt werden. Die Schlafapnoe-Geräte müssen ggf. mit speziellem Wasser gefüllt und die Masken müssen regelmäßig gereinigt werden.

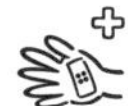

Spezieller Pflegehinweis

Das Pflegepersonal ist angehalten, den Hygienebeauftragten über Geräte, die sich im Eigentum der Bewohner befinden, in Kenntnis zu setzen.

6.6 Bildung eines Hygieneteams (Hygienekommission)

Nachdem die Kompetenzen des Hygienebeauftragten geregelt sind und er den Mitarbeitern vorgestellt wurde, gilt es nun, ein Forum, das Hygieneteam, zu bilden.

Dieses *Hygieneteam*, das auch als *Qualitätszirkel Hygiene, Hygienekommission* oder *Hygienegruppe* bezeichnet wird, hat eine sehr wichtige Funktion. Es fungiert als *»Legislative« der Hygiene* im Bereich der Einrichtung.

Merke

Beschlüsse des Hygieneteams werden in Arbeitsanweisungen umgesetzt und sind – nach Inkraftsetzung durch die Leitung – für alle Mitarbeiter verbindlich.

Teammitglieder

Das Hygieneteam prüft aber auch die *Umsetzbarkeit* von Hygienemaßnahmen, unterstützt den Hygienebeauftragten bei der *langfristigen Planung*, die eventuell auch Baumaßnahmen beinhaltet, und diskutiert die *praktische Umsetzung* aktueller Vorgaben und Empfehlungen.

Zum Hygieneteam sollten gehören:

- ein Vertreter der Verwaltung/Leitung
- die Pflegedienstleitung
- die Hauswirtschaftsleitung
- Hausmeister oder technischer Dienst
- Qualitätsbeauftragter bzw. Qualitätsmanager
- ggf. Wohnbereichs- bzw. Stationsleitungen, Hygienebeauftragte der Bereiche

- die Küchenleitung bei Fragen rund um Lebensmittel und deren Logistik

Bei Bedarf können weitere Experten oder das Gesundheitsamt hinzugezogen werden. Mindestanforderungen regeln ggf. Landeshygieneverordnungen.

Grundregeln

Für die *erfolgreiche Zusammenarbeit* des Hygieneteams sollten folgende *Grundregeln* eingehalten werden:

- Vertraulichkeit der Besprechungen (nur die endgültigen Beschlüsse werden allen Mitarbeitern zugänglich gemacht).
- Besprechungstermine sollten so gewählt sein, dass möglichst jedes Mitglied teilnehmen oder zumindest einen Stellvertreter entsenden kann.
- Ein Protokoll sollte bei jeder Sitzung erstellt werden. Diese Protokolle dienen zur Information und zum Nachschlagen, zum anderen zur Dokumentation gegenüber Qualitätsprüfern.

Das Hygieneteam tagt so oft wie nötig. *Zu Beginn*, v. a. bei Etablierung eines Hygienemanagements bzw. Anpassung der bisherigen Hygieneregeln an das Qualitätsmanagement der Einrichtung, werden *häufigere Sitzungen* notwendig sein. Später wird es ausreichen, Sitzungen *zwei- bis dreimal im Jahr* durchzuführen.

Zu beachten ist: Je häufiger Hygienebesprechungen stattfinden, desto engmaschiger sind alle informiert und desto kürzer dauert die einzelne Sitzung. Längere Intervalle bedeuten meist auch eine längere Sitzungszeit.

6.7 Herausgeben des Hygieneplans – vorläufige Erstellung und Diskussion

Wenn Hygienebeauftragte ihre Ist-Erfassung abgeschlossen haben, gleichen sie die etablierten Arbeitsabläufe zunächst mit den aktuellen Empfehlungen der KRINKO sowie den Vorgaben der einzelnen Bundesländer (z. B. Rahmenhygienepläne oder Verordnungen für medizinische Einrichtungen, ► Kap. 3) ab. Das weitere Vorgehen richtet sich nach der Ausgangssituation.

6.7.1 Einrichtungen mit größtenteils vorhandenem Hygieneplan

In diesem Fall vergleichen Hygienebeauftragte zunächst die dargestellten Inhalte mit den aktuellen Empfehlungen und Vorgaben der Bundesländer.

Nun kann der Hygieneplan entsprechend ergänzt werden. Die in den Vorgaben formulierten Mindeststandards müssen erfüllt werden. Das Gesundheitsamt bzw. die Heimaufsicht wird ggf. Fragen stellen, wenn Abweichungen vorgenommen werden. In diesem Fall ist es sinnvoll, sich Gedanken zu machen, ob in der Einrichtung adäquate Lösungen gefunden werden können. Dies muss dokumentiert werden. Eine Prozessanalyse zeigt, ob hygienisch relevante Arbeitsschritte stattfinden, ohne im Hygieneplan dargestellt zu sein. Fehlende Dokumente (Checkliste, ► Kap. 4) können nach Bedarf im gleichen Stil ergänzt werden und werden gemäß Kapitel 6.9 verabschiedet.
Auch der Reinigungs- und Desinfektionsplan ist auf seine Aktualität hin zu überprüfen.

6.7.2 Einrichtungen mit vorhandenem Hygieneplan

Der Hygieneplan ist vollständig vorhanden, ggf. ist er von einer externen Beratungsfirma erstellt.

Vorhandene Arbeitsabläufe vergleichen

Hier vergleichen Hygienebeauftragte die *vorhandenen Arbeitsabläufe* mit den *aktuellen Empfehlungen.* Hygienebeauftragte entscheiden zusammen mit den anderen Mitarbeitern des Qualitätszirkels Hygiene oder dem Hygieneteam, ob die vorhandenen Verfahrensweisen beibehalten oder an die Empfehlung adaptiert werden sollen. Eine Angleichung sollte immer dann erfolgen, wenn die Empfehlung für die Einrichtung und die betreffende Bewohnergruppe nachvollziehbar ist.

6.7.3 Externe Zertifizierung der Einrichtungen

Der Hygieneplan ist vorhanden und etabliert, die Einrichtung soll extern zertifiziert werden.

Bei der Zertifizierung haben die Auditoren eigene Dokumentenvorlagen und zum Teil auch eigene Hygienevorstellungen. Der etablierte Hygieneplan einer Einrichtung muss deswegen nicht verändert werden, normalerweise kann er problemlos in jedes Qualitätsmanagementsystem integriert werden (► Kap. 6.8).

6.8 Hygiene und Qualitätsmanagement

Unzertrennliche Partner

»Grau, teurer Freund, ist alle Theorie – und grün des Lebens goldner Baum«, lässt Goethe seinen Mephistopheles im Faust erklären. Er spricht damit vielen aus dem Herzen, die zwischen Theorie und Praxis immer wieder Hürden sehen und erleben. Das Hygienekonzept muss praxisnah in das Qualitätsmanagement der Einrichtung integriert werden. Auch muss es in Zeiten der Personalknappheit einfach strukturiert und die durchzuführenden Dokumentationen, wo möglich, Checklisten-artig »zum Ankreuzen oder Abhaken« gestaltet werden.

6.8.1 Hygiene – zentrales Element der Qualitätssicherung

Theorie und Praxis

Die Beschäftigung mit diesem Buch macht eines deutlich: Hygiene ist mehr als die Summe einzelner Maßnahmen. Hierbei wird leider oft deutlich, dass viel gearbeitet wird, der langfristige Erfolg im Alltag aber ausbleibt. Hygiene kann nur dann erfolgreich umgesetzt werden, wenn ein *systematisches Vorgehen* in allen *relevanten Bereichen* gewährleistet ist.

Wichtig – systematisches Vorgehen

Der akute Handlungsbedarf im Bereich der Hygiene wird durch die alternde Bevölkerung und die längere Lebenserwartung auch bei schweren Erkrankungen immer größer.

Merke

Ohne Hygiene ist in der Pflege keine Qualität sicherzustellen, mit Hygiene steht einer Qualitätssicherung nichts mehr im Wege.

Folgende Grafik (▶ Abb. 6.1) verdeutlicht diese Feststellung auf anschauliche Weise.

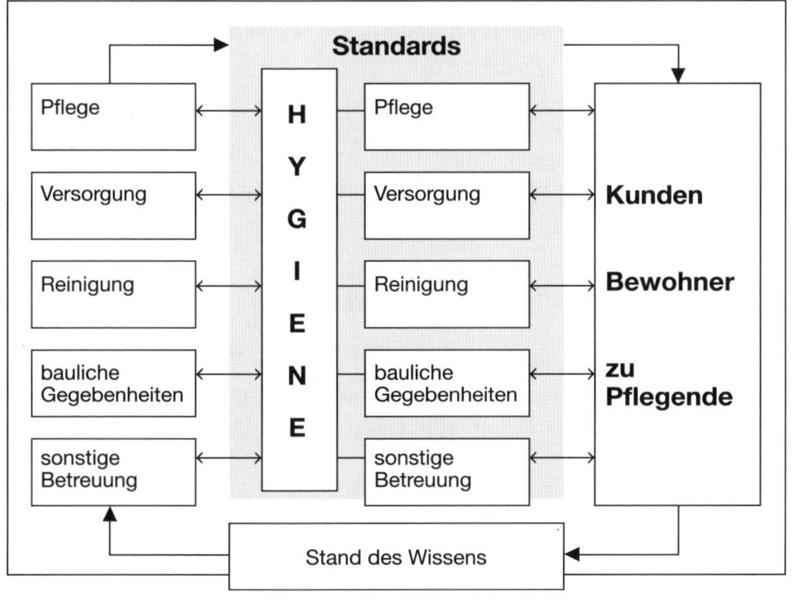

Abb. 6.1: Stellenwert der Hygiene in den Einrichtungsprozessen

Zunächst fällt auf, dass sich Hygiene über alle Bereiche der Einrichtung erstreckt. Damit nimmt sie im Gesamtgefüge eine Sonderstellung ein.

Auf der linken Seite der Grafik sind die unterschiedlichen Bereiche einer Altenpflegeeinrichtung benannt. Dabei ist eine Differenzierung in stationär und ambulant nicht erforderlich: Alle Elemente der Grafik sind in beiden Bereichen – wenn auch zum Teil in unterschiedlicher Form – vorhanden.

Die Bereiche »Pflege« und »Versorgung« sind eindeutig definiert. »Reinigung« bezieht sich auf den Bereich Sanitär- und Gebäudereinigung, welche obligat in das Hygiene-QM einzubeziehen sind. »Bauliche Gegebenheiten« bezieht z. B. Klimatechnik, Heizung und Abwasser ein. »Sonstige Betreuung« beinhaltet Physiotherapie u. a.

Standards: Sicherheit

Ein *QM-System* verlangt die *standardisierte Regelung der einzelnen Bereiche.* Dabei sollen gleiche Tätigkeiten in allen Wohnbereichen, Stationen und Einsatzorten auch gleich durchgeführt werden, z. B. die Hautdesinfektion. So sind im mittleren Feld allen Bereichen Standards mit klaren Hygieneanforderungen in der Planung und praktischen Umsetzung zugeordnet. Folgerichtig werden nur unter Einbeziehung der Hygiene die Normen eines (jeden) Qualitätsmanagementsystems – und damit die gesetzlichen Vorgaben – erfüllt. Das bedeutet *Statusgewinn* und hoffentlich einen *Motivationsschub* für Hygienebeauftragte!

Hier schließt sich der einfache Erkenntniskreis: Ohne Hygiene keine Qualität in der Einrichtung und letztlich keine Kundenzufriedenheit. (Wenn auch der »Kunde« zurzeit noch nicht ahnt, was Hygiene für ihn bedeutet – so ist die Bevölkerung in letzter Zeit deutlich hygieneaffiner geworden und fordert die Hygiene geradezu ein.)
Der *»Stand der Technik bzw. der medizinischen Wissenschaft«* ist ebenfalls eine *Grundbedingung* jedes QM-Systems.

Ein QM-System wird nur dann gelebt, wenn die Arbeitsanweisungen die Arbeitsweise praxisnah, präzise und kurz wiedergeben. Die schnelle Auffindbarkeit der benötigten Dokumente ist essenziell, also müssen die Reihenfolge bzw. die Suchwörter bei elektronischem Hygieneplan wohlüberlegt sein.

6.8.2 Die Ablauforganisation

Auch in der Hygiene führen manchmal mehrere Wege zum Ziel. Daher muss abgewogen werden, welche Maßnahmen das gewünschte Ergebnis bei einer möglichst günstigen Kosten/Nutzen-Relation bringen.

Merke

Wer ein Ziel erreichen will, muss wissen, auf welche Weise er effizient zum Ziel kommt.

Qualitätsformel

Qualität wird in mehreren Komponenten geschaffen: Ressourcen wie Qualifikation, Aufbereitungsgeräte und Arbeitsanweisungen *(Strukturqualität)*, definierte Abläufe *(Prozessqualität)* mit bestimmten Ergebnisvorstellungen *(Spezifikation)* und Bewertung des erzielten Ergebnisses *(Ergebnisqualität)*.

Definition Ablauforganisation: Es wird aufgeschrieben, welche Person was auf welche Weise in welcher Reihenfolge zu welchem Zeitpunkt tut. Die Schriftform erlaubt schon vorher eine Kontrolle über die geplanten Maßnahmen und eine ressourcensparende Vorbereitung.

Merke

Alle Dinge, die aufgeschrieben wurden, schaffen im Kopf Freiraum für andere wichtige Dinge. Schulungen müssen sicherstellen, dass sie nicht in Vergessenheit geraten.

Ziele der Ablauforganisation:

- Die Festlegung der Reihenfolge verhindert Leerlauf, doppelte Arbeit und erleichtert die innerbetriebliche Abstimmung.
- Die Schriftform erlaubt Korrekturen im Ablauf, wenn erforderlich. Die Optimierung der Abläufe im Betrieb wird erleichtert.
- Die Transparenz wird erhöht, da von jedem nachvollzogen werden kann, was geschieht bzw. geschehen soll.
- Es wird sichergestellt, dass alle, die am Ablauf (Prozess) beteiligt sind, dasselbe tun. Das ist vorteilhaft, wenn man sich z. B. während Urlaub und Krankheit vertreten lassen muss oder selbst jemanden vertritt. Es ist positiv zu wissen, dass man nachlesen kann, wie die Dinge gehandhabt werden!

Es ist sinnvoll, einen Ablaufplan zur Bereitstellung von Arbeitsanweisungen zu erstellen und diesen im festgelegten Zeitraum abzuarbeiten.

6.8.3 Das Audit

Definition

Ein Audit ist eine systematische und unabhängige Untersuchung, um festzustellen, ob die qualitätsbezogenen Tätigkeiten und die damit zusammenhängenden Ergebnisse den geplanten Vorgaben entsprechen, und ob diese Vorgaben effizient zu verwirklichen und geeignet sind, die Ziele zu erreichen.

Hören – erwägen – handeln!

Während die Ablauforganisation die einzelnen Betriebsabläufe im Vorhinein regelt, ist das *Audit* ein *Prüfinstrument*, um festzustellen, ob und in welchem Umfang die geplanten Ziele erreicht worden sind *(Soll-/Ist-Vergleich)*. Dabei soll das Audit im Wesentlichen feststellen, ob die jeweiligen Elemente eines QM-Systems den festgelegten *Forderungen entsprechen*, ob die *Qualitätsziele erreicht* werden und wie das *QM-System verbessert* werden kann.

Audits können *intern* durchgeführt werden (alle Beteiligten gehören dem Betrieb an) oder *extern* mit nicht dem Betrieb zugehörigen Beratern organisiert werden. Für Hygienebeauftragte kein Grund zur Aufregung, setzt das Durchführen von Audits doch ein *Qualitätsmanagement* voraus (► Kap. 6.8.4).

Audit – praktische Konsequenzen

Unabhängig von qualitätssichernden Systemen, Zertifizierung u. ä. haben Audits für Mitarbeiter in der Qualitätssicherung einen praktischen Aspekt. Im Kern ist ein Audit eine *Sitzung* zu einem bestimmten Thema oder Arbeitsbereich mit den dafür verantwortlichen Personen. Anhand einer vorbereiteten Liste (einer Art Checkliste) wird gemeinsam geprüft, ob die einzelnen Punkte der Liste mit den gesetzten *Zielen übereinstimmen* (Bsp.: Hygieneschulung Händedesinfektion sollte bis zum Datum der Auditsitzung für alle Beschäftigten durchgeführt sein). Ist das der Fall, wird das *Ergebnis* eingetragen. Danach wird festgelegt, wie dieser Punkt weitergeführt wird (z. B. Wiederholung der Schulung nach zehn bis zwölf Monaten). Diese Festlegung bewirkt Kontinuität im Handeln.

Auch ein negatives Ergebnis wird genau festgehalten (z. B. welche Beschäftigten noch keine Schulung erhalten haben). Danach wird festgelegt, wie und bis zu welchem Zeitpunkt der Mangel behoben wird (z. B. Schulung der restlichen Beschäftigten bis Monatsende).

Die Liste wird auf diese Weise vervollständigt. Der Vorteil besteht darin, dass der Auditbericht (Protokoll) nicht nur Ergebnisse festhält (und dann im Ordner verschwindet), sondern gleichzeitig *praktische Konsequenzen* in die Wege leitet. So geht nichts verloren.

Während die Behörden und der MD (MDK) ihre Mitarbeitenden deutlich besser qualifiziert haben als noch vor fünfzehn Jahren, zeigen die Auditoren von Zertifizierungsgesellschaften gerade im Bereich der Hygiene leider immer wieder Defizite oder stellen unnütze Forderungen.

6.8.4 Qualitätsmanagement in der Praxis

In der Praxis bedeutet Qualitätsmanagement für die Hygienebeauftragten, sich auf unterschiedliche Begebenheiten einzustellen, z. B.:

- in der Einrichtung wird ein Qualitätsmanagement aufgebaut,
- in der Einrichtung existiert ein Qualitätsmanagement.
- Die Einrichtung ist zertifiziert und wird rezertifiziert.

6.8.4.1 Qualitätsmanagement im Aufbau

Hygiene – ein wichtiges QM-Thema

Ansprechpartner für Hygienebeauftragte sind die Qualitätsbeauftragten, so kann der Aufbau des Hygienemanagements mit der Entwicklung in anderen Bereichen, z. B. der Implementierung von Expertenstandards des DNQP, abgestimmt werden. Es können Entscheidungen im Team getroffen werden.

Dabei ist darauf zu achten, dass die Hygiene nicht an den Rand des täglichen Geschehens gedrängt wird. Allzu gerne erschöpfen sich Hygienemaßnahmen im bloßen Erstellen eines Hygieneplanes. Dem kann vorgebeugt werden:
Die Hygienebeauftragten übernehmen in einer Einrichtung mit Qualitätsmanagement die Rolle eines »Hygienemanagers«. Ein guter Manager ist zudem Berater (▸ Kap. 1 und ▸ Kap. 6.1).
Hygienebeauftragte tragen dazu bei, dass die erforderlichen Maßnahmen in den entsprechenden Bereich des Qualitätsmanagements integriert werden.

Dies bedeutet im Einzelnen:

- Aufnahme der Hygiene in das QM-Handbuch, jedoch bevorzugt mit eigenen Dokumentennummern.
- Verpflichtung der Leitung zur Entwicklung und Verwirklichung des QM-Systems unter Einbeziehung der Hygiene.
- Hygiene wird Bestandteil der betrieblichen Qualitätspolitik.
- Hygiene wird Bestandteil der Qualitätsziele, Planung und Evaluation.
- Sie wird Bestandteil der internen Kommunikation und fest im Schulungskonzept integriert.
- Hygiene wird bei der Bereitstellung der Ressourcen angemessen berücksichtigt.

6.8.4.2 Vorhandenes Qualitätsmanagement

Hygiene sollte ein Teil des QM sein

Ist ein Qualitätsmanagement vorhanden, ist von den Hygienebeauftragten zu prüfen, inwieweit die Hygiene integriert ist. Die Hygienebeauftragten werden zum innerbetrieblichen Dienstleister in Sachen Hygiene.

Hygiene ist derzeit z. B. im Qualitätsmanagement nach ISO 9001:2015 noch kein eigenständig genannter Punkt. So liegt es an den Hygienebeauftragten, die Verzahnung der Hygiene mit den anderen Qualitätsbereichen vorzunehmen. Es ist zu prüfen, ob die in Abschnitt 6.8.4.1 genannten Punkte schon umgesetzt oder noch zu realisieren sind.

Merke

Ein funktionierendes QM-System arbeitet mit (internen) Audits. Von den Hygienebeauftragten ist darauf hinzuwirken, dass Hygiene entsprechende Berücksichtigung findet. Es kann auch mit eigenständigen

Hygiene-Audits gearbeitet werden. Entscheidend ist die Integration der Hygiene in den gesamten Qualitätssicherungsprozess.

6.8.5 Hygiene und Wirtschaftlichkeit

Es gibt noch immer Defizite bei der Umsetzung der Hygiene, obwohl die Bedeutung der Hygiene für das Gesundheitsrisiko und das Wohlbefinden sowohl für Pflegende als auch für Pflegebedürftige allgemein bekannt ist. So führen die neuen hygienischen Erfordernisse in der Pflege und der damit verbundene Mehraufwand zu Fragen wie »Ist das denn nötig? Entstehen nicht wieder zusätzliche Kosten?«.

Es handelt sich dabei um grundsätzlich berechtigte Fragen, zumindest aus wirtschaftlicher Sicht. Jedes Unternehmen ist gehalten, effizient und wirtschaftlich zu arbeiten. Das bedeutet, mit einem bestimmten Mitteleinsatz den größten Nutzen für das Unternehmen zu erzielen. Dabei ist der *geringste Einsatz* meist *nicht der günstigste oder sparsamste.* Bei Einsatz günstiger Mittel müssen Mehrkosten durch evtl. höheren Zeit- und Personalaufwand oder einfach schnelleren Verschleiß berücksichtigt werden. Wird eine *ausreichende Leistung* in Kauf genommen, weil sie besser ist als eine *mangelhafte,* kann das *Ergebnis* dennoch *nicht* als *gut* bezeichnet werden.

Ein weiterer Aspekt, dem zunehmend Beachtung geschenkt wird, ist der Umwelt- und Klimaschutz. Gerade hier kann die Hygiene mitwirken, etwa bei Fragen wie:

Braucht es wirklich jedes Mal Handschuhe? Reicht ein Neutralreiniger zur Reinigung oder muss es eine Desinfektion sein? Muss ein Steckbeckenspüler einen A0-Wert von 3000 haben? Wie oft müssen Wasserleitungen zur Legionellenprophylaxe gespült werden?

Merke

Auch in der Pflege gilt: Das Unternehmensziel ist entscheidend.

Bedeutung der Pflegequalität

Um festzustellen, welche *Unternehmensziele Pflegeeinrichtungen* haben können, sind Überlegungen bzgl. der *Pflegequalität* wichtig. Wird optimale Versorgung honoriert, ist sie lohnenswert und findet sie gebührende Anerkennung?

In der Diskussion um Pflegequalität kann man sich auf zwei konsensfähige Ziele verständigen:

- Pflege zu gewährleisten, die dem Pflegebedürftigen hilft,
- Pflegebedingungen zu schaffen, die den Pflegenden nicht gefährden.

Was darunter zu verstehen ist, mag sich im Laufe der Zeit ändern. Je größer aber das Wissen um die Zusammenhänge von Hygiene und Gesundheit sowie Hygiene und Lebensqualität ist, umso größer ist die Bereitschaft, Hygiene in die Unternehmensziele einzubinden.

Wichtig – Personalhygiene

Zu den *Pflegebedingungen* gehört auch die *Personalhygiene.* Es ist leicht nachvollziehbar, dass mangelnde Hygiene für die Pflegenden ein erhöhtes Gesundheitsrisiko (z. B. Infektionsgefahr) bedeutet. Jede Einrichtung sollte ihren Krankenstand diesbezüglich analysieren. Gerade Infektionskrankheiten sind für den Betriebsablauf belastend, weil sie i. d. R. gehäuft auftreten. Und in Zeiten des Personalmangels, wie er aufgrund der Ausbildungssituation noch einige Zeit in der Altenpflege vorherrschen wird, ist Stress eine weitverbreitete Erscheinungsform. Und da Stress durch Personalmangel negativer Stress ist, wird die Infektionsgefahr nicht verringert. Mit Besorgnis wird die Zunahme von Erschöpfungszuständen (Burnouts) bei Pflegepersonal registriert.

Merke

Umfassende und richtige Hygienemaßnahmen senken den Krankenstand des Personals zumindest bei kontagiösen Infektionen wie Grippe und viraler Gastroenteritis. Auch werden Angst und Unsicherheit durch einen stabilen Rahmen genommen.

Ein gut geführtes Hygienemanagement senkt den Arbeitsaufwand des Personals. Es ist wie in jedem eingespielten Team: Nur gut organisiert mit einem gemeinsamen, von allen akzeptierten Ziel hat das Team Erfolgschancen. Wird Hygiene als notwendiges Übel empfunden, bleibt sie im Randbereich der zu leistenden Qualität, es kommt zu Verzögerungen im Arbeitsablauf und zu Fehlern.

Merke

Ist Hygiene für Führungskräfte und Mitarbeiter ein anerkanntes, wichtiges Segment der Qualitätssicherung, werden Hygienemaßnahmen sehr schnell verinnerlicht und damit selbstverständlich. Fehler werden vermieden, wertvolle Zeit wird gewonnen.

Hygiene – Schutz vor Krankheit

Für den Pflegebedürftigen bedeutet das einen besseren Schutz vor Krankheit oder – positiv formuliert – mehr Wohlbefinden und damit mehr Lebensqualität. Für die Praxis bedeutet das im betriebswirtschaftlichen Sinne, dass vermeidbare Mehraufwendungen für die pflegerische Versorgung (z. B. bei Infektionen) i. d. R. nicht erstattet werden.

Beispiel: Ein Pflegebedürftiger, der an einer Grippe erkrankt ist, ist nur mit erhöhtem Pflegeaufwand zu versorgen. Entweder leidet die Pflegequalität, z. B. bei der Körperpflege, oder der Zeitaufwand für die Pflege steigt. Der höhere Kostenfaktor wird i. d. R. nicht erstattet.

Ähnliches gilt z. B. für die Dekubitusprophylaxe, vor allem bei Bettlägerigen.

Pflege als Markt

Pflege ist ein Markt geworden, auf dem sich die Einrichtungen zu behaupten haben, weil sie in einer Konkurrenzsituation stehen. Dies ist zwar regional unterschiedlich, aber die Attraktivität einer Einrichtung gewinnt immer mehr an Bedeutung, die zu Pflegenden und ihre Angehörigen werden auch im Hinblick auf Hygiene kritischer, wählen immer genauer aus, vor allem vor dem Hintergrund der immer höheren Eigenanteile bei der Finanzierung.
Warum sollte in dieser Situation nicht ein wesentliches Element der Qualität, die Hygiene, in die betrieblichen Strategien einbezogen werden?

6.8.6 Beispiel für Qualitätserfassung – der PDCA-Zyklus nach Deming

Qualität erfassen

Das Ergebnis des Qualitätsmanagements ist Qualität. Diese muss erfasst, geprüft und dokumentiert werden. Hierzu gibt es verschiedene, aus der industriellen Qualitätserfassung abgeleitete Modelle wie z.B. das *EFQM-System* (European Foundation for Quality Management). Qualitätserfassungssysteme funktionieren stets nach dem gleichen Prinzip. Verschiedene Sparten einer Einrichtung werden geprüft; i. Abh. v. vorgefundenen Standards und deren praktischer Umsetzung werden Punkte vergeben. Für den medizinischen Bereich ist –für medizinische Einrichtungen – das *KTQ®-System* von den Krankenkassen, der Bundesärztekammer und der Deutschen Krankenhausgesellschaft entwickelt worden. KTQ® steht für »Kooperation für Transparenz und Qualität (im Gesundheitswesen)«. So ist es interessant, in diesem Zusammenhang den im Sinne des KTQ® angewendeten *PDCA-Zyklus nach Deming* vorzustellen.
Der PDCA-Zyklus hat sich als Qualitätsinstrument in der Pflege durchgesetzt und wird von den Medizinischen Diensten als Qualitätsmarkmal bei den Qualitätsprüfungen der Einrichtungen als gegeben vorausgesetzt.

PDCA-Zyklus

PDCA kommt aus dem Englischen, ist eine Abkürzung und steht für

- plan
- do
- check
- act

Frei übersetzt bedeutet das:

Plan – Planen

Plan

Hier wird bewertet, ob die exakte Ausgestaltung eines Prozesses geplant wurde, also detaillierte Planungen – auch Zeitplanungen – vorliegen.

Do – Taten (Was wurde umgesetzt?)

Do

Hier wird beurteilt, wie viel von den Plänen bereits umgesetzt wurde. Bewertet wird sowohl der Durchdringungsgrad als auch der Erreichungsgrad.

Unter *Durchdringung* versteht man, dass z. B. verabschiedete Hygienepläne in allen Bereichen der Einrichtungen bekannt sind. Die *Erreichung* prüft darüber hinaus, ob sie von den Mitarbeitern auch korrekt angewendet bzw. umgesetzt werden.

Check – Überprüfung des Erreichten

Check

Hier wird die Etablierung geeigneter Prüfverfahren sowie die regelmäßige Durchführung geeigneter Prüfungen bewertet. Die Prüfergebnisse sollten nachvollziehbar dokumentiert werden. Im Falle der Hygiene wären das z. B. die Laboruntersuchungen zur Kontrolle des Hygienestandards oder die Bestimmung der Anzahl der Händedesinfektionen pro Behandlungstag oder Fall. Das Führen einer Infektionsstatistik ist sinnvoll und für Krankenhäuser und Einrichtungen für ambulantes Operieren verbindlich vorgeschrieben.
Hierzu gehören auch Begehungsprotokolle mit Nachbearbeitung, die darüber Auskunft gibt, ob erfasste Mängel beseitigt wurden.
Der »Check« beinhaltet auch externe Prüfungen, z. B. durch die Heimaufsicht, das Gesundheitsamt, die Gewerbeaufsicht oder den MDK.

Act – Ergebnisse auswerten – und handeln!

Act

Im letzten Punkt des PDCA-Zyklus wird bewertet, welche Maßnahmen aufgrund von Prüfungsergebnissen getroffen und wie diese umgesetzt wurden. Ziel des PDCA-Zyklus im Gesamten ist es, einen sog. kontinuierlichen Verbesserungsprozess bis zum individuellen Optimum zu ermöglichen. Das bedeutet auch, dass Maßnahmen, die sich als unzulänglich erwiesen haben, durch brauchbarere Verfahren ersetzt werden. Zuvor wird dies im Qualitätszirkel Hygiene bzw. mit dem Hygieneteam/der Hygienekommission diskutiert, evtl. im Rahmen eines Audits (siehe oben). Als praktische Konsequenz für den Hygienebeauftragten ergibt sich, dass auch die Folgerungen aus solchen Audits dokumentiert werden. Wird eine Änderung des Hygieneplans nötig, beginnt der Zyklus wieder mit dem Punkt »Plan«.

6.9 Etablieren und Überwachen des Hygieneplans

Hygieneplan und Rückmeldung

Gleichgültig, auf welche Weise er erarbeitet wurde – der Hygieneplan ist fertiggestellt und durch die verantwortliche Leitung in Kraft gesetzt. Nun muss er allen Mitarbeitern zugänglich gemacht werden. Dies geschieht am besten durch mehrere *Mitarbeiterzusammenkünfte (Pflichtschulungen)*, wobei die Mitarbeiter ihre Teilnahme durch Unterschrift quittieren.

Der Hygieneplan kann auch im Intranet bereitgestellt werden. Verschiedene Software-Anbieter ermöglichen die Erfassung aller, die in die Datei Einblick nehmen.

Der Vorteil eines Online-Hygieneplans ist die leichtere Aktualisierung, wenn in allen Bereichen der Einrichtung der Ausdruck auch von Teilen, die dann abgeheftet und nicht mehr aktualisiert werden, verboten wird.

Auf jeden Fall ausgehängt werden müssen die Reinigungs- und Desinfektionspläne, hier reicht dann aber ein Aushang z.B. im unreinen Arbeitsraum und/oder Stützpunkt.

Da die Schulungsdauer meist begrenzt ist (► Kap. 8), werden besonders diejenigen Kapitel des Hygieneplans vorgestellt, die Abweichungen von der bisher üblichen Handlungsweise enthalten. Auf Neuerungen wird explizit hingewiesen. Abschließend werden alle Mitarbeiter dazu aufgefordert, mit dem *Hygieneplan drei Monate auf Probe* zu arbeiten. Drei Monate haben sich bewährt, da die meisten Menschen in diesem Zeitraum mögliche Vorbehalte gegen ungeliebtes »Neues« aufgegeben und sich an die neuen Arbeitsabläufe gewöhnt haben.
Nach dieser Frist sollen sie *Stellungnahmen* abgeben, welche *Schwierigkeiten* es mit den Anweisungen gegeben hat, oder ob sie *Verbesserungsvorschläge* machen können.

Hygienebeauftragte sollten die gemachten Vorschläge bzw. Anmerkungen oder Kritikpunkte prüfen, im Hygieneteam vorstellen und den *Hygieneplan* ggf. *umformulieren.* Um diese Punkte zu sammeln, ist es meistens ausreichend, die Wohnbereichs- bzw. Stationsleiter sowie die Hauswirtschaftsleitung, Pflegedienstleitung, Haustechnik und ggf. Küchenleitung an einen Tisch zu holen. *Änderungen* werden besprochen und nach *Einarbeitung* in den jeweiligen Bereichen bzw. Stationen den Mitarbeitern zur Kenntnis gebracht. Auch diese stations- oder bereichsinternen Mitteilungen sollten dokumentiert werden.

Mit Unterschrift der Leitung werden der Hygieneplan bzw. die entsprechenden Dokumente zur Arbeitsanweisung auch im arbeitsrechtlichen Sinne. Ein Datum des Inkrafttretens darf genauso wenig fehlen wie die Versionsnummer. Der Hygieneplan dokumentiert darüber hinaus den korrekten *Vollzug* der *TRBA 250* und des *§ 23* bzw. 35 oder *36 IfSG.*

Verstöße einzelner Mitarbeiter gegen den Hygieneplan können jetzt z.B. durch *Abmahnung* geahndet werden. Daneben ergeben sich im Falle negativer Folgen für andere Mitarbeiter und Bewohner *haftungsrechtliche Konsequenzen,* die u.U. nicht versichert sind (wiederholte Fahrlässigkeit ist Vorsatz!).

Erreichungs- und Durchdringungsgrad

Nachdem der Hygieneplan in seiner endgültigen Version einige Wochen in Kraft ist, sollten der *Erreichungsgrad* (Hygieneplan ist den Mitarbeitern bekannt) und der *Durchdringungsgrad* (praktische und korrekte Durchführung der Hygieneanweisung durch die Mitarbeiter) in Form einer *Begehung* kontrolliert werden. Sie kann unangekündigt erfolgen, um möglichst alltägliche Abläufe beobachten zu können (► Kap. 7).

6.10 Bündelstrategie

Wer die neuen Empfehlungen der KRINKO zur Prävention nosokomialer Pneumonien (2013) und Harnwegsinfektionen (2015) gelesen hat, wird auf das Wort »Bündelstrategie« gestoßen sein. Aus evidenzbasierten Hygienemaßnahmen wird ein »Hygienebündel« geschnürt und in den hauseigenen Standard integriert. Diese Idee ist natürlich nicht neu, neu ist aber, dass die Compliance (die Durchführungsbereitschaft oder Akzeptanz) für die Maßnahmen durch intensive, regelmäßige Schulung gesteigert werden soll. Da unser Gehirn einen Großteil seines Tagesablaufs automatisch gestaltet, sollen auch die erlernten automatischen Pflegeabläufe verbessert werden. Hierzu sind bei jeder Aktion Checklisten auszufüllen. Beispielhaft sei die Prävention von katheterassoziierten Harnwegsinfektionen genannt. Eine kleine Checkliste bestätigt den korrekten Ablauf beim Legen des transurethralen Katheters, eine andere die tägliche Pflege und eine kleine dritte die Nachbeobachtung nach Entfernung des Katheters. Im Krankenhaus und der Rehabilitationseinrichtung soll die Indikation für einen transurethralen Katheter jeden Tag neu gestellt werden. Prinzipiell gilt dies auch für Heime und die ambulante Pflege, hier sollen ärztliche Anordnungen zeitnah eingeholt werden. Das Ziel ist eine deutliche Verbesserung der Hygiene im Alltag und der feste Übergang hygienischer Abläufe in das Langzeitgedächtnis der Mitarbeitenden, die so der Hygiene in der täglichen Pflege automatisch mehr Raum einräumen.

7 Begehung der Einrichtung durch Hygienebeauftragte

7.1 Vorbereitung

Dem Hygieneaudit (► Kap. 6.8) sollte eine Begehung vorausgehen. Diese kann *angekündigt* im Sinne einer *internen Qualitätskontrolle* erfolgen. Die Mitarbeiter erhalten also Zeit, sich und den Bereich vorzubereiten.

Merke

Im Falle der angekündigten Begehung findet man die *Situation* vor, die Mitarbeiter für den *optimalen Hygienestandard* halten.

Begehung vorbereiten

Der Hygienebeauftragte sollte sich auf eine angekündigte Begehung sorgfältig vorbereiten. Folgende Punkte sind zu klären bzw. zu planen:

- Welche Bereiche sollen begangen, sollen Fotos gemacht werden?
- Welcher Termin/Zeitpunkt ist am günstigsten, um die vorgesehenen Arbeitsabläufe beobachten zu können?
- Stehen die gewünschten Begleitpersonen am vorgesehenen Termin zur Verfügung?
- Steht eine passende Checkliste zur Verfügung (► Kap. 7.2)?
- Rechtzeitige Information der Leitung, Pflegedienstleitung und Hauswirtschaftsleitung.
- Ggf. Nachlesen von Berichten der Heimaufsicht, des MDK, der Gewerbeaufsicht oder von Auditoren der zertifizierenden Stelle.
- Zusammentragen von evtl. vorhandenen Laborbefunden (Details ► Kap. 7.5).
- Kurz gefasste Berichte über Erfahrungen mit infektiösen oder infektionsverdächtigen Bewohnern.

Nun wird der Begehungsumfang festgelegt und die Checkliste entsprechend ergänzt.

Andererseits kann eine *Begehung* auch *unangekündigt* erfolgen, d. h., der Hygienebeauftragte geht, andere Tätigkeiten vorschützend, durch das Haus. Hierbei können *alltägliche Verhaltensweisen bzgl. der Hygiene* beobachtet werden. Bei unangekündigten Begehungen kann man keine Checkliste mitnehmen, wenn man unauffällig agieren will. Daher sind der

Umfang der Begehung und die Beobachtung bzgl. der Arbeitsweisen eingeschränkt.

Merke

Die unangekündigte Begehung dient vor allem der *gezielten Beobachtung von Abläufen,* bei denen die *Effektivität* für die Hygienebeauftragten *fraglich* ist. Auch *Beschwerden von Mitarbeitern* über einzelne Personen können hierbei überprüft werden.

7.2 Die Begehung

Folgende Kriterien sind zu beachten, eine Vergabe von Plus- oder Minuspunkten kann Trends zwischen Begehungen in einem Bereich zeigen.

7.2.1 Organisation

Kenntnis und Einsichtnahme in den Hygieneplan durch die Mitarbeiter Theorie

- Kennen alle angetroffenen Mitarbeiter den Hygieneplan?
- Weiß jeder, wo der Hygieneplan zu finden ist, bzw. kann jeder im Computer ein vorgegebenes Dokument innerhalb von zwei Minuten finden?
- Ist der Hygieneplan am vorgesehenen Ort bzw. wurde das Dokument leicht gefunden?
- Ist der Hygieneplanordner vollständig und auf dem neuesten Stand (entfällt bei EDV-Lösungen, hier ist die Frage, wie die Mitarbeitenden von Aktualisierungen erfahren)?
- Stimmen Pflegestandards und Hygieneplan in hygienerelevanten Bereichen überein? Oder gibt es korrekte Querverweise auf die Pflegestandards im Hygieneplan (oder umgekehrt)?
- Können einschlägige Regeln (z.B. Händedesinfektion, Vorbereitung Injektion …) korrekt wiedergegeben werden?

Kenntnis des Desinfektionsplans

- Hängen die Desinfektionspläne aus?
- Sind die Desinfektionspläne aktuell?
- Sind die Sicherheitsdatenblätter der Konzentrate zugänglich?
- Sind die Sicherheitsdatenblätter aktuell?

- Ist bekannt, wann gereinigt und wann desinfiziert wird?
- Hängen Betriebsanweisungen gemäß § 14 GefahrstoffV aus?

Internes Meldewesen

- Erfahren Hygienebeauftragte zuverlässig, wenn Infektionen auftreten?
- Wer veranlasst Erstmaßnahmen (am Wochenende, in der Nacht)?
- Ist eine Ausbruchsdokumentation (gemäß IfSG) möglich?
- Funktioniert die festgelegte Meldekette?

Mitarbeiterschulungen

- regelmäßig durchgeführt?
- korrekt dokumentiert?

7.2.2 Personalhygiene

Personal

Berufskleidung im Sinne der Hygiene und der Arbeitssicherheit

- Farbe, Material, Waschbarkeit (40 bis 60 °C)
- Schmuck (vermeiden von Ohrringen, Unterarmschmuck, langen Ketten, künstlichen oder gegelten Fingernägeln)
- Haartracht
- Zu Hause waschen – Vollzug der Ziffer 4.2.7 TRBA/BGR 250 (Kontaminierte Arbeitskleidung muss durch Arbeitgeber aufbereitet werden)

Schutzkleidung

- Bereitstellung, Verfügbarkeit
- Wann wird welche Kleidung angelegt?

Händehygiene

- Händedesinfektion technisch korrekt?
- Handschuhe
  - Einmalhandschuhe unsteril, zur Untersuchung und Pflege, für Desinfektionsmaßnahmen
  - sterile Handschuhe
- Hängt der Hautschutzplan aus?
- Spender sauber (Reinigungsintervall im Hygieneplan) und befüllt?
- Bei Nachfüllen von Händedesinfektionsmittel und Seifenlotion: Beschriftung des Anbruchdatums/Verfall nach Anbruch korrekt?

7.2.3 Praktische Durchführung der Hygienemaßnahmen in der Pflege

Umgang mit Arbeitsmitteln

Pflegepraxis

Verbandwagen/Pflegewagen

- sauber, aufgeräumt
- Bestückung mit Sterilgut für maximal 48 Stunden
- abgedeckt, wenn nicht in Gebrauch
- Abwurf, egal ob gebrauchte Verbandmaterialien oder Schmutzwäsche mit einem Deckel versehen
- Tabletts mit Verbandmaterialien werden vor und nach Gebrauch desinfizierend abgewischt

Lagerungshilfen (Lagerung, Aufbereitung)

Pflegeutensilien (Lagerung, Aufbereitung)

- Sind alle Pflegeutensilien als unkritisch, semikritisch oder kritisch erfasst?
- Sind individuelle Pflegeutensilien für infektionsverdächtige Bewohner/ Patienten vorhanden?
- Aufbereitungsanweisungen für
  - Thermometer
  - Blutdruckmessgeräte
  - Blutzuckermessgeräte
  - Hebehilfen
  - Absauggeräte
  - sonstige stationäre Geräte
  - mobile Geräte: Aufbereitung eindeutig geregelt und durchgeführt? Eindeutige Freigaberegelung?
- Dokumentation, falls erforderlich

Betten, Inventar

- nach Verlegung des Bewohners mit und ohne Infektionsrisiko
- Regelablauf (Aufbereitung)

Wäsche

- Anlieferung der Wäsche
- Einsortieren von Frischwäsche
- Lagerung von Schmutzwäsche
- Sortieren gebrauchter Wäsche (Anweisung zur Auswahl der richtigen Säcke, Anwendung von Plastiksäcken)

  - Exkretwäsche,
  - Wäsche zur besonderen Aufbereitung
  - Sonstige
  - Wäscheabwurf mit einem intakten Deckel versehen
- Zustand der gewaschenen Wäsche
  - Schäden, Faltung
  - Sauberkeit
  - Waschmittelrückstände

Arzneimittel

- Lagerung
- Behälter, z. B. für Tropfen
- Mörser
- Wasser für Tropfen
- Temperatur
- Mehrdosisbehälter, korrekte Beschriftung mit Anbruchdatum
- Infusionen und Injektionen (Vorbereitung, aseptische Vorbereitung der Arbeitsfläche, Applikation)
- Spritzentabletts vor und nach Gebrauch desinfizierend abgewischt,
- Verabreichung von Injektionen (Hautdesinfektion, korrekte Auswahl keimarmer bzw. steriler Tupfer)
  - Versorgung nach Injektion
- Reinigung und anlassbezogene Desinfektion der Lagerungsschränke (inkl. Medikamentenkühlschrank)

Sterilgut

- Lagerung
  - Sauber, staubgeschützt und trocken
  - Lagerzeiten eingehalten
  - Reinigung und/oder Desinfektion der Lagerungsschränke oder -schubladen?
- Entsorgung
  - Einlegen in Desinfektionsmittel
  - Einlegen in trockene und geschlossene Behälter
  - Abgabe an die Aufbereitung
- Aufbereitung
  - Desinfektionsverfahren
  - Reinigung, Inspektion
  - Ggf. Sterilisationsprozess, Dokumentation
- Arbeitsanweisungen aktuell?
- Dokumentation fortlaufend?

Pflegemaßnahmen

- Ablauf beim Baden und Waschen der Bewohner, Rasur
  - Mund- und Gebisspflege
  - Bad: Zwischendesinfektion und Reinigung
  - Waschutensilien: Wechselintervall/Aufbereitung
- Venenkatheterpflege
- Harnwegskatheterisierung
  - Vorbereitung
  - Durchführung
  - Pflege des Harnwegskatheters
- Absaugen, Beatmung
- Hörgeräte, Brille etc.

7.2.4 Bewohnerzimmer und gemeinsam genutzte Einrichtungen

Räume allgemein

- Optische Sauberkeit der Flächen
- Sauberkeit unter Möbeln
- Sauberkeit von Textilien, Büchern, Zeitungen etc.

Nasszellen und Bäder

- Armaturen
  - glänzend, sauber
  - Kalkgehalt/Kalkflecken
  - Zustand Strahlregler, Perlator, Brausekopf
- Becken
- Flächen
- Gelagerte Utensilien

7.2.5 Lebensmittellogistik

Reichen von Speisen

- Kleidung (ggf. Schutzkleidung)
- Vorbereitung (Portionieren, Zuschneiden)
- Zwischenlagerung von Speisen
- Wiedererwärmen von Speisen
- Lebensmittelkühlschrank sauber
- Lebensmittellagerung korrekt, abgedeckt, passende Temperatur, keine Bodenlagerung

7.2.6 Wäscherei

Externer Dienstleister

- Hygienezeugnis/Zertifikat aktuell (jährlich neu vorzulegen)?
- Zufriedenheit der Anwender
- Zufriedenheit des externen Dienstleisters mit Wäschevorsortierung

Eigene Wäscherei

- Trennung in reine und unreine Seite?
- Waschverfahren ausreichend?
- Mangeln, Bügeln, Falten
- Ausgabe hygienisch einwandfrei?
- Sozialraum
- Kleidung Personal

7.2.7 Abfallkonzept

- Mülltrennung?
- Logistik, Zwischenlagerung

7.2.8 Tierhaltung

- Unterbringung?
- Sauberkeit des Lagers
- Dokumentation Entwurmung, Tierarztbesuche, Impfzeugnis

7.2.9 Dokumentation

- Ausreichend, angemessen?
- Fortlaufend geführt?
- Sofort griffbereit?
- Übersichtlich?

7.2.10 Laboruntersuchungen zur Dokumentation des Hygienestandards

- Regelmäßig durchgeführt?
  - Abklatschuntersuchungen zur Flächendesinfektion (Kann-Option)
  - Abklatschuntersuchung zur Händedesinfektion (Kann-Option)
  - Wasserproben
  - Prozessprüfung von Desinfektionsapparaten

- Produktprüfung, Desinfektion
- Befunde übersichtlich abgeheftet? Chronologisch nach Daten geordnet?

7.3 Der Bericht des Hygienebeauftragten

7.3.1 Auditbericht

Umfang, Ziel, Datum

Bericht als Handlungsgrundlage

Eingeleitet wird der Bericht mit der Mitteilung, welche Bereiche der Einrichtung begangen wurden und wann das geschah. Hier kann auch mitgeteilt werden, ob die Begehung anlassbezogen (Mitteilungen von Betreuten, Angehörigen, Mitarbeitern, Aufsichtsbehörden) oder routinemäßig erfolgte. Der Hinweis »angekündigt« oder »unangekündigt« hilft den Lesern bei der Bewertung.

Verteilerplan

I. d. R. müssen nicht alle Abteilungen bzw. Bereiche einer Einrichtung über die Begehung informiert werden. Im Verteilerplan sollten in jedem Fall *Einrichtungsleitung, Pflegedienstleitung* und *Hauswirtschaftsleitung* stehen. Die *Stations- und Bereichsleitungen* der *begangenen Bereiche* sollten hinzugefügt werden. Ansonsten werden *Betroffene* (Fachkraft für Arbeitssicherheit, Sicherheitsbeauftragte, Betriebsarzt etc.) *bei Bedarf* informiert.

Rechtsgrundlagen

Gesetze, Verordnungen, Normen oder Richtlinien bzw. Empfehlungen sollten kurz benannt werden. Interessierte können somit nachlesen, die anderen erkennen die Autorität hinter den Ausführungen des Hygienebeauftragten. Eine Würdigung der Vorgabe (muss, soll, kann befolgt werden) kann später im Berichtstext erfolgen.

Auflistung ggf. festgestellter Hygienemängel

Der Begriff »*Auffälligkeit*« beinhaltet alles, was Hygienebeauftragten bei der Begehung auffällt. Nicht immer handelt es sich dabei um echte Mängel. Es können auch *Abweichungen von* gewohnten und im Hygienehandbuch *vorgegebenen Vorgehensweisen* sein, die trotzdem zu einem brauchbaren Ergebnis führen. Werden *Mängel* festgestellt, so wird der »*Ist-Status*« beschrieben, dem »*Soll-Status*« (Zitat der Rechtsgrundlage) gegenübergestellt und abschließend ein Vorschlag zur praktischen Umsetzung der erforderlichen Änderung dokumentiert.

Beurteilung

Die Beurteilung ermöglicht eine *zusammenfassende Darstellung des Hygienestatus.* Auch erzielte *Fortschritte* werden hier mitgeteilt. Dazu werden

Vergleiche zu früheren Begehungen oder Berichten von Aufsichtsbehörden gezogen.

Prioritätenliste
Die Prioritätenlisten gibt Auskunft, welche Maßnahmen nach Ansicht des Hygienebeauftragten in welchem Zeitraum getroffen werden sollen. Naturgemäß spielt dabei auch der erforderliche Aufwand eine Rolle. Änderungen von Arbeitsweisen ohne die Notwendigkeit von Neuanschaffungen lassen sich schneller umsetzen als solche mit Neuanschaffungen oder gar kleinen Baumaßnahmen. Ansonsten gilt z. B.:

Übersicht 10: Priorität bei Änderungen von Hygienemaßnahmen

Prioritätsstufen

Priorität A: Maßnahmen, die anfällige Betreute besser und sicherer vor Infektionen schützen, oder Vollzug von Auflagen der Aufsichtsbehörden.

Priorität B: Vollzug von Richtlinien und Empfehlungen sowie berufsgenossenschaftlichen Unfallverhütungsvorschriften ohne bisher vorliegende Beanstandung durch die Aufsichtsbehörden.

Priorität C: Vollzug von Empfehlungen und Normen ohne bisher vorliegende Beanstandungen und von geringerer Priorität oder Baumaßnahmen, die erst geplant werden müssen.

Verbesserungsvorschläge
Hygienebeauftragten können bei ihren Begehungen durchaus Ideen kommen, wie man bestimmte Maßnahmen besser machen könnte, ohne dass das bisherige Vorgehen falsch wäre. Dies ist ganz im Sinne des vom Qualitätsmanagement geforderten »kontinuierlichen Verbesserungsprozesses«. Solche Ideen gehören daher auch in den Bericht.

Empfohlene Maßnahmen
Hier fassen Hygienebeauftragte die aus ihrer Sicht ratsamen Maßnahmen noch einmal knapp zusammen. Dies kann unter Einbeziehung der beiden letzten Aspekte (Priorität, Verbesserungsvorschläge) tabellarisch erfolgen (► Tab. 7.1).

Tab. 7.1: Beispiel für einen tabellarischen Begehungsbericht

Mustereinrichtung	Bericht des Hygienebeauftragten Begehung vom XX.XX.20XX	Hygienemanagement
Feststellung	**Priorität**	**Maßnahmen/Vorschlag**
Bewohnerbezogen genutzte Waschschüsseln	A	Desinfektion außer bei Infektion (dann nach Gebrauch) nicht erfor-

Mustereinrichtung	Bericht des Hygienebeauftragten Begehung vom XX.XX.20XX	Hygienemanagement
Feststellung	**Priorität**	**Maßnahmen/Vorschlag**
werden einmal in der Woche desinfiziert.		derlich, spart Kosten, Hygieneplan ändern.
Wäscherei ist nicht in reine und unreine Seite getrennt.	B	Räumliche Trennung anstreben. DGUV beachten!
Händehygiene wird inkonsequent durchgeführt.	A	Personalschulung – Termin beschließen, ggf. Referenten einladen.
Handtuchspender im Stützpunkt Wohnbereich 3 defekt.	A	Gleich reparieren oder austauschen. Verstoß gegen BGR/TRBA 250.

Tab. 7.1: Beispiel für einen tabellarischen Begehungsbericht – Fortsetzung

7.4 Mitwirkung des Hygienebeauftragten bei anderen Audits

Hygienebeauftragte als Teammitglieder

Auch bei Audits in Bereichen, die nicht primär Hygienefragen klären sollen, aber hygienerelevante Tätigkeiten beleuchten, ist die Mitarbeit von Hygienebeauftragten von Nutzen. Sie liefern in diesem Fall nur ergänzende Informationen. Damit untermauern sie ihren Status als interne Berater und können natürlich wie alle anderen Beteiligten durch Einbringen konstruktiver Vorschläge die Prozesse verbessern. Im Folgenden werden mögliche Beiträge von Hygienebeauftragten in Stichworten skizziert.

7.4.1 Küchenaudit

Eine kleine Checkliste findet sich in Kapitel 5.9 (► Kap. 5.9).

7.4.2 Pflegeprozessaudit

- Hygienerelevante Schnittstellen zu den Pflegestandards
- Kooperation Hauswirtschaft – Pflege
- Internes Meldewesen
- Infektionsschutz für Bewohner und Personal (hausärztlicher Bereich, Betriebsarzt)

- Einplanung von Hygienemaßnahmen für Pflegesatzverhandlungen (Zuarbeit)

7.4.3 Betriebssicherheitsaudit

- Vollzug der Gefahrstoff-V/Biostoff-V
  - Desinfektionsmittelkonzentrate
  - Händedesinfektionsmittel und demente Bewohner
  - Abfallkonzept
- Zuarbeit zu Gefahrstoffkataster
- Umsetzung des/r Medizinprodukterechts, Medizinproduktegesetzes, Medizinproduktebetreiberverordnung
  - Dokumentation

7.4.4 Audit hauswirtschaftlicher Bereich

- Reinigungsplan
- Desinfektionsplan
- Umgang mit Schutzkleidung durch hauswirtschaftliches Personal bei Infektionsverdacht bzw. Besiedlung
- Aufbereitung der Reinigungsutensilien

7.5 Laborkontrollen des Hygienestandards

Als Maßnahme zur Überwachung des Hygienestandards werden in der Anlage zu Ziffer 5.6 der Richtlinie für Krankenhaushygiene und Infektionsprävention des Robert Koch-Institutes (RL-RKI) eine Reihe von Untersuchungen empfohlen.

»Zuviel« verursacht unnötige Kosten

Diese Anlage ist leider nicht die Neueste (1996). Einige Hygieniker verdammen öffentlich »Abklatschorgien«, und sie haben Recht. Dennoch gibt es keine besseren Verfahren als Abklatschuntersuchungen, um die geforderten Prüfungen preisgünstig und für alle nachvollziehbar durchzuführen. Es handelt sich dabei um Kontrollen gemäß TRBA 250 (Durchführung der Reinigung und Desinfektion überprüfen), die Überprüfung von maschinellen Aufbereitungsverfahren nach MPBetreibV und Prüfungen, die in jedem Qualitätsmanagement (kontinuierlicher Verbesserungsprozess aufgrund erhobener Prüfergebnisse) gefordert werden.

Daneben ist auch die pädagogische Wirkung sehr gut. Auch Mitarbeiter ohne fachliche Qualifikation können sich Keimzahlen vorstellen und handeln entsprechend. Allerdings müssen die Beprobungsorte sinnvoll ausgewählt werden und der Zeitpunkt der Abnahme günstig sein.

Auch die Nährböden müssen geeignet sein. Sie sollten ggf. *Enthemmer* (siehe unten) enthalten. Bei der Auswahl sollte man sich von einem Fachmann beraten lassen. Bei der Überprüfung z.B. desinfizierter Flächen ist der Zusatz von Substanzen, die das *Desinfektionsmittel inaktivieren,* in Nährböden erforderlich. Diese werden als »Enthemmer« bezeichnet.

7.5.1 Produktkontrolle und Prozesskontrolle

Ergebnis kontrollieren

Mikrobiologische Proben können am *Endprodukt* eines Aufbereitungsganges gewonnen werden. Der aufbereitete Gegenstand wird dabei abgeklatscht und auf anhaftende Restkeime untersucht. Diese Produktkontrolle ist nur *nach Reinigung oder Desinfektion* relevanter *Flächen* und *Gegenstände* sinnvoll. Abklatsche als Produktkontrolle (▶ Abb. 7.1) können bspw. gewonnen werden

- von aufbereiteten Hilfsmitteln (z.B. Toilettenstühle nach Reinigung),
- von gereinigten Flächen, z.B. in der Wohnbereichsküche oder bewohnernah im Zimmer,
- von Geschirr (nach DIN),
- von gewaschener Wäsche (nach DIN, »Hygienezeugnis« oder nach RAL-GZ 992/2, dann auch Prüfung anderer Parameter),
- von Wischmopps, die feucht gelagert wurden.

Bei Abklatschuntersuchungen werden bevorzugt sog. RODAC-Platten (RODAC = Replicating organisms detection and counting) verwendet. Der Nährboden ist bei diesen Platten so gegossen, dass er über den Kunststoffrand der Trägerplatte hinausragt. Nach der Beschriftung am Boden der Platte wird der Deckel zur Untersuchung abgenommen und der Nährboden in möglichst vollständigen Kontakt zur Untersuchungsfläche gebracht (2). Anschließend werden die Platten wieder verschlossen und ins Labor gegeben, wo sie 24 bis 48 Stunden bebrütet werden. Vom Labor wird mitgeteilt: die Keimzahl in KBE (koloniebildende Einheit) zusammen mit der Bezugsgröße (z.B. Quadratzentimeter, 25 cm^2 = gesamter Nährboden) und ggf. eine detaillierte Differenzierung der vorgefundenen Keime.

Nicht sinnvoll sind Abklatsche von Toilettenbrillen, Fußböden und Flächen *vor* Reinigung oder Desinfektion, es sei denn, eine »Vorher-Probe« wird zu Lehrzwecken gewünscht.

Ablauf kontrollieren

Die *Prozesskontrolle* wird mit einem geeigneten *kontaminierten Prüfkörper,* der einem v.a. *maschinellen Desinfektionsvorgang* unterworfen wird, durchgeführt. Die verwendeten Prüfkörper werden i.d.R. mit einer klebenden Anschmutzung (z.B. Grießbrei, Blut) mit speziellen Stämmen von Staphylococcus aureus und Enterococcus faecium in definierter Konzentration beschichtet (▶ Abb. 7.2). Vom Labor geliefert werden sie dem zu prüfenden Verfahren unterzogen und danach im Labor untersucht.

Solche Prozesskontrollen werden durchgeführt zur Überprüfung von

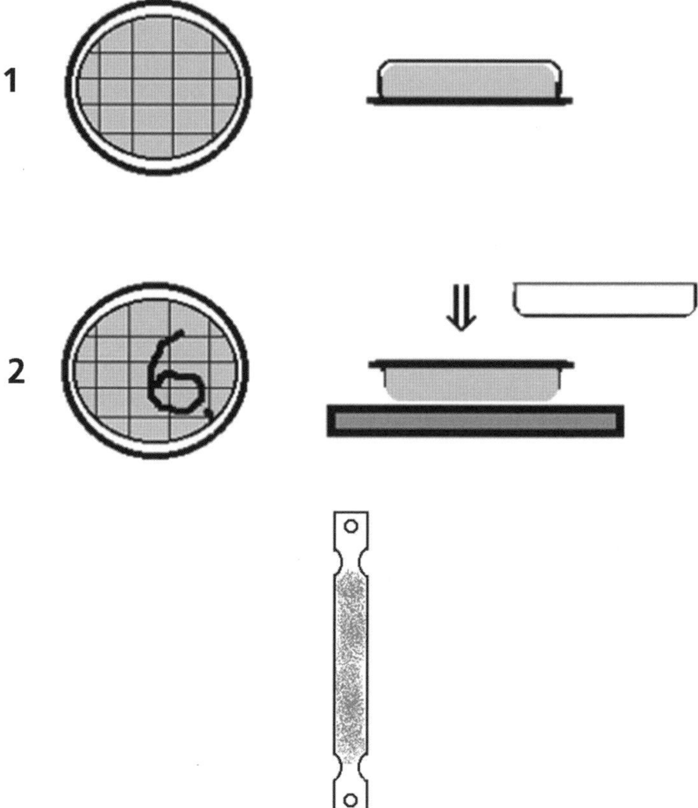

Abb. 7.1: Schema Abklatschuntersuchung 1. Abklatschplatte mit über den Rand stehendem Nährboden. 2. Nährboden vollständig auf Testfläche drücken, beschriften.

Abb. 7.2: Schema Prüfkörper für Prozesskontrolle (Beispiel Spülmaschinen-Edelstahlkeimträger)

- Steckbeckenspülapparaten,
- Waschmaschinen (Wäscherei),
- Spülmaschinen.

Sie sind nicht sinnvoll zur Überprüfung manueller Reinigungsprozesse.

7.5.2 Vorschläge der KRINKO am RKI

Expertenempfehlungen

Zur Erfüllung der Auflagen in der Anlage zu Ziffer 5.6 RL-RKI werden derzeit folgende Untersuchungen empfohlen:

Unangemeldete Kontrollen der Händedesinfektion
Diese Art von Kontrolle ist erst nach Etablieren eines Hygieneplans und der Durchführung von Schulungen sinnvoll. Kontrolliert werden sollten Mitarbeiter während der Arbeit, wobei besonderes Augenmerk auf Fingerspitzen und Daumen der Arbeitshand liegt.

Kontrolle der Flächenreinigung und Desinfektion

Diese Kontrolle dient nicht dazu, die Wirkung des Desinfektionsmittels zu prüfen, sondern ob dasselbe korrekt angewendet wird.

Zur Kontrolle der Flächenreinigung und/oder -desinfektion werden *wichtige Arbeitsflächen*, die maximal zwei bis drei Stunden zuvor gereinigt oder desinfiziert und seitdem nicht mehr benutzt wurden, ausgewählt. Sinnvoll ist dies im Küchenbereich und bei Arbeitsflächen zur *Vorbereitung von Medikamenten.* Nach Bedarf können bewohnernahe Flächen überprüft werden. Die Kontrolle erfolgt durch Abklatschproben mit Nährböden, deren Zusammensetzung eine Aufhebung der Wirkung des Desinfektionsmittels auf der Nährbodenoberfläche erlaubt.

Kontrolle der Steckbeckendesinfektion

Diese Kontrolle muss jährlich durchgeführt werden. Die *Prozesskontrolle* erfolgt mit *kontaminierten* (Enterococcus faecium in Prüfanschmutzung) *Metallstreifen.*

Orientierend kann eine *Produktkontrolle* durch *Abklatsch* der desinfizierten Steckbecken erfolgen. Auch bei der Überprüfung von Steckbeckenspülern können Datenlogger erfolgreich eingesetzt werden und ermitteln den sog. A_0-Wert, der sich aus der Temperatur und deren Einwirkzeit ergibt. Zeitgemäße thermische Aufbereitungsverfahren sollten dabei einen A_0-Wert von 600 erreichen. Auch dieser vermittelt aber keine Abtötung von Sporen, so dass eine ausgezeichnete Reinigungsleistung erforderlich ist, um die Sporen von den Steckbecken zu entfernen.

Küche

Die Kontrolle der *Geschirrspülmaschine* erfolgt mit Probestreifen aus Metall (► Abb. 7.2) mit Enterococcus faecium, die in den Besteckkorb gegeben werden. Dazu werden Abklatschuntersuchungen von gespültem Geschirr genommen. Die Untersuchung nach DIN wird ergänzt durch eine Spülwasserprobe aus der Maschine.

Arbeitsflächen und Geräte: Nach Reinigung oder Desinfektion Abklatsch mit Platten, die Enthemmer (zur Inaktivierung eines Desinfektionsmittels) enthalten. Ein Datenlogger, der auf dem Band oder im Besteckkorb »mitfährt«, liefert noch genauere Daten zur Temperatur gegen die Zeit.

Kontrolle der Desinfektionsdosierautomaten

Diese Kontrolle braucht nach KRINKO nur noch anlassbezogen durchgeführt werden. Anlass wäre das Auftreten von Wasserkeimen auf Flächen oder gar bei den Betreuten, z. B. Pseudomonaden, Burkholderia oder Stenotrophomonas. Die gemischte Desinfektionsmittellösung wird in Bouillon mit Enthemmer gegeben und bebrütet.

Kontrolle der Waschmaschinen

Die Waschflotten in der Waschmaschine werden mit sog. Keimträgerläppchen kontrolliert. Die Waschflotte mit 40 °C benötigt andere Keime als die Waschflotte mit 60 °C.

7.6 Dokumentation

Wichtig – Dokumentation

Das Labor sendet einen Befund, der die Keimzahl in KBE (koloniebildende Einheit = ein vermehrungsfähiges Bakterium) zusammen mit der Differenzierung der wichtigsten Keime und eine Bewertung enthält. Abbildung 20 zeigt einen Musterbefund. Die Bewertung kann als Text wie in der Abbildung erfolgen. Alternativ können durch Symbole wie * oder + einzelne Proben bewertet werden, wobei die Anzahl der Symbole Auskunft über die Bewertung gibt.
Ähnlich wie in diesem Beispiel könnte ein Befund aussehen. Es sind aber auch andere Formen möglich.

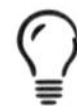

Merke

Die Laborbefunde werden von den Hygienebeauftragten aufbewahrt, in der Hygieneteamsitzung diskutiert und bei Anforderung dem Gesundheitsamt vorgelegt.

Abb. 7.3: Musterbogen mikrobiologischer Befunde

Privatdozent Dr. med. Andreas Schwarzkopf

Facharzt für Mikrobiologie und Infektionsepidemiologie, Hygieniker, Hygieneuntersuchungen

Muster Pflegeeinrichtung
Musterstraße

00000 Musterstadt

DATUM: 2003-01-31

Mikrobiologische Kontrollen zur Überprüfung des Hygienestandards in Anlehnung an Anlage zu Ziffer 5.6 Richtlinie für Krankenhaushygiene und Infektionsprävention des Robert-Koch-Institutes

Am 26.01.03 wurde die Einrichtung begangen und folgende Proben zur Dokumentation des Hygienestandards gewonnen:

Datum	Probe	Ergebnis in KBE* / 25 cm²
26.01.03	Arbeitsfläche – Wohnbereich 2 nach Desinfektion	2 KBE
	Ablage Bad nach Desinfektion	0 KBE
	Tisch im Speisesaal nach Reinigung	**250 KBE, darunter 200 Pseudomonas aeruginosa**
	Arbeitsplatte Teeküche Wohnbereich 1	4 KBE
	Öffentliche Toilette, Spültaste nach Desinfektion	1 KBE

*) KBE = Kolonie bildet Einheit, also ein lebendes Bakterium. Soweit nicht anders angegeben, handelt es sich um Hautflora sowie aerobe Sporenbildner (Staubkeime).

Kontrolle der Händehygiene

Datum	Probe	Ergebnis in KBE* / 25 cm²
26.01.03	Pflegekraft Wohnbereich 1	2 KBE
	Zivildienstleistender	30 KBE
	Hilfskraft in der Verteilerküche	**75 KBE, daunter 20 Escherichia coli**

*) KBE = Kolonie bildet Einheit, also ein lebendes Bakterium. Soweit nicht anders angegeben, handelt es sich um Hautflora sowie aerobe Sporenbildner (Staubkeime).

Bewertung:
Bei prinzipiell gutem Hygienestandard fällt eine Verkeimung auf dem Tisch des Speisesaals auf. Sie wurde vermutlich durch einen feucht gelagerten Lappen verursacht. Die Hilfskräfte sollten noch einmal zur Händehygiene geschult werden.
Empfohlene Fälligkeit für die nächste Untersuchung: 01/2004

Mit freundlichen Grüßen

8 Kenntnisse weitergeben – Mitarbeiterschulung

Schulungen sind sowohl im Infektionsschutzgesetz, den Landeshygieneverordnungen als auch in der TRBA 250 an verschiedenen Stellen und zu verschiedenen Themen, z. B. MRE, gefordert.

8.1 Wie oft müssen welche Inhalte geschult werden?

Personalschulungen

Eine Schulung für das Pflegepersonal zu Hygienethemen sollte mindestens einmal jährlich durchgeführt werden. Personalschulungen sind außerdem erforderlich:

- für Pflege- und eigenes Reinigungspersonal nach § 14 Biostoff-Verordnung (z. B. Betriebsarzt) vor Aufnahme der Tätigkeit,
- für Anwender von Gefahrstoffen auf die Betriebsanweisungen der betreffenden Produkte (Fachkraft für Arbeitssicherheit),
- Einweisungen auf Medizingeräte bzw. -produkte (Einweisung erfolgt durch Hersteller oder Gerätebeauftragten),
- bei Umgang mit Lebensmitteln nach § 43 IfSG für Küchenpersonal (zweijährige Wiederbelehrung durch Arbeitgeber) und, falls erforderlich, Pflege- oder Hauswirtschaftspersonal,
- Jährliche Schulung gemäß der Lebensmittelhygieneverordnung (EG 852/2004) für Küchenpersonal.

Die Hygieneschulungen müssen also terminlich abgestimmt werden. Darüber hinaus gibt es häufiger ein Programm hausinterner Fortbildungen, das bei der Terminplanung zu berücksichtigen ist.

8.2 Vorbereitung

8.2.1 Psychologische Vorbereitung

Eigenes Ich vorbereiten

Die Mitarbeiterschulung ist eine der wichtigsten Aufgaben des Hygienebeauftragten. Da Hygienebeauftragte i.d.R. wie andere Mitarbeiter im Pflegedienst tätig sind, mag es für manche schwierig sein, die Kollegen plötzlich zu belehren. Aber muss es denn immer eine Belehrung sein? Schließlich kann man als Hygienebeauftragter eine Menge nützlicher Informationen liefern, die das Arbeiten sicherer machen und die Versorgung der Betreuten erleichtern. Also sollte man sich selbst in erster Linie als Berater sehen.

Nicht nur Paragraphen

Am besten und gründlichsten gelingt die Arbeit, wenn man von der Tätigkeit und den Maßnahmen *überzeugt* ist. Das gilt in ganz ausgeprägtem Maße für die Hygiene. Die Drohung mit möglichen *arbeitsrechtlichen Folgen* wegen Verstoßes gegen den Hygieneplan oder Folgen für die Einrichtung wegen Verstoßes gegen Verordnungen und Gesetze soll zwar nicht unerwähnt bleiben, im Vordergrund sollten aber *fachliche Begründungen* stehen, die es den Mitarbeitern leichter machen, die *Notwendigkeit der vorgetragenen Maßnahmen* einzusehen.

Verzichten Sie als Hygienebeauftragter auch darauf, Krankheitsbilder zu dramatisieren, die evtl. durch Erreger ausgelöst werden, oder das Gefährdungspotenzial der Erreger zu übertreiben. Sicherlich ist das motivierend, aber nur eine sachliche, ausgewogene Information versetzt Mitarbeiter in die Lage, das eigene Risiko und das für die Betreuten richtig einzuschätzen. Umgekehrt dürfen Risiken auch nicht als gering dargestellt werden, wenn sie relevant sind.

Auf die Körpersprache achten

Das Wichtigste ist: Sie müssen *selbst* von dem *überzeugt* sein, was Sie vertreten wollen. Die Körpersprache, die viele Menschen unbewusst zu deuten wissen, zeigt, was Sie wirklich denken. Wenn Sie also zu der Überzeugung gelangt sind, dass eine vorgegebene Maßnahme für die eigene Einrichtung nicht sinnvoll ist, räumen Sie dies ein. Handelt es sich um eine Auflage, müssen Sie dies verdeutlichen. Stellen Sie klar, dass der *Hygieneplan* und ihre eigenen Vorgaben den *Regelfall* in der Einrichtung beschreiben. *Ausnahmen* sind also *zulässig*, sollten aber bewusst als solche empfunden werden und seltene Ereignisse sein.

Eine weitere wichtige Regel beim Vortrag: Seien Sie Sie selbst! Versuchen Sie nicht, irgendeinen Stil zu kopieren oder etwas zu präsentieren, von dem Sie annehmen, dass es allgemeine Zustimmung findet. Bedenken Sie stets Folgendes: Auch Redner mit großer Erfahrung sind vor ihren Referaten etwas aufgeregt. Das ist sogar notwendig, um eine Aufgabe optimal lösen zu können.

Hinweis

Gute Vorbereitung ist das Wichtigste. Wenn Sie bzgl. eines Sachverhaltes nicht sicher sind, recherchieren Sie noch einmal gründlich. Zuhörer spüren Unsicherheiten im Vortrag.

Unaufmerksamkeit – nicht persönlich nehmen

Bedenken Sie, dass sich Unmutsäußerungen während des Vortrages i. d. R. auf die Sache beziehen, nicht auf Ihre Person. Nehmen Sie solche Äußerungen nicht persönlich, lassen Sie sich nicht aus der Ruhe bringen.

Nicht alle Menschen interessieren sich für das vorgetragene Thema. Sie müssen also damit rechnen, dass sich Leute langweilen, wie interessant Sie ihre Präsentation auch gestalten. Stören Sie sich nicht daran, wenn jemand einschläft. Schließen Sie nicht daraus, dass Sie generell langweilig gewesen wären. Bedenken Sie, dass der oder die Betreffende evtl. in der Nacht zuvor unter Schlafstörungen gelitten und nun schon eine Arbeitsschicht hinter sich gebracht hat. Mit Müdigkeit ist daher zu rechnen, auch bei interessanten Themen. Millionen Menschen schlafen jeden Abend vor dem Fernseher ein. Sehen Sie also gnädig darüber hinweg, aber reden Sie!

Karteikarten mit »Rotem Faden«

Wer frei sprechen kann, wirkt natürlich souverän und überzeugend. Dies erfordert jedoch einige Übung. Die schlechteste Lösung ist zweifelsohne, alles von einem Blatt abzulesen. Es ist besser, *Karteikarten* zu verwenden, auf denen alle wichtigen Sachverhalte stichpunktartig zusammengefasst sind. Dabei ist es besonders wichtig, die Karten deutlich sichtbar durchzunummerieren. Sollten sie durcheinander geraten oder hinunterfallen, kann man sie schnell wieder in die *richtige Reihenfolge* bringen. Da heute flächendeckend Beamer zur Verfügung stehen, können die Karteikarten auch durch Folien ersetzt werden, jedoch muss man der Versuchung widerstehen, mit dem Rücken zum Publikum die Folien von der Leinwand abzulesen.

Verschiedene Vortragsformen

Wer den zuhörenden Mitarbeitern etwas *Zeit zum Verinnerlichen und Nachdenken* geben will oder erwartet, dass sie mitschreiben, kann auch wichtige Punkte seines Referates während des Vortrags auf eine Folie, ein Flipchart oder eine Tafel schreiben. Die Zeit, die man selbst benötigt, um den Text zu schreiben, gibt auch den Mitarbeitern Zeit. Werden mehrere Themen in einem Referat abgehandelt, ist es sinnvoll, *Pausen zu machen* und *Zwischenfragen zu ermöglichen.* Den Mitarbeitern wird so auch die Möglichkeit gegeben, das Gehörte entsprechend abzuspeichern.

8.2.2 Technische Vorbereitung

Terminplanung

Zunächst gilt es, mit der *Einrichtungsleitung*, der *Pflegedienstleitung* und evtl. auch der *Hauswirtschaftsleitung* einen *geeigneten Termin* zu finden. Aus pragmatischen Gründen wird man die Mitarbeiter *zweier Dienstschichten gemeinsam* fortbilden, was i. d. R. bedeutet, dass die Veranstaltung zwischen 13.00 und 14.00 Uhr stattfindet. Ein Nachteil besteht darin, dass die Mit-

arbeitenden nach Dienstende aufgrund der Müdigkeit in ihrer Aufmerksamkeit eingeschränkt sind. Mitarbeiter, die vor Dienstbeginn an der Fortbildung teilnehmen, sind gelegentlich abgelenkt. Aber auch bei jedem anderen Termin wird es ähnliche Probleme geben.
Für bereichsbezogene Hygienebeauftrage bietet sich die Übergabe zwischen Früh- und Spätschicht an, um in kurzer, prägnanter Form neue Informationen und nicht zufriedenstellende durchgeführte Maßnahmen zu vermitteln.
Der Termin richtet sich, vor allem in großen Einrichtungen, auch nach der Verfügbarkeit eines geeigneten Raumes, den man vielleicht erst buchen muss.

Beachte

Bei der Planung von Einweisungen und Fortbildungen ist es wichtig, einen Alternativtermin für die Mitarbeiter festzulegen, die den ersten Termin aus dienstlichen Gründen nicht wahrnehmen konnten bzw. urlaubs- oder krankheitsbedingt verhindert waren.
Inhalt und Termin der Veranstaltung sollten rechtzeitig, d. h. möglichst zwei Wochen zuvor am schwarzen Brett oder im Intranet angekündigt werden. Man kann auch einen »Hygiene- Fortbildungskalender« austeilen, in dem Daten und Themen für das ganze Jahr vorgegeben sind. Die Schulungen müssen i. d. R. für mehrere Berufsgruppen durchgeführt werden, also z. B. für Pflege, eigenes Reinigungspersonal und Therapeuten.

Festlegung und Ankündigung des Themas

Aktuelle Ereignisse als Thema

Vorgeschrieben sind die *Schulungsinhalte* i. d. R. nur bei der *Wiederbelehrung gemäß § 42, 43 Infektionsschutzgesetz* (Umgang mit Lebensmitteln) sowie bei der *Belehrung* der Mitarbeiter gemäß der *Biostoffverordnung.* Sowohl bei der Schulung gemäß der Lebensmittelhygieneverordnung wie auch bei der jährlichen Hygieneschulung können die Themen frei gewählt werden. Am besten ist, wenn man auf ein *aktuelles Ereignis* oder vorhandene *mikrobiologische Befunde* zur Dokumentation des Hygienestandards Bezug nehmen kann. Hygienebeauftragte sollten sich daher während ihrer Tätigkeit Notizen machen, in welchem Fall sie eine Nachschulung für empfehlenswert halten. Auf diese Sammlung kann zurückgegriffen und ein geeignetes Thema ausgesucht werden.

Bereits bei der *Ankündigung* kann die *Erwartung* der Mitarbeiter beeinflusst werden. An folgendem Beispiel soll erläutert werden, wie ein Thema positiv angekündigt wird:

Beispiel

Der Hygienebeauftragte möchte wiederholt über die korrekte Vorgehensweise bei der Händehygiene informieren. Es klingt nicht besonders spannend, die Veranstaltung mit dem einfachen Titel »Händehygiene« anzukündigen. Die meisten Mitarbeiter werden den Eindruck haben: »Das können wir sowieso schon«. Entsprechend kommen sie mindermotiviert und mit dem Gefühl, eine langweilige halbe Stunde vor sich zu haben, ins Fortbildungszimmer. Die gleichen Inhalte können aber auch unter dem Titel »Hände schützen – allen nützen!« angekündigt werden. Die Motivation wird dadurch erhöht, dass der Begriff »schützen« die Mitarbeiter quasi mit ins Boot holt. Die Assoziation des eigenen Schutzes hat positive Wirkung. Die etwas saloppere Form der Ankündigung erlaubt zumindest die Vorstellung, dass es vielleicht doch interessant werden könnte, und sich der Besuch lohnt. Die Anwendung von mit fluoreszierendem Farbstoff markiertem Händedesinfektionsmittel und anschließender Untersuchung des Erfolgs mit der »Schwarzlicht«-Lampe steigert den Effekt noch! Natürlich kann man auch etwas provozieren, etwa so: »Händehygiene kann doch jeder – oder?«. Hier kann mit einer Quizfrage eingeleitet werden, etwa: »Wann funktioniert die Händehygiene nicht wie gewohnt?«

Auf diese Weise können zahlreiche Themen, die aus Sicherheitsgründen wiederholt werden, etwas aufgepeppt werden.
Natürlich sollte man sich darüber hinaus bemühen, die Fortbildung durch Anführen praktischer Beispiele, durch Anekdoten, evtl. selbst erlebte Ereignisse und Berichte aus Fachzeitschriften entsprechend interessant und auch neu zu gestalten.

Niemanden anprangern

Werden hausinterne Begebenheiten beispielhaft angeführt, ist es sehr wichtig, niemanden bloßzustellen. Der oder die Betreffende wird natürlich Bescheid wissen, die anderen wissen es jedoch nicht. Daher werden solche Erlebnisse in allgemeiner Form wiedergegeben, ohne beteiligte Personen zu nennen.

Merke

Stets sollte bedacht werden: Was Hygienebeauftragte aufbauen möchten, ist in erster Linie Vertrauen und erst in zweiter Linie Autorität.

8.3 Materialsammlung und Präsentation

8.3.1 Sammeln und Auswerten von Material

Fallbeispiele geben Praxisbezug

Durch die tägliche Arbeitsbelastung bleibt Hygienebeauftragten meist nur wenig Zeit, interessante *Fallbeispiele* aus Fachzeitschriften oder dem Internet, *Abbildungen* außergewöhnlicher Erreger oder ähnlich abwechslungs-

reiches Material aufzuspüren und zu sammeln. Eine gute Möglichkeit, an *interessantes Schulungsmaterial* zu gelangen, ist, bei *Herstellerfirmen* anzufragen. Die Industrie bietet eine große Auswahl unterschiedlicher Medien an, von *Videofilmen* über *Broschüren* bis hin zu *Lehrbüchern.* Man sollte diese Möglichkeit nutzen und das angebotene Material in Fortbildungen verwenden. Natürlich nutzen die Firmen diesen »Support«, um für ihre Produkte zu werben, was aber legitim ist. Der Support-Verlag der Institut Schwarzkopf GbR bietet für einige Themen produktneutrale Broschüren an.
Das Studium dieser Materialien, die oft sehr schön aufgemacht, darüber hinaus lehrreich sind und Informationen kompakt und gut verständlich transportieren, kann den Hygienebeauftragten zu weiteren Ideen inspirieren.
Zur Materialvorbereitung gehört außerdem das Sichten von *Begehungsberichten* der *Aufsichtsbehörden,* das Studium der *mikrobiologischen Befunde* zur Kontrolle des Hygienestandards und die Analyse der *Ergebnisse des internen Meldewesens* der Einrichtung, um auf aktuelle Infektionsfälle oder Infektionsverdachtsfälle Bezug nehmen zu können.

Materialsammlung ist zeitaufwändig

An dieser Stelle sei darauf hingewiesen, dass die Materialsammlung und -auswertung Zeit in Anspruch nimmt. Man sollte diesbezüglich zur *Vorbereitung eines Referates* neben aller üblichen Arbeit *drei bis sechs Monate* veranschlagen. In diesem Zeitraum kann bereits ein *Konzept* erstellt werden, das entsprechend ausgearbeitet und ergänzt wird. Die Fortbildungsvorbereitung gelingt auf diese Weise leichter, als den Vortrag kurz vor dem Veranstaltungstermin im Gesamten zu Papier zu bringen.

8.3.2 Erstellen von Medien

Mittels PowerPoint®-Programm bei Windows®-betriebenen Rechnern oder entsprechenden Geräten von Apple werden Folien fertiggestellt und mit Bildern versehen. Animationen können die Aufmerksamkeit wecken, sollten aber nicht zum Selbstzweck werden, sind also sparsam einzusetzen. Selbstverständlich können Folien auch in jedem anderen Textverarbeitungssystem gestaltet werden. Das Internet erweist sich als Fundgrube für Bilder, die mit Quellenangabe für die hausinternen Vorträge ohne schriftliche Abgabe genutzt werden können.

Präsentationsfolien sind sinnvoll

Wer diese Möglichkeit nicht hat, kann seine Folienentwürfe auch auf Flipchart-Papier machen. Bei den einzelnen Gliederungspunkten lässt er dabei einen weiten Abstand, um noch weitere Aspekte einfügen zu können.

Beachte

Bei der Gestaltung von Folien ist darauf zu achten, dass nicht zu viel Information untergebracht wird. Gliederungs- und Gestaltungsvorschläge sind in Abb. 8.1 (► Abb. 8.1) dargestellt. Bilder und Grafiken unterliegen dem Urheberrecht, dürfen aber mit Quellenangabe gezeigt werden. Daher soll jedes verwendete Bild und jedes Zitat mit einer korrekten Quellenangabe versehen sein. Dies gilt auch für eigene Bilder, denn manche Teilnehmer fotografieren Folien mit dem Smartphone ab und so sind auch Ihre Rechte geschützt.

Werden Bilder von Bewohnern oder Patienten eingesetzt, muss eine schriftliche Genehmigung der Abgebildeten vorliegen, auch dann, wenn das Gesicht nicht zu erkennen ist.

Darstellung der verschiedenen Möglichkeiten, Folien aufzubauen:

a) reine Textfolien mit übersichtlicher Aufzählung
b) Folien mit integrierten Abbildungen
c) kopierte Textseite, z. B. von einem Gesetz
d) Kopie einer Betriebsanweisung

Werden so gestaltete Folien (c) gezeigt, ist es erforderlich, interessante Abschnitte farbig hervorzuheben und ggf. laut vorzulesen. Auch Betriebsanweisungen, z. B. nach Gefahrstoffverordnung oder Biostoffverordnung (d) können im Ganzen gezeigt werden. Sie haben dann einen Wiedererkennungswert für die Mitarbeiter. Sie müssen allerdings vorgelesen und erläutert werden.
Natürlich kann man die unter a und b gezeigten Folien auch in DIN-A4-Hochformat gestalten.

Abb. 8.1: Schematische Gliederung einer Folie

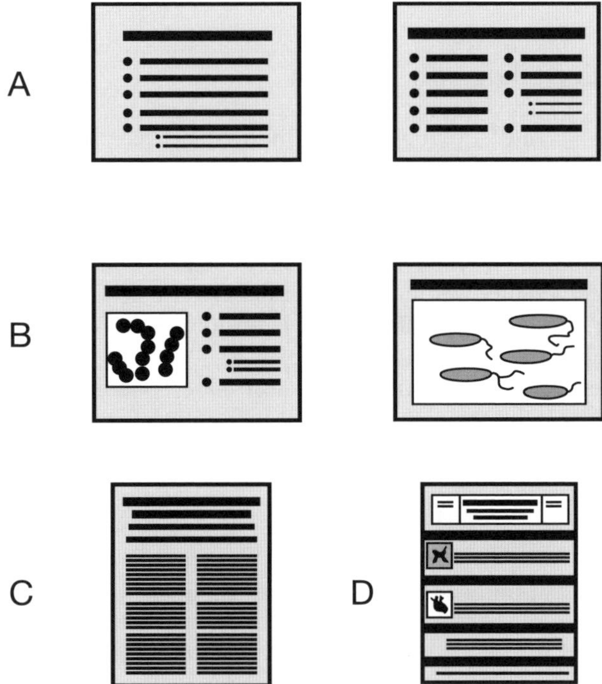

Da heute fast immer Beamer zur Verfügung stehen, kann der Ausdruck auf Folien unterbleiben. »Handzettel« oder rtf-Gliederungsfiles bieten sich als »Handout« an.
Bewährt hat sich dabei die von PowerPoint® angebotene Handzettelfunktion mit drei Folien auf einer Seite und daneben jeweils Linien für eigene Kommentare.

Bevor die Einladung zur Fortbildung geschrieben wird, sollte man sich jedoch noch einige grundlegende Gedanken machen.

8.3.3 Grundsätzliche Überlegungen

Zielgruppe des Referates
Handelt es sich um Pflegepersonal, Hauswirtschafts- oder Küchenpersonal? Gibt es »fachfremde« Gäste, wie z.B. Mitarbeiter der Haustechnik, Physiotherapie, Fußpflege oder andere Teilnehmer?

Umsetzbarkeit
Können die aktuellen Empfehlungen respektive Richtlinien derzeit in der Einrichtung überhaupt umgesetzt werden? Es ist nicht sinnvoll, Maßnahmen vorzutragen, die unrealistisch sind bzw. derzeit noch nicht umsetzbar sind. Auf konkret geplante Änderungen im Arbeitsablauf sollte hingewiesen werden, auch wenn das entsprechende Arbeitsanweisungsdokument noch nicht ganz fertig ist. Dies sollte natürlich stets in Absprache mit der Einrichtungsleitung bzw. den betroffenen Abteilungsleitern (PDL, HWL) erfolgen.

Dauer des Vortrags
Oft steht nur eine begrenzte Zeit für den Vortrag zur Verfügung. In diesem Fall sollte die reine Redezeit kürzer geplant und dafür Zeit für eine Diskussion gelassen werden. Der Vortrag sollte nicht zu lang sein, um zu verhindern, dass er hektisch beendet oder gar abgebrochen werden muss.

Medieneinsatz
Der Vortrag sollte durch den Einsatz von Medien unterstützt bzw. aufgelockert werden. Der Ablauf muss entsprechend den verwendeten Medien, z.B. *Beamer*, geplant werden. Um den Vortrag grob zu gliedern und den Zuhörern Anhaltspunkte zu liefern, ist mindestens eine Tafel oder ein Flip-Chart erforderlich, auf der/m man die Gliederungspunkte festhält. Um Unterbrechungen zu verhindern, ist es sinnvoll, die *Gliederung* vor dem Referat an der *Tafel* oder auf dem *Flip-Chart* anzuschreiben. Die Gliederungspunkte können während des Vortrags durch *Stichpunkte*, *Anmerkungen* oder kleine *Skizzen* ergänzt werden.

Medien sinnvoll einsetzen

Wer viel fachfremdes Personal (Küchenhilfen, Reinigungskräfte) unterrichten muss, kann mit Plüschmikroorganismen und -viren (https://riesenmikroben.de/) Sympathiepunkte für sein Anliegen sammeln.

Hinweis

Bei Ergänzungen sollte darauf geachtet werden, dass der Anschrieb (Tafel, Flip-Chart, Folie) übersichtlich bleibt. Daher im Vorfeld Raum für Ergänzungen lassen.

Gestaltung

Bilder verwenden

Anschaulichkeit: Ein Bild sagt mehr als tausend Worte... Die meisten Menschen empfinden reine Textvorträge (ohne Bilder o.Ä. Anschauungsmaterial) als ermüdend. Dies ist umso ausgeprägter, je intensiver sich die Personen dem Fernsehkonsum hingeben. Das Gehirn reagiert auf diese Bilder- und Informationsflut durch die Errichtung schützender Filtermechanismen. Das Problem bei Schulungen und Vorträgen ist, diese Aufnahmebarriere zu durchdringen. *Visuelle Eindrücke,* wie z.B. interessante Bilder, tragen nicht nur zur *Auflockerung des Referates* bei, sie untermauern auch das Gesagte und tragen zur *Verknüpfung des Gehörten mit visuellen Impressionen* bei.

Merke

Assoziation stärkt die Erinnerung.

Hilfreiches Internet

Zu diesem Zweck kann man *Bilder aus Firmenprospekten* einscannen und auf Folien bringen oder aber, wenn genügend Prospekte zur Verfügung stehen, jedem *Teilnehmer* ein *Exemplar* zukommen lassen. In aller Regel sind die betroffenen Firmen mit diesem Vorgehen einverstanden, schließlich dient der Vortrag nur der Einrichtung selbst, und Sie nehmen weder Eintrittsgeld noch gehen Sie an eine breite Öffentlichkeit. Zudem spielt der Werbeaspekt hier eine Rolle. Auch die meisten Lehrbuchautoren haben nichts dagegen, wenn Bilder aus ihren *Büchern* im Rahmen einer solchen Veranstaltung gezeigt werden. Unter Umständen kann auch das Internet hilfreich sein. Zu beachten ist, dass Bildmaterial aus genannten Quellen aufgrund der Copyright-Bestimmungen und der Autorenrechte nicht vervielfältigt und nicht verkauft werden dürfen, sondern tatsächlich nur innerhalb der Fortbildung zur Illustrierung des Themas gezeigt werden sollen. Die Angabe der Quelle ist hierbei wichtig.

8.4 Der Schulungstag

8.4.1 Letzte Vorbereitungen

Raum gut vorbereiten

Am Schulungstag sollte sich der Hygienebeauftragte etwa eine halbe Stunde vor Veranstaltungsbeginn Zeit nehmen, den Schulungsraum zu inspizieren und die Funktion der Geräte (Projektoren u. ä.) zu überprüfen. Eventuell kann er an verschiedenen Stellen des Raumes »probesitzen«, um zu prüfen, ob die Projektionsfläche überall gut zu sehen ist.

Dann kann er in Ruhe seinen Vortrag durchgehen und ggf. ergänzende Literatur, die nicht gezeigt, aber erwähnt werden soll, noch einmal kurz anschauen. Die Reihenfolge der Karteikarten wird überprüft, wichtige Punkte wie das Auflegen von Folien und das Zeigen von Bildern werden noch einmal verinnerlicht. Wird, was sehr sinnvoll ist, eine Fallgeschichte aus der Einrichtung gewählt, sollte geprüft werden, ob die Daten komplett sind. Vom psychologischen Standpunkt aus ist es relativ sinnlos, gegen die eigene Nervosität anzukämpfen. Besser ist es, sie zuzulassen und sich klar zu machen, dass zur Erfüllung der Aufgabe »Vortrag« ein gewisses Maß an Aufregung nötig ist, um lebhaft und engagiert zu wirken.

8.4.2 Durchführung der Schulung

Tricks zur Stärkung der Selbstsicherheit

Beim Referat selbst kann es sinnvoll sein, sich einen Mitarbeiter als Fokus in der Menge zu suchen, man sollte sich jedoch bemühen, jeden einmal anzusehen. Angenehm sind Zuhörer, die ihre Zustimmung nonverbal (z. B. durch Nicken) zum Ausdruck bringen. Diese Personen eignen sich zur Aufnahme des Blickkontaktes, da sie zur Stärkung der Selbstsicherheit beitragen.

Wie bereits erwähnt sollte man sich von Schlafenden oder offensichtlich Geistesabwesenden nicht beeinflussen lassen. Es ist ohnehin schwierig, einem Vortrag länger als 30 bis 45 Minuten völlig konzentriert zu folgen. Durch Zwischenrufe sollte man sich nicht irritieren lassen. Man sollte sie gelassen überspielen oder, wenn es möglich ist, ruhig darauf eingehen. Entsprechend der Situation kann man Zwischenfragen zulassen oder darum bitten, dass alle Fragen am Ende des Vortrags gestellt werden. Kann die Frage eines Einzelnen nicht beantwortet werden, sollte man sich informieren und sich mit dem Einzelnen zu einem späteren Zeitpunkt in Verbindung setzen.

8.5 Der bequeme Weg: »Rent-a-Referent«

Fremdreferenten unterstützen Kompetenz

Als Hygienebeauftragter ist man für die Organisation von Hygieneschulungen verantwortlich, d. h., dass man sie selbst durchführt oder *Referenten* für die Schulung gewinnt. Viele *Zulieferfirmen* bieten Fortbildungen durch *eigene Mitarbeiter* oder *externe Referenten* an. Besonders beliebt sind *Schulungen mit praktischen Demonstrationen,* z. B. im Bereich der Händehygiene, die inzwischen nahezu alle Anbieter von Desinfektionsmitteln durchführen.

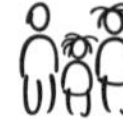

Beispiel

Besonders eindrucksvoll ist dabei die Demonstration der Effektivität einer Händedesinfektion mittels (mit fluoreszierendem Farbstoff) markierten Desinfektionsmitteln und einer Schwarzlichtlampe. Diese Schulung ist schon deshalb sehr eindrucksvoll, weil jeder seinen persönlichen Stil der Händehygiene auf Wirksamkeit überprüfen kann. Die Schwarzlichtlampe bringt an den Tag, wo Benetzungslücken zu finden sind.

Ausgearbeitete Referate sparen Zeit

Es sind auch ausgearbeitete Referate zu fast allen anderen Themen, insbesondere bzgl. multiresistenter Keime, erhältlich. Die Vorteile für den Hygienebeauftragten liegen dabei auf der Hand. Zum einen muss er nicht viel vorbereiten, die Vorträge sind gut recherchiert und immer auf dem neuesten Stand, zum anderen erfährt er Bestätigung durch einen externen Experten. Man kennt es ja, das Sprichwort: »Der Prophet gilt nichts im eigenen Lande.« Große Trägerorganisationen wie z. B. Caritas oder Diakonie verfügen möglicherweise sogar über eigene Referenten, die auf Anfrage in einer Einrichtung einen Fortbildungsnachmittag organisieren und durchführen. Tun sich mehrere Einrichtungen zusammen, kann man evtl. umfangreiche und vielseitige Fortbildungsreihen veranstalten.

Verschiedene Verlage und Organisationen bieten heute fertige Videoschulungen an, einschließlich Lernerfolgskontrolle mit ein paar Fragen zum Inhalt. Die Teilnehmer werden automatisch registriert. Vorher sollte aber geprüft werden, ob die gezeigten Inhalte hygienisch korrekt sind und zum im Hygieneplan festgelegten Vorgehen der eigenen Einrichtung passen.

Der Hygieneblitz

Nicht immer ist es möglich, alle Mitarbeiter bei Schulungen zu erreichen, und Erlerntes geht im stressigen Alltag schnell wieder verloren. Da haben sich kleine 3-Minuten-Übungen während der Übergabe bewährt, z. B. ein kleines Quiz: »Wie viele Händedesinfektionen brauche ich für eine korrekt durchgeführte Injektion?« Egal, ob die Antwort richtig oder falsch ausfällt, die Erinnerung ist bei allen Teilnehmern aufgefrischt. Leicht kann derweilen auch eine kleine Dokumentation der Anwesenheit stattfinden.

8.6 Checkliste zur Gestaltung der Personalschulung

Übersicht 11: Gestalten einer Personalschulung

1. **Planung und Vorbereitung**
   Zeitdauer kalkulieren (45 bis maximal 60 Minuten)
   Termin so wählen, dass möglichst viele Mitarbeiter teilnehmen können, z. B. zwischen zwei Dienstschichten
   Teilnehmerliste für die Dokumentation vorbereiten
   Zulieferer nach Schulungsmaterial fragen
   Ggf. externe Referenten ansprechen
2. **Eigene Präsentation vorbereiten**
   a) Thema ausarbeiten
   b) Medien erstellen
      - bei Folien Zeilenzahl pro Seite beschränken, ggf. farbige Darstellung
   c) Fallbeispiele aus der eigenen Einrichtung suchen
3. **Präsentation aufbauen**
   a) Einleitung
      - Thema vorstellen
   b) Hauptteil
      - Fallgeschichte aus eigener Einrichtung vortragen, um Bezug herzustellen
      - Inhalte präsentieren, möglichst an Bekanntes (z. B. Pflegestandards) anknüpfen
      - Analogien herstellen
   c) Schluss
      - Mit Zusammenfassung schließen
   Ggf. auf neue Arbeitsanweisungen o. Ä. hinweisen
4. **Dokumentation**
   Jeder Teilnehmer muss selbst unterschreiben
   Folgendes muss aus der Dokumentation hervorgehen:
   a) Termin der Veranstaltung (Datum)
   b) Thema der Fortbildung (auch bei Pflichtschulungen)
   c) Personen, die für die Veranstaltung verantwortlich sind
   d) Referent
   e) Dauer der Schulung
   f) Liste mit Teilnehmern (Name, Vorname, Unterschrift)

8.7 Schulung von Bewohnern und Patienten (»Patient-Empowerment«)

Bewohner und Patienten sollen sich an der Hygiene einer Einrichtung beteiligen. Dies kann mindestens geschehen durch Erlernen (und Ausführen) der Händehygiene, es lohnt sich also, neuen Betreuten die Händedesinfektion zu erklären und zu zeigen.

Im Rehabilitationsbereich werden die Rehabilitanden auch in die Flächendesinfektion eingebunden, z. B. bei Stationen zum eigenständigen Blutdruckmessen und bei Hand-Haut-Kontaktstellen von Trainingsgeräten.

9 Tiere in Einrichtungen der Pflege

9.1 Besuchsdienst

Tiere und Halter als Besucher

Derzeit gibt es in Einrichtungen der Pflege zum Kontakt von Bewohnern und Tieren drei unterschiedliche Modelle. Das erste, relativ leicht zu verwirklichende und daher häufig praktizierte Modell ist der sog. »Besuchsdienst«. Hierbei werden meist Hunde, seltener Kaninchen oder Meerschweinchen von den Haltern in die Einrichtung gebracht. Die Tiere leben also normalerweise in Haushalten, besuchen aber zu bestimmten Terminen stundenweise die Heimbewohner zum Streicheln und Spielen. Diese Art des Tierkontaktes gehört zu den *tiergestützten Aktivitäten (AAA = Animal assisted activities)* und soll Abwechslung in das Leben der Bewohner bringen, ohne dass die Einrichtung Aufwand und Verantwortung für die Haltung übernehmen muss. Über den Tierkontakt hinaus entsteht eine zwischenmenschliche Beziehung zum Tierhalter.

Besondere Hygienemaßnahmen sind für diese Art des Tierkontaktes im Allgemeinen nicht zu treffen. Zu berücksichtigen ist:

Zu Besuchen ausgewählte Tiere sollten von gutmütigem Wesen sein und auf ungeschickte Handbewegungen nicht mit einem Biss reagieren. Sie sollten gepflegt, umfassend geimpft sein und, falls erforderlich, regelmäßig entwurmt werden.

Beim Besuch sollte für jeden Wohnbereich bzw. jede Station ein Ansprechpartner für Tierhalter anwesend sein, um Auskunft über Bewohner zu geben, die nicht am Tierbesuch teilnehmen können oder wollen.

Dringend zu beachten ist, dass multiresistente Erreger wie MRSA und MRGN auf Tiere übertragen werden können. Diese erkranken nicht, werden aber durch Besiedlung zu Überträgern. Daher ist zu prüfen, ob Betroffene am Tierkontakt teilhaben können (möglich bei isolierter Wundbesiedlung und geschlossenem, trockenem Verband und Besiedlung von Harnwegskathetern ohne Beteiligung von Haut und Nase) oder nicht.

9.2 Tierhaltung

Es spricht auch nichts dagegen, Tiere in der Einrichtung zu halten. Hier sind jedoch die Vorbereitung und die erforderlichen Maßnahmen etwas aufwändiger. Zunächst sind folgende Fragen zu klären.

9.2.1 Geeignete Tierarten

Tierart sorgfältig auswählen

Es stellt sich grundsätzlich die Frage, welche Tiere gehalten werden können. Praktisch immer können Aquarien angeschafft oder eine Vogelvoliere eingerichtet werden. Die Bewohner können die Vögel bzw. Fische füttern und betrachten. Für die Käfig- bzw. Aquariumsreinigung, die Sicherstellung der Fütterung und v.a. zur Überwachung der korrekten Futtermittel und -mengen muss jedoch Personal eingeteilt werden. Der Mitarbeiter muss auch einen Stellvertreter haben, um Urlaubstage, Feiertage etc. abdecken zu können. Nagetiere als kleine Streicheltiere, wie z.B. Meerschweinchen oder Zwerghasen, freuen sich über ein kleines Außengehege, das bei trockenem und warmem Wetter genutzt werden kann. Die Haltung von Katzen, z.B. als Wohnbereichskatze, ist auch meist relativ problemlos möglich.

Empfehlung

Die Tiere sollten möglichst schon als Jungtiere angeschafft werden, um sie an die spezielle Situation in der Pflegeeinrichtung gewöhnen zu können.

9.2.2 Das Wohl des Tieres

Tierbedürfnisse beachten

Was muss zum Wohle des Tieres beachtet werden? Tierkontakt ist nur dann erfolgreich, wenn sich das Tier wohlfühlt. Bevor also ein Haustier angeschafft wird, gilt es, die Bedingungen der artgerechten Haltung genau in Erfahrung zu bringen. Ob sich die Situation in der Einrichtung eignet, kann folgende kleine Checkliste zeigen:

Übersicht 12: Checkliste »Pflegeeinrichtung und Tiere«

1. Zustand der Bewohner/Patienten
   a) Immunkompetent, rüstig, reaktionsfähig
   b) Im Wesentlichen immunkompetent, beherrschbare chronische Erkrankungen, Mobilität erhalten bis eingeschränkt
   c) Abwehr geschwächt, Mobilität stark eingeschränkt oder bettlägerig
   d) Immunsupprimierte, Beatmete, Tracheotomierte, Allergiker
2. Bauliche Situation

a) Platz für Tier(e) kann abseits der Hauptverkehrsflächen und Gemeinschaftsräume eingerichtet werden, Flächen sind im Wesentlichen gut zu reinigen und ggf. zu desinfizieren. Außenarbeiten z. B. im Einrichtungsgarten sind möglich.
b) Keine Ruhezonen für Tiere möglich, Altbau, Inventar kann leicht beschädigt werden, Reinigung und Desinfektion erschwert.
c) Weg der Tiere in der Einrichtung birgt Gefahren, z. B. durch Gittertreppen und verlorene Medikamente.

3. Personal
   a) Kooperativ, im Umgang mit Tieren geschult, Freistellung für Tierversorgung möglich
   b) Kooperativ, keine Freistellung möglich
   c) Überwiegend nicht kooperativ

Bewertung:

- Tierhaltung kann eingeleitet werden bei der Kombination 1a, b, 2a, 3a
- »Besuchsdienst« ist anzustreben bei der Kombination 1a–c, 2b, 3b
- Tiere sollten nicht oder nur nach sorgfältiger Einzelfallprüfung (eventuell in Außenanlagen) eingesetzt werden bei der Kombination 1d, 2b, 3c
- Natürlich können die Verhältnisse auch geändert werden, so dass sich die Situation für eine tiergestützte Intervention (TGI) verbessert.

9.2.3 Die Gesundheit des Tieres

Vorsorgemaßnahmen

Auch in Pflegeeinrichtungen lebende Tiere benötigen eine fortlaufende und artgemäße Gesundheitsvorsorge. Hierzu kann gehören:

- vollständige Impfung gemäß aktuellem, ortsbezogenem Impfkalender
- zeitnahes Entfernen von Ektoparasiten wie Flöhe, Zecken, Läuse und Milben
- Tierarztbesuch bei Krankheitsanzeichen
- regelmäßige Entwurmung, falls erforderlich
- artgerechte Haltung mit ausreichend Auslauf und Frischluft
- regelmäßige Reinigung des Aufenthaltsbereiches

9.2.4 Dokumente

Bei der Haltung in der Pflegeeinrichtung sind für jedes Tier Impfzeugnisse, ggf. der Versicherungsnachweis und die Dokumentation von Tierarztbesuchen und Entwurmungen vorzuhalten. Im Hygieneplan der Einrichtung sind die Reinigungsintervalle von Körbchen, Käfigen und Aquarien festzuhalten, außerdem der tägliche Wechsel der Futter- und Wasserschüsseln.

Die Aufbereitung erfolgt durch normales Spülen, besondere Desinfektionsmaßnahmen sind nicht erforderlich.

9.3 Tiergestützte Therapie

Die dritte Möglichkeit ist die sog. Therapie mit Tieren, die auch tiergestützte Therapie genannt wird. Dazu suchen die Heimbewohner Tiere in Therapiestätten auf.
Ein typisches *Beispiel* hierfür ist die sog. *Hippotherapie,* bei der Menschen mit Einschränkungen auf speziell ausgebildeten Pferden Gleichgewichtssinn, Bewegungsmuster und Selbstvertrauen erlernen oder stärken können.

Tiergestützte Therapie (AAT = animal assisted therapy) wird von Ärzten, Psychotherapeuten oder Ergotherapeuten durchgeführt. Ein klares Konzept zum Einsatz von Tieren bei bestimmten Personengruppen mit klarer Zielsetzung liegt vor, desgleichen eine Vorgabe für die Dauer der Therapie. I. Abh. v. Verlauf, der sorgfältig dokumentiert wird, wird über eine weiterführende Therapie bzw. deren Beendigung entschieden.
Eine Sonderform stellt die *tiergestützte Pädagogik (animal assisted education, AAE)* dar, bei der entsprechend ausgebildete Pädagogen oder Sonderpädagogen Tiere zur Motivation und Unterstützung von Lernprozessen einsetzen.

9.4 Allgemeine Risikoabschätzung beim Umgang mit Tieren

Risikofaktoren

Der Umgang mit Tieren birgt drei wesentliche Risikofaktoren in sich:

- Infektionen durch von Tieren eingeschleppte Erreger,
- Verletzungsgefahr durch Sturz, Kratzen und Biss,
- Auftreten oder Verstärkung allergischer Symptome.

9.4.1 Infektionsgefahr

Hygiene minimiert Infektionsrisiken

Zur Infektionsgefahr ist anzumerken, dass bei der Einhaltung üblicher *Hygienemaßnahmen* wie *Händewaschen nach* dem *Tierkontakt,* insbesondere vor dem Essen, wichtige Infektionswege unterbrochen werden. Der *artgerechte Umgang* mit dem Tier, also kein »Küssen auf die Schnauze« sowie die – durch entsprechend aufmerksame Behandlung – *Vermeidung von Bissen und*

Kratzverletzungen minimieren das Infektionsrisiko weiter. In diesem Zusammenhang werden v. a. Infektionen mit pathogenen Darmbakterien, wie z. B. Salmonellen, und Infektionen mit Pasteurellen nach Bissen, beschrieben. Durch ein entsprechend vorsichtiges Heranführen der Bewohner können derartige Ereignisse weitgehend vermieden werden.

Keine besonderen Hygienemaßnahmen

Wenn die Tiere bei immobilen Bewohnern auf dem Bett sitzen sollen, ist es sinnvoll, einen sauberen Kissenbezug oder ein Bettlaken unterzulegen, das unmittelbar nach dem Tierbesuch vom Bett genommen und wie üblich gewaschen wird. Ansonsten sind besondere Reinigungs- oder Desinfektionsmaßnahmen nach Tierbesuch und bei Tierhaltung nicht erforderlich. *Exkremente* werden entfernt und die betroffenen Flächen gezielt desinfiziert. Die *Unterlagen* und *Kissen* der Tiere werden bei Bedarf, mindestens aber halbjährlich gewaschen. Bei Befall mit *Ektoparasiten* wie Flöhen, Läusen oder Milben muss eine »Thermodesinfektion« mit kochendem Wasser und ggf. eine chemische Nachbehandlung mit geeigneten Präparaten erfolgen (Tierarzt fragen), wenn die Unterlage/das Polster aufgrund seiner Größe nicht in die Waschmaschine passt.

Generell sind folgende Maßnahmen zum Schutz vor Infektionen zu treffen:

- Das Tier erhält eine Rückzugsmöglichkeit bzw. Ruhezeiten.
- Futter- und Wasserschüsseln werden täglich gereinigt.
- Im Hygieneplan werden Intervalle zur Reinigung von Käfig, Aquarium bzw. Lager festgelegt.
- Tiere dürfen sich nie dort aufhalten, wo Lebensmittel zubereitet werden.
- Bei auffälligem Verhalten wie Fressunlust bzw. Krankheitszeichen ist das Tier dem Tierarzt vorzustellen.
- Bewohner mit akuten Erkrankungen oder solche, die mit multiresistenten Erregern besiedelt oder infiziert sind, werden zeitweise vom Tierkontakt ausgeschlossen. Bei Abwehrgeschwächten kann im Einzelfall in Abstimmung mit den behandelnden Ärzten ein Tierkontakt zugelassen werden.

Eigene Haustiere

Bewohner braucht Unterstützung

Eine Sonderform der Tierhaltung ist gegeben, wenn die Bewohner ihre eigenen Haustiere mit in die Pflegeeinrichtung bringen. In diesem Fall muss der *Bewohner bei der Tierhaltung unterstützt* werden, wenn er die Aufgaben allein nicht mehr bewältigt. Da sich das Tier in der Obhut des Bewohners befindet, sind zweckmäßigerweise schon vor Einzug *Regelungen* über regelmäßige Impfungen, ggf. Entwurmungen, Tierarztbesuche und die Unterstützung bei der Pflege zu treffen. Zu beachten ist außerdem, dass das Tier nicht so sehr auf die Einzelperson fixiert sein sollte.

9.4.2 Unfallgefahr

Vorsicht! Sturzgefahr

Beim Umgang mit Tieren sind auch bei größter Sorgfalt Unfälle nicht immer auszuschließen. Die Inzidenz ist einschlägigen Studien zufolge jedoch nicht sehr hoch. So ermittelte bspw. die Delta Society (www.delta-society.org) bei Tierbesuchen in den USA eine Quote von 1,9 Promille (Besuchsdienst: bei 10.000 Besuchen 19 Zwischenfälle, von denen zwei zu einer Knochenfraktur führten). Für den Zeitraum von 2001–2006 wurden vom CDC (Centers for Disease Control, Atlanta, USA) 0,3 Promille Verletzungen durch Hunde und Katzen erhoben. Trotzdem sollte bei der Planung eines Tierbesuchs und erst recht bei der Tierhaltung immer bedacht werden, dass Stürze (durch Stolpern über oder Anspringen durch das Tier) verursacht werden könnten. In ungünstigen Situationen können ansonsten friedfertige Tiere u. U. kratzen oder beißen.

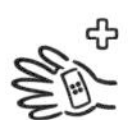

Spezieller Pflegehinweis

Bei Bissverletzungen sind entsprechende Erste-Hilfe-Maßnahmen zu treffen, wozu z. B. die Wunddesinfektion mit einem Wund- bzw. Schleimhautdesinfektionsmittel gehört. Bisse von Katzen sind weitaus häufiger infiziert als Bisse von Hunden! Kratzverletzungen werden gleichfalls desinfiziert und verbunden, ggf. vorhandene Blutung anregen.

9.4.3 Allergien

Sog. Tierhaarallergien richten sich meist gegen Speichel und/oder Urinbestandteile (Proteine) der Tiere. Diese können über Kleidungsstücke und auch Kissen, Polster etc. weitergetragen werden. Wenn sich Allergiker in der Einrichtung befinden, müssen spezielle Besuchsräume für Bewohner und Tiere ausgewiesen werden. Diese müssen von allergischen Personen gemieden werden.

Fazit

Zusammenfassend kann gesagt werden, dass Tierhaltung in der Einrichtung meist zu ermöglichen ist. Bei guter Planung ist der Aufwand überschaubar und die Freude der Bewohner größer als das mögliche Risiko.

Empfehlung

Weitere Hinweise gibt das GBE-Heft 19 »Heimtierhaltung – Chancen und Risiken für die Gesundheit« (2003). Zu erhalten als pdf-File über http://www.rki.de– Gesundheitsberichterstattung. Eine aktuelle Fassung mit Musterhygieneplan und Risikobewertung für verschiedenste Tierarten gibt das Heft »Tiere in Einrichtungen des Gesundheitsdienstes und der Pädagogik«, zu beziehen über die Institut Schwarzkopf GbR, www.institutschwarzkopf.de.

10 »Worst case« im Leben der Hygienebeauftragten: Ausbruchsmanagement

Plötzlich viele Infektionen

Ausbrüche stellen die schwierigste Situation für Hygienebeauftragte dar. Hier gilt: Vorbereitet sein ist alles! Wurde vorgeplant, muss man im Ernstfall über grundlegende Handlungen und Aufgabenverteilungen nicht mehr lange nachdenken.

10.1 Der Ausbruch

Als Ausbruch wird die Häufung (zwei oder mehr) von nosokomialen (also in der Einrichtung erworbenen) Infektionen mit dem gleichen Erreger bezeichnet. Dieser kann, wie die Noroviren, z. B. auch außerhalb der Einrichtung »umgehen« und so durch Besucher wieder eingeschleppt werden. Welche Erreger kommen als Ausbruchserreger in der Pflege in Frage?
Am häufigsten sind die Erreger respiratorischer Infektionen (z. B. Influenza, SARS-CoV-2, RSV) und die viraler Gastroenteritiden, also Noroviren, und seltener Rotaviren.

Auch schon im Einzelfall handeln

Lebensmittelinfektionen und Lebensmittelintoxikationen (▶ Kap. 4.7.9.3) können gleichfalls in kürzester Zeit zu einer hohen Zahl von Betroffenen führen. Seltener auftretende Erkrankungen, z. B. die Keratokonjunktivitis epidemica durch Adenoviren, Infektionen mit Pneumokokken und Lungenentzündung als Folge bei erkälteten Bewohnern und Krätze durch die Milbe Sarcoptes scabiei hominis können Ausbrüche auslösen. Eine Krankheit, deren Auftreten auch im Einzelfall Untersuchungen erfordert, ist die Legionärskrankheit. Das Wasserleitungsnetz muss unverzüglich untersucht und ggf. saniert werden.

Merke

Gemäß § 6 Infektionsschutzgesetz ist ein Ausbruch definiert als das Auftreten von zwei oder mehr Infektionen mit dem gleichen Erreger (Spezies, ggf. Antibiogramm oder Resistogramm) und einem zumindest vermuteten epidemiologischen Zusammenhang (siehe unten). In diesem Fall wird eine nicht namentliche Meldung an das Gesundheitsamt abgegeben.

Dies unterstreicht die Bedeutung des internen Meldewesens (▶ Kap. 4.7.4.2).

In der RKI-Empfehlung »Infektionsprävention in Heimen« werden ein paar Erreger genannt, die für Ausbrüche in Pflegeeinrichtungen in Frage kommen. Tabelle 10.1 nennt Beispiele für Infektionskrankheiten und spricht Empfehlungen für Schutzmaßnahmen aus.

Tab. 10.1: Schutzmaßnahmen bei verschiedenen Infektionskrankheiten

Infektion	E	TS	SK	MNS	H
Virale Gastroenteritis (Noro-Viren)	X	X	X	X	X
Bakterielle Gastroenteritis (z. B. Salmonellen)		X	X		
Grippe (Influenzavirus)	X		X	X	
Antibiotika-assoziierte Colitis (Clostridioides difficile)	X	X	X		X
Krätze, Skabies	X		X		X
Keratokonjunktivitis epidemica	X		X		
Pneumonie (z. B. Pneumokokken, Haemophilus)			X		
SARS-CoV-2 (COVID-19)	X*	X	X	X	X

Legende:
E = Einzelunterbringung nach Risikobewertung für Mitarbeiter und Absprache mit behandelndem Arzt/behandelnder Ärztin, *) ggf. 14 Tage Quarantäne gefordert
TS = Eigene Toilette oder Toilettenstuhl
SK= Schutzkittel, bei Gefahr der Durchfeuchtung wasserabweisende Schürze
MNS = Mund-Nase-Schutz, bei Bedarf FFP-2-Maske, vom Autor zusätzlich Haube empfohlen. Weitere Hinweise: www.rki.de, dort: »Infektionskrankheiten A–Z«
H = Händehygiene nicht wie üblich, bei Clostridioides difficile und Skabies ist Waschen erforderlich, bei Rota-/Noroviren ein entsprechendes Gutachten des Händedesinfektionsmittels, also mindestens »begrenzt viruzid PLUS«.
Auch wird bei viralen respiratorischen Infektionen (Influenza, COVID-19) zum Verhindern des Eindringens des Erregers in die Augen eine Schutzbrille oder ein Visier empfohlen.

Ausbreitung der Erreger

Mögliche Ursachen für einen Ausbruch sind:

- Persönlicher Kontakt, Aerosole, Tröpfchen (Husten, Niesen)
- gemeinsam genutzte Medizinprodukte
- gemeinsam verzehrte Lebensmittel
- Siphons von Waschbecken
- gemeinsam genutzte Flächen oder Gegenstände

Gesucht wird eine gemeinsame Exposition der Betroffenen zu den betreffenden Krankheitserregern. Gelegentlich gestalten sich hierbei die Ermittlungen schwierig, wegen der Meldepflicht wird das Gesundheitsamt möglicherweise unterstützend tätig. Rechtsnachteile sind durch die Meldung nicht zu befürchten.

Bei zumindest zeitweise aerogen übertragbaren Erregern (z. B. Noro-/Rotaviren) wird auch versucht zu ermitteln, wer mit den ersten Betroffenen Kontakt hatte.
Problematisch sind asymptomatische Träger des Erregers, die keine Infektionszeichen zeigen, aber infektiös sein können.

10.2 Die Epidemie

Epidemien betreffen nicht nur einzelne Einrichtungen, sondern ganze Landkreise oder Teile einer Nation oder eines Kontinents. Beispielhaft ist das gefährliche Ebola-Virus zu nennen, das zwar eine hohe Letalität und Kontagiosität hat, jedoch nur in Teilen von Afrika endemisch ist. In Deutschland gibt es immer wieder zyklische Erregerhäufungen, die an Epidemien erinnern, z. B. das bundesweit gehäufte Auftreten von Skabies oder Keuchhusten.

Zusammenarbeit der Einrichtungen

Hier ist die enge Zusammenarbeit gefragt. Die Krankenhäuser dürfen die Patienten erst in die nachfolgenden Einrichtungen des Gesundheitsdienstes entlassen, wenn sie stabilisiert sind. Dies ist keineswegs gleichbedeutend mit dem »nicht mehr vorhanden Sein« eines Erregers. So müssen z. B. Altenpflegeeinrichtungen Bewohner mit MRE oder Clostridioides difficile aufnehmen und so dafür sorgen, dass die dringend benötigten Krankenhausbetten wieder frei werden. Die KRINKO hat sich in der Empfehlung »Infektionsprävention in Heimen«, Ziffer 9, unmissverständlich sinngemäß geäußert: Jede Einrichtung des Gesundheitsdienstes *muss* in der Lage sein, solche Bewohner zu betreuen. Daraus ergibt sich, dass die Forderung, negative MRE-Abstriche oder Stuhlproben von Cl. difficile vor der Verlegung zu erfragen, nicht dem geltenden Recht entspricht. Vielmehr muss der Hygieneplan so gestaltet werden, dass durch eine Zuverlegung eines entsprechend Betroffenen nur das bevölkerungsübliche Risiko einer Weitergabe oder Infektion von Personal und Mitbewohnern entsteht. Dabei ist es zulässig, den Manifestationsindex und die Behandlungsmöglichkeiten einzuplanen. Das einstige Schreckgespenst MRSA z. B. ist heute als unproblematisch zu betrachten, umso mehr, da ca. 30 % aller Menschen Staphylococcus aureus mit gleichem Infektionspotential in der Nase tragen.

10.3 Die Pandemie

Eine Pandemie ist ein weltweites Auftreten der gleichen Infektionserreger. Dabei kann zwischen sich schnell ausbreitenden Pandemien (Influenza,

Corona) und langsam ausbreitenden, dafür aber seit Jahrzehnten fortdauernden (HIV, Tuberkulose) unterschieden werden. Pandemien können philosophisch als Werkzeug betrachtet werden, die Überbevölkerung mit Menschen auf der Erde etwas auszugleichen, haben zu allen Zeiten stattgefunden und werden auch weiter vorkommen. Primär werden ältere Menschen mit Vorerkrankungen kritisch krank und sterben vielleicht, auch dann, wenn bei der Influenza, Kleinkinder und Kinder die Hauptzielgruppe sind.

Handeln im Pandemie-Fall

Die WHO hat einen internationalen Pandemieplan und es gibt – auch in Deutschland – nationale Pandemiepläne. An diese wird sich allerdings nicht immer gehalten. Durch das in der Bundesrepublik vorhandene föderale System, das den Bundesländern weitgehende Autonomie für das Gesundheitswesen erteilt, muss – wie die SARS-CoV-2-Pandemie mehr als deutlich gezeigt hat – mit epidemiologisch unsinnigen und in sich widersprüchlichen Maßnahmen gerechnet werden. Natürlich ist es schwierig, ein neues Virus, gegen das es keine etablierte Therapie oder Impfung gibt, einzuschätzen. Hatte man aber die erhaltenen Zahlen ausgewertet, die stets zu bezweifeln waren, wurde schnell klar, dass das Gefährdungspotential – bei teilweise unterschiedlichem Krankheitsbild – eher der Influenza als Ebola entsprach. Eine entsprechende Reaktion und massenmediale Bearbeitung hätten also spätestens ab Mitte April 2020 erfolgen können.

Nun hatte man – im Gegensatz zur Schweinegrippe – von Anfang an niemanden beigezogen, der praktische Hygiene »an der Front« betreibt, und entsprechend desaströs präsentierte sich das Management. Das RKI gab gefühlt wöchentlich neue Anweisungen aus, die es Krankenhaushygienikern und erst recht Hygienebeauftragten unmöglich machten, für die Mitarbeitenden leicht verständliche Anweisungen zu geben. Da mittels Massenmedien eine massive Panik verbreitet wurde, wurden die ohnehin nicht überreichlich vorhandenen Schutzmittel noch von Patienten und Angehörigen gestohlen. Im Folgenden entstand eine Knappheit, der die Bundesregierung und die Landesregierungen zunächst völlig hilflos gegenüberstanden. Hier war Improvisation gefragt und Hygienefachpersonal extrem gefordert. Erfahrene Krankenhaushygieniker versuchten vor Ort, so gut es ging, durch die Etablierung stringenter Maßnahmen oft vom Gesundheitsamt eher behindert als unterstützt, einigermaßen Ruhe hereinzubringen und durch implementierte und über längere Zeit gleichbleibende Arbeitsanweisung eine gezielte Bekämpfung überhaupt erst möglich zu machen.

Später wurden Defizite mit FFP2-Masken, die teilweise gefälscht waren, und angerührten Desinfektionsmitteln ohne übliche Zulassung (mit dem neuen § 5 IfSG ausdrücklich erlaubt) verringert.

Folgen für Risikogruppen

Alte Menschen wurden so gründlich »geschützt«, dass einige an Isolation und viele an anderen Krankheiten wegen fehlender zeitgerechter Behandlung starben. Unstrittig gab es aber auch Ausbrüche in Pflegeheimen mit sehr hoher Letalität, die ein traumatisches Ereignis für Mitbewohner und Personal darstellten. Erst später wurde der genetische Hintergrund vieler Todesfälle sowie Risikofaktoren wie z. B. starkes Übergewicht erkannt und auch die Behandlung so deutlich verbessert, dass die Letalität auch bei den Risikogruppen deutlich sank.

Mit dem Lockdown wurde dann ein seit 1918 nicht mehr eingesetztes Mittel genutzt. Dabei war eine Verhältnismäßigkeit in Anbetracht der Zielgruppen und des Infektionsgeschehens im Vergleich zu den Kollateralschäden eigentlich nicht gegeben, wie heute ja auch offen eingeräumt wird. Mit Kollateralschäden sind tausende vernichtete wirtschaftliche Existenzen junger und jüngerer Menschen gemeint und viele Verstorbene, die im ersten Halbjahr 2020 und auch später nicht behandelt wurden oder sich nicht in die Krankenhäuser trauten, oder auch Kinder mit massiven psychischen Traumatisierungen, alte Menschen, die immobil wurden, weil sie sich nicht mehr aus der Wohnung trauten. Der Beispiele sind viele mehr und die vollständigen Rechnungen werden erst in den kommenden Jahren präsentiert.

Hygienebeauftragte wurden oft von Patienten, Bewohnern und Angehörigen beschimpft, da die Maßnahmen in den verschiedenen Bundesländern weder einheitlich noch in sich logisch waren.

Merke

Hygienebeauftragte müssen nicht versuchen, Personen mit fehlender Fachexpertise vorgegebene Maßnahmen zu erklären, Beschwerdeführer werden daher immer an das zuständige Gesundheitsamt verwiesen.

Noch dazu hat man die Chance verschenkt, die Sommermonate zur Ausweitung der Durchseuchung z. B durch Aufhebung der Maskenpflicht zu nutzen. Da gab es viele freie Intensivkapazitäten. Stattdessen wurde durch weitere Verschleppung die SARS-CoV-2 Pandemie direkt in die Influenza-Saison gesteuert. Die Impfung, es wurden ja verschiedene angeboten, schienen am Anfang Erfolg zu haben, heute ist aber klar, dass sie Infektionen nicht verhinderten, immerhin aber den Krankheitsverlauf öfter abmilderten. Demgegenüber steht allerdings eine nicht bekannte Zahl von Impfschäden. Damit ist klar, dass eine neue Pandemie wieder sehr problematisch wird. Aber es gibt ein paar hohe Wahrscheinlichkeiten, mit denen man rechnen kann:

Obwohl ein Bakterium, der Tuberkuloseerreger, der erfolgreichste Keim aller Zeiten ist, wenn man Infektionen weltweit betrachtet, wird der kommende Pandemieerreger wieder ein respiratorisches Virus mit Tröpfchen- und Aerosolübertragung sein.

Auch ist klar, dass die Letalität, also die Anzahl der Verstorbenen bezogen auf die bekannt Infizierten anfänglich zu hoch eingeschätzt wird, da größere Reihentestungen zunächst nicht möglich sind.

Investiert werden sollte nicht nur in eine Impfung, sondern vor allem in die Diagnostik und Therapie. Influenza z. B. lässt sich durch früh im Krankheitsverlauf gegebene Neuraminidasehemmer deutlich abschwächen, dies gelang später auch bei COVID-19 mit einem Kombinationspräparat aus zwei verschiedenen Wirkstoffen.

10.4 Ausnahmesituation vorbereiten

In Ruhe Situation »durchspielen«

Der Ausbruch stellt eine Ausnahmesituation in der Einrichtung dar, je mehr Betroffene es gibt, desto dramatischer. Mitarbeiter können Angst bekommen, wenn die Massenmedien von »Killerviren« oder »Todesbakterien« sprechen.

Während eines Ausbruchs bestehen also erhöhter Schulungsbedarf für das Personal und Aufklärungsbedarf für Bewohner, Angehörige bzw. Betreuer. Zur Vorbereitung kann man schon im Vorfeld Informationen über mögliche Ausbruchserreger zusammentragen. Sollte es dann zu einem Ausbruch mit dem entsprechenden Erreger kommen, können über die Webseite des Robert Koch-Institutes (www.rki.de/Infektionskrankheiten A–Z) und über die behandelnden Ärzte aktuelle Informationen eingeholt werden. Die Vorhaltung von genügend Schutzkleidung ist genauso wichtig.

10.5 Aufgaben klar verteilen

Klare Verteilung erspart Diskussionen

Eine eindeutige Verteilung der Aufgaben ist im Ausbruchsmanagement sehr wichtig. Schließlich muss vermehrter Aufwand u. U. mit vermindertem Personal (Ausfall durch Erkrankungen) bewältigt werden. Doppeltes Arbeiten und »Kompetenzgerangel« müssen vermieden werden!
Die Aufgabenverteilung soll natürlich Fähigkeiten, Qualifikation und Interesse der Mitarbeiter berücksichtigen. Bspw. könnte sie so aussehen:

10.5.1 Aufgaben der Einrichtungsleitung

Verwaltung und Organisation

Hygienebeauftragte und Leitung beurteilen bei einem vermuteten Ausbruch zusammen die Lage und setzen das Ausbruchsmanagement in Kraft. Die KRINKO empfiehlt die Benennung eines Ausbruchsmanagementteams, dies kann in Pflegeeinrichtungen mit der Hygienekommission identisch sein.

Die Leitung muss ihre Autorität nutzen, die notwendigen Maßnahmen zu koordinieren und einen reibungslosen Ablauf sicherzustellen. Dazu gehört auch die Beschaffung einer ausreichenden Menge von Schutzmitteln und Schutzkleidung.

Wichtige Aufgaben sind

- Zusammenarbeit mit Ärzten und Behörden (Gesundheitsamt, ggf. Heimaufsicht)
- Medienumgang (Presse), falls erforderlich
- Dokumentation (lückenlose Dokumentation des Ausbruchs) und Protokolle der Besprechungen der Hygienekommission/des Ausbruchmanagementteams. Die Dokumentation hat zwei wichtige Aufgaben: Zum einen Festlegung, welche Maßnahmen bereits veranlasst wurden, zum anderen Nachweis im Streitfall, dass alles unternommen wurde, um die Folgen des Ausbruchs zu minimieren.
- Kommunikation mit Angehörigen

10.5.2 Aufgaben der Pflegedienstleitung

Bereitstellung von Personal

- Organisation einer Bereichspflege
- Sicherstellen der Personalversorgung
- Unterstützung der Hygienebeauftragten
- Unterstützung der Leitung
- Zusammenarbeit mit behandelnden Ärzten
- Bezüglich therapeutischer Maßnahmen wird mit den behandelnden Ärzten und den Bereichsleitungen zusammengearbeitet.

10.5.3 Aufgaben der Hauswirtschaftsleitung

Logistik und Desinfektion

- Logistik (Bereitstellen von ausreichend Schutzkleidung, Schutzmitteln, Frischwäsche und die Entsorgung von Abfällen, ggf. infektiöser Wäsche, Lebensmittel)
- Koordination der Gebäudereinigung
- Schutz des eigenen Personals
- Erfassung der Lagerbestände von Schutzmitteln

10.5.4 Aufgaben der Hygienebeauftragten

Erfassen und schulen

Hygienebeauftragten arbeiten mit dem Gesundheitsamt zusammen, werten mikrobiologische Befunde aus und versuchen, die Ursache des Ausbruchs bzw. für dessen Verbreitung zu ermitteln. Außerdem führen sie für das Personal aller Bereiche Schulungen durch, die das Ziel haben, überflüssige Ängste zu nehmen und effizientes Handeln zu ermöglichen.
Die Ergebnisse ihrer Handlungen gehen an die Heimleitung, wo sie dokumentiert werden.

10.5.5 Aufgaben der Küchenleitung

Spezialkost und Lebensmittellogistik

Die Küchenleitung muss flexibel auf die Anforderungen reagieren. Dazu gehört neben logistischen Aufgaben (z. B. Verbringen von Lebensmitteln in Wohnbereiche oder stationäre Bereiche) auch die vermehrte Erstellung von Diätkost (z. B. bei infektiöser Gastroenteritis).
In dem Hygieneplan-Dokument »Ausbruchsmanagement« werden Blätter mit den entsprechenden Aufgaben hinterlegt und können im Falle eines Ausbruchs sofort verteilt und umgesetzt werden.

10.5.6 Information ist alles

Alle Beteiligten des Ausbruchsmanagement-Teams müssen tagesaktuell über die Situation informiert werden. Da oft Bedenken bestehen, sich persönlich zu treffen und möglicherweise infiziert zu werden, bieten sich Online-Konferenzen an, hier können auch externe Experten zugeschaltet werden.

10.6 Maßnahmen bei Erkrankungen mit Ausbruchsrisiko

10.6.1 Influenza

Die »echte Grippe«

Influenzaviren gehören zu den behüllten Orthomyxoviren. Dennoch können sie auf Flächen mehrere Stunden, in kaltem Wasser auch Monate infektiös bleiben.
In Deutschland treten im Bereich der Altenpflege vor allem Fälle von Influenza A auf, wobei die Häufigkeit der jährlich gemeldeten Todesfälle zwischen 3.000 und ca. 29.000 schwankt.

Durch die Influenza A H1N1 – »Schweinegrippe« – wurde die Pandemiesituation praktisch geübt und ergab erhebliche Defizite vor allem in der Kommunikation (z. B. Impfdesaster). Daraus war zumindest zu lernen, dass das Ausrufen einer Pandemie durch die WHO nicht nur nach Häufigkeit, sondern auch nach Schweregrad der Erkrankung erfolgen sollte.

Influenza A-Viren werden nach ihren Pathogenitätsfaktoren Hämagglutinin (H1-H14), das eine Rezeptorfunktion hat, und Neuraminidase (N1-N9), die die Viren zum Verlassen der Zelle nach der Vermehrung brauchen, weiter eingeteilt. Daher stammen die Bezeichnungen wie z. B. H5N1 (»Vogelgrippe«) oder H1N1.

Aufgrund ihrer hohen genetischen Variabilität müssen die Schutzimpfungen jedes Jahr neu zusammengesetzt werden. Die Übertragung findet über Speicheltröpfchen, Aerosol (Husten, Niesen) und natürlich die virusbeladenen Hände statt.

Falldefinition

Das RKI hat, um Verwechslungen mit schweren »Erkältungen« zu vermeiden, eine Falldefinition herausgegeben. Wegweisend für die Grippe sind danach die folgenden Symptome:

- Plötzlich Fieber > 38,5 °C
- »Grippale« Symptome:
  - Halsschmerzen
  - trockener Husten
  - Kopf- und Gliederschmerzen
  - allgemeine Schwäche
- Schweißausbrüche

Die Inkubationszeit beträgt ein bis drei Tage, die Dauer der Ansteckungsfähigkeit: 24 Stunden vor und drei bis fünf Tage nach Auftreten der Symptome.

Neben Bettruhe und symptomatischer Therapie können Neuraminidasehemmer eingesetzt werden, dies möglichst frühzeitig. Ergänzend werden bei Bedarf Schmerzmittel und kreislaufunterstützende Medikamente verabreicht. Bei geschwächten Bewohnern kann eine Antibiotikaprophylaxe wegen hoher Letalität durch »trittbrettfahrende« Bakterien (z. B. Staphylococcus aureus, Klebsiella pneumoniae, Haemophilus influenzae, Pneumokokken), die eine Pneumonie auslösen, sinnvoll sein.

Die jährliche Grippeschutzimpfung wird sowohl für Bewohner wie für Personal empfohlen. Im Falle der befürchteten Pandemie sollten alle Menschenansammlungen vermieden und Versammlungen in Gemeinschaftseinrichtungen minimiert werden.

Für Betroffene wird eine Einzelunterbringung empfohlen und das Personal mit folgendem Konzept geschützt:

- Möglichst geimpfte Mitarbeiter, Bereichspflege
- Schutzkittel, Handschuhe
- Mund-Nase-Schutz: FFP-2 oder gleichwertig bei Verdacht und bei Hustenexposition, bei Intubation oder Bronchoskopie FFP-3 (TRBA 250)
- Schutzbrille
- Desinfektion: begrenzt viruzid (im Allgemeinen reichen die vorhandenen Desinfektionsmittel aus)
- Müll: B-Müll (EAK/AS 18 01 04), geschlossene Behälter
- Wäsche: infektiöse Wäsche nach TRBA 250 und Kapitel 2.6 BGR 500
- Geschirr: bei > 60 °C maschinell spülen

Die Bundesrepublik Deutschland hat in Zusammenarbeit mit der Welt-Gesundheitsorganisation WHO einen nationalen Pandemieplan erstellt. Demnach würden mobile Teams von Experten regionale Kräfte unterstützen. Die Bundesländer stellen Rahmenpandemiepläne zur Verfügung, Landkreise entwickeln eigene Konzepte. Stets stehen Informationen des RKI zur Verfügung (www.rki.de – Infektionskrankheiten A–Z – Influenza).

10.6.2 Keratokonjunktivitis epidemica

Hochinfektiöse Augenentzündung

Erreger dieser schweren Bindehautentzündung sind Adenoviren, die als unbehüllte Viren recht umweltstabil sind. Adenoviren gibt es in einer großen Anzahl unterschiedlicher Typen, die auch verschiedene Infektionen auslösen, das Spektrum reicht von Durchfall bis zur Lungenentzündung. Die Typen 8, 19 und 37 haben sich auf die Augen spezialisiert. Übertragen werden sie durch Hände, die an kontaminierten Gegenständen beladen wurden, Kontakt mit kontaminierten Gegenständen (Handtücher z. B.!) oder seltener durch Augentropfen und Salben, die nicht personengebunden genutzt wurden. Die Dauer der Ansteckungsfähigkeit beträgt zwei bis drei Wochen!

Leitsymptome sind Fremdkörpergefühl, Augenbrennen und schließlich Augentränen, Schwellung der Lieder ohne Eiter und eine Rötung um das Auge herum. Wird auch die Hornhaut mit einbezogen, können Sehstörungen auftreten. Nach etwa zwei bis vier Wochen heilt das Auge in aller Regel folgenlos ab, häufiger wird zeitversetzt auch das andere Auge infiziert.

Neben einer strikt personengebundenen Nutzung der Medikamente (Augentropfen, Augensalbe) muss auf sorgfältigste Hände- und Flächendesinfektion geachtet werden. Herstellerangaben bezüglich Einwirkzeit und Konzentration beachten! Betroffene Bewohner, die nicht im Einzelzimmer leben, sollten möglichst Einmalhandtücher und Waschlappen verwenden, wenn nicht anders sichergestellt werden kann, dass eine Verwechslung mit denen der Mitbewohner vermieden wird. Kooperative Bewohner sollten bewegt werden, Hand-Augen-Kontakt zu vermeiden.

10.6.3 SARS-CoV-2 (COVID-19)

»Pandemische Coronaviren«

Diese Viren sind behüllt. Dennoch können sie auf Flächen mehrere Stunden infektiös bleiben.
In Deutschland sank die Letalität von anfänglich mehr als 4 % auf 0,45 % am Ende der Erfassung Juni 2023. Dies war vor allem auf die Omikron-Varianten zurückzuführen, die zu sehr vielen Infektionen, aber vergleichsweise wenig Todesfällen führte.

Falldefinition

Das RKI hat, um Verwechslungen mit schweren »Erkältungen« zu vermeiden, eine Falldefinition herausgegeben. Wegweisend für COVID-19 sind danach die folgenden Symptome:

- Plötzlich Fieber > 38,5 °C
- »Grippale« Symptome:

- Halsschmerzen
- trockener Husten
- Kopf- und Gliederschmerzen
- allgemeine Schwäche
• Geruchs- und Geschmacksverlust
• Manchmal begleitende Diarrhoe

In 80 bis 85 % der Fälle verläuft die Infektion völlig asymptomatisch. Die Inkubationszeit beträgt zwei bis 14 (im Mittel vier bis acht) Tage, die Dauer der Ansteckungsfähigkeit: 48 Stunden vorher und endet wohl im Mittel mit Abklingen der Symptome.

Neben Bettruhe und symptomatischer Therapie können Vitamin C, hohe Heparingaben und Gabe von Virostatikum eingesetzt werden, dies möglichst frühzeitig. Ergänzend werden bei Bedarf Schmerzmittel und kreislaufunterstützende Medikamente verabreicht sowie eine möglichst nicht invasive Beatmung (NIV) auf der Intensivstation.

Die jährliche Grippeschutzimpfung wird sowohl für Bewohner wie für Personal empfohlen. Dazu empfiehlt sich für Menschen mit Milzschaden, Lungenproblemen und Herzproblemen die Pneumokokkenimpfung. Im Falle der befürchteten Pandemie sollten alle Menschenansammlungen vermieden und Versammlungen in Gemeinschaftseinrichtungen minimiert werden.

Für Betroffene wird eine Einzelunterbringung empfohlen und das Personal mit folgendem Konzept geschützt:

- Möglichst geimpfte Mitarbeiter, Bereichspflege
- Schutzkittel, Handschuhe
- Mund-Nase-Schutz: FFP-2 oder gleichwertig bei Verdacht und bei Hustenexposition, bei Intubation oder Bronchoskopie FFP-3 (TRBA 250)
- Schutzbrille oder Visier
- Desinfektion: begrenzt viruzid (im Allgemeinen reichen die vorhandenen Desinfektionsmittel aus)
- Müll: B-Müll (EAK/AS 18 01 04), geschlossene Behälter
- Wäsche: infektiöse Wäsche nach TRBA 250 und Kapitel 2.6 BGR 500
- Geschirr: bei > 60 °C maschinell spülen

10.6.4 Skabies (Krätze, Sarcoptes scabiei hominis)

Unerwünschte »Haustierchen«

Bei diesem Krankheitsbild (▶ Kap. 2.2.4.2 und ▶ Kap. 4.7.9.6) sollte bereits im Einzelfall Alarm ausgelöst und Kontaktpersonen zu erhöhter Aufmerksamkeit für Symptome am eigenen Körper aufgefordert werden.

10.6.5 Infektiöse Gastroenteritis

Die infektiöse Gastroenteritis und die erforderlichen Gegenmaßnahmen wurden in Kapitel 4.7.9.3 ausführlich besprochen. Tabelle 10.2 fasst zusammen:

Tab. 10.2: Verschiedene Gastroenteritiden

	Lebensmittel-intoxikation	Lebensmittel-infektion	Virale Gastro-enteritis	Cl. difficile
IKZ	1–6 h	12–72 h	8–72 h (Noroviren) 12 h–6d (Rotaviren)	48–> 240 h
Lebensmittel	Ja	Ja	Nein	Nein
Erbrechen	Ja	Möglich	Meist	Nein
Stuhl	Wässrig	Schleimig	Wässrig	Wässrig/ schleimig
Temperatur	Nein	Ja	Oft	Bei PMC
Dauer	ca. 24 h	Mehrere Tage	24–48 h	Mehrere Tage
Ausscheidung nach Symptomfreiheit	Keine	Bis zu 2 Monaten, selten Dauer-ausscheider	Noro: Ca. 2 Wochen Rota: Ca. 4 Wochen	Nicht mehr relevant, wenn Stühle geformt, Rezidivgefahr beachten!
Übertragung	Nein	Selten	Oft	Selten

Legende:
IKZ = Inkubationszeit
h = Stunden
d = Tage
PMC = Pseudomembranöse Colitis

10.7 Wenn der Ernstfall kommt

Im Alarmfall

Zunächst steht die Ermittlung von räumlichen und zeitlichen Zusammenhängen (epidemiologischer Zusammenhang) im Vordergrund. Der Erreger muss so schnell wie möglich identifiziert werden, um gezielte Maßnahmen ergreifen zu können. Hilfreich ist dabei die Aufzeichnung folgender Daten:

- Zeitraum des Auftretens der Infektionen (wann eingeschleppt?)
- Zeit zwischen vermuteter Exposition und Auftreten der ersten Symptome (vermutete Inkubationszeit)
- Symptome und Dauer der Erkrankungen
- Infektionsort (Darm, Atemwege…)

Das interne Meldewesen ermöglicht den Hygienebeauftragten, die Häufung auch in verschiedenen Bereichen festzustellen und damit das Auslöseereignis für das Ausbruchsmanagement zu definieren. Dem folgt die Information aller Beteiligten (»Schneeball«) und die Ausgabe der Aufgabenzettel. Diese werden nun systematisch abgearbeitet. Erste Schritte sind:

- Feststellen der Schutzmittelmengen in den Bereichen (Leitungen) und im Lager (Hauswirtschaftsleitung),
- ggf. Anordnung und Kontrolle Isolierungen (Hygienebeauftragte),
- Bereichspflege (Pflegedienstleitung),
- Reinigungszyklus ändern, ggf. Desinfektion (Hauswirtschaftsleitung),
- ggf. Flächendesinfektionsmittel ändern, Händedesinfektionsmittelspektrum prüfen,
- Analyse aller verfügbaren klinischen Daten (Hygienebeauftragte, behandelnde Ärzte),
- Meldung an das Gesundheitsamt (Ärzte, Heimleitung),
- Mikrobiologische Untersuchungen veranlassen (z. B. Gastroenteritis, Screening …, Hygienebeauftragte),
- erste Ermittlungen (Befragen von Personal und Bewohnern nach Kontakten Infizierter untereinander, gemeinsam besuchte Veranstaltungen oder Therapien etc.), mikrobiologische Daten …, Hygienebeauftragte),
- Ablaufprotokoll (Einrichtungsleitung),
- Infektionszeittafel (Auftreten der Fälle, Hygienebeauftragte).

Wenn der Erreger identifiziert ist, führt das Hygieneteam eine erneute Lageanalyse unter Berücksichtigung der Daten über den Erreger durch. Die Maßnahmen werden angepasst, falls erforderlich, und immer wieder kontrolliert und hinterfragt. Ggf. werden – zusammen mit den behandelnden Ärzten – weitergehende Interventionsmaßnahmen veranlasst (weitere Desinfektionsmaßnahmen, Kohortenisolierung, Verlegung von Bewohnern ins Krankenhaus).

Nach Verstreichen von zwei bis vier (Noroviren, Rotaviren) Inkubationszeiten ist der Ausbruch unter Kontrolle. Die Isolierungen können, wann erregerabhängig möglich, aufgehoben werden.

Zu beachten ist, dass es noch Ausscheider, asymptomatische Träger und sog. »abortive Verläufe« (nur sehr schwache Symptome) geben könnte, dies wird mit den behandelnden Ärzten und den Vertretern des Gesundheitsamtes besprochen.

11 Hinweise für Physio- und Ergotherapie

Physio- und Ergotherapie sind in Rehabilitationseinrichtungen, aber auch Krankenhäusern obligate Bestandteile des Therapiekonzeptes und bringen in Pflegeeinrichtungen zumindest Abwechslung in das Leben der Bewohner. In den Altenpflegeeinrichtungen ist es meist so, dass der Physiotherapeut nicht zum Haus gehört, sondern selbständig ist und bei Bedarf zu einzelnen Bewohnern kommt. Hier ist in erster Linie die RKI-Empfehlung »Infektionsprävention in Heimen« umzusetzen, die eine Einbindung externer Dienstleister in das Hygienekonzept der Einrichtung fordert. Im Allgemeinen reichen hier die Maßnahmen der sog. Basishygiene, also im Regelfall Händehygiene und bei Bedarf Schutzkleidung. Problematischer und deshalb in diesem Kapitel besonders thematisiert ist der Umgang mit infizierten und mit multiresistenten Erregern besiedelten Patienten/Bewohner.

11.1 Allgemeine Anforderungen der Hygiene an die Physiotherapie

In physiotherapeutischen Abteilungen sollen alle Flächen gut zu reinigen und zu desinfizieren sein. Dies gilt – neben den vor allem an den Ecken manchmal »angefressenen« Bezügen von Liegen – auch für die Handgriffe und Sitzgelegenheiten von Trainingsgeräten. Bestehen die Griffe aus Schaummaterial, ist zu prüfen, ob ein alkoholisches Flächendesinfektionsmittel eingesetzt werden kann. Ist das nicht der Fall, stehen mittlerweile verschiedene Reinigungstücher mit desinfizierender Wirkung für alkoholsensible Oberflächen zur Verfügung. Gegenstände aus Holz müssen eine intakte Lackschicht haben.

Flüssigkeiten wie Massageöle, Aromaöle etc. sollen, falls sie umgefüllt werden, in frisch gereinigte Behälter gegeben werden. Hierzu muss sich dann auch eine Reinigungsanweisung im Hygieneplan finden, es empfiehlt sich eine Fettlösung z. B. mit Brennspiritus und anschließend ausgiebiges Nachspülen mit klarem Wasser. Nach vollständigem Trocknen kann die neue ölige Substanz eingefüllt werden. Auf die Behälter muss das Haltbarkeitsdatum des Großgebindes (z. B. Kanister) aufgebracht werden, und zwar das vom Hersteller angegebene Verfallsdatum nach Öffung.

Bei der Entnahme der Öle während der Massage ist möglichst ein direkter Kontakt der Öffnung des Gebindes zur Haut zu vermeiden. Allerdings wirken ätherische Öle oft keimreduzierend.

Wieder verwendbare *Fangomasse* ist nach einer Lagerungszeit im Fangoofen bei 134 °C nach einer Stunde als voll ausreichend desinfiziert zu betrachten. Mattenförmige Wärmeträger werden möglichst außen mit Hautdesinfektionsmittel desinfiziert, was ausreichend ist und keine allergisierenden Rückstände hinterlässt. Sie werden in der Regel in ein Handtuch eingeschlagen, was einen zusätzlichen Kontaminationsschutz darstellt.

Im Reinigungs- und Desinfektionsplan der Physiotherapie-Abteilung sind mindestens tägliche Desinfektionen von Barfuß-Strecken (Dermatophyten) und die Desinfektion von Hand-Haut-Kontakt-Stellen nach jedem Patienten – dies nur bei überwiegend abwehrgeschwächten Patienten – vorzusehen.

Daneben ist es sinnvoll, an die Patienten eigene Wolldecken und Handtücher für Übungen auf dem Boden bzw. auf Matten auszugeben und diese wöchentlich zu waschen. Die Matten selbst können im Allgemeinen schlecht desinfiziert werden und entsprechen dann dem bevölkerungsüblichen Risiko wie bspw. Sitzmöbel in der Vorhalle.

Allerdings ist darauf zu achten, dass Patienten mit multiresistenten Erregern oder Infektionen möglichst die Matten bei der Benutzung mit ihrem Handtuch oder ihrer Decke abdecken. Organisatorisch ist es sinnvoll zu prüfen, ob solche Matten farblich markiert werden könnten (z. B. mit einem Stück farbigen Klebestreifen) und so lange personenbezogen verwendet werden, wie der betreffende Patient da ist. Anschließend braucht dann nur diese Matte desinfiziert zu werden. Alle übrigen Matten werden routinemäßig zweiwöchentlich gereinigt, bei Bedarf auch eher.
Anmerkungen zum Bewegungsbecken/Therapiebecken (► Kap. 5.11).

11.2 Hinweise für die Ergotherapie

Normalerweise unterliegen alle Maßnahmen der Ergotherapie dem bevölkerungsüblichen Risiko. Von Interesse sind hier Patienten mit Infektionen oder Besiedlung mit multiresistenten Erregern. Im Allgemeinen reicht es völlig aus, wenn diese Patienten unmittelbar vor der therapeutischen Einheit die Hände unter Aufsicht ausgiebig desinfizieren. Dann können auch gemeinsam genutzte Materialien, wie z. B. das »Streichelbrett« für taktile Übungen, ebenso die »Linsenschale« und gemeinsam genutzte Knetmaterialien genutzt werden. Soll gemeinsam gebastelt werden, kommen die Patienten mit den Infektionen an einen Tisch etwas abseits von gefährdeten

Mitpatienten und erhalten ihr eigenes Bastelmaterial. Dieses kann nach Desinfektion mit alkoholischen Flächendesinfektionsmittel (Leimtuben außen, Scheren, Pinsel etc. außen) wieder dem allgemeinen Pool zugefügt werden. Bei MRSA kann zusätzlich ein Mund-Nase-Schutz getragen werden, da dieses Bakterium gerne im Nasenvorhof sitzt.

11.3 Hinweise für die Logopädie

Logopäden arbeiten eng an Bewohnern und Patienten. Daher sollten sie auch Schutzkleidung tragen, wenn eine Besiedlung oder Infektion besteht. Für Schluckübungen verwendete Lebensmittel unterliegen den Hygieneanforderungen im Lebensmittelbereich. Ausgeliehene Hilfsmittel wie Worttafeln, die mehrfach genutzt werden sollen, müssen so beschaffen oder laminiert sein, dass sie leicht zu reinigen und vor Weitergabe an den nächsten Betreuten zu desinfizieren sind.

Teil 4: Zum Nachschlagen und Finden

Anhang

Anlage 1:
Meldeformular Infektionskrankheiten
Quelle: Robert Koch-Institut, Vorschlag für einen Meldebogen gemäß § 6 IfSG, welchen örtliche Gesundheitsämter anpassen können

Meldeformular -Vertraulich- Datum der Meldung :..........................

Meldepflichtige Krankheit gemäß § 6 IfSG

Betroffene Person: ❍weiblich ❍ männlich ❍divers (Vorname, Name, Anschrift, Telefonnummer, E-Mail-Adresse) Geburtsdatum ....../......./...... Tag Monat Jahr Bei nosokomialen Ausbrüchen lediglich Geschlecht sowie Monat/Jahr des Geburtsdatums ausfüllen.	**bei impfpräventablen Krankheiten** ❍ geimpft ❍ nicht geimpft ❍ Impfstatus unbekannt Anzahl der Dosen: ......Datum der letzten Impfung: ....../...../......... Tag Monat Jahr Impfstoff:... bei Tuberkulose, Hepatitis B und C Geburtsstaat:... Staatsangehörigkeit: .... Jahr der Einreise nach Deutschland: .... Zugehörigkeit zur Bundeswehr ❍ Soldat/Bundeswehrangehöriger ❍ Zivilperson (untergebracht/tätig in Bundeswehreinrichtung)
Meldende Person (Ärztin/Arzt, Praxis, Krankenhaus, Anschrift, Telefonnummer, E-Mail-Adresse)	❍ Verdacht ❍ Klinische Diagnose ❍ Tod Datum der Verdachts-/Diagnose:../....../......(Tag/Monat/Jahr) Erkrankungsbeginn: ...../......../......(Tag/Monat/Jahr) Todesdatum: ...../......../...... (Tag/Monat/Jahr) Infektionszeitpunkt/-raum: ....

Klinische Informationen
Krankheit: ....

Erreger, Typ: ....

bei Coronavirus-Krankheit-2019 (COVID-19)
Behandlungsergebnis: ....
....
Serostatus: ....

Symptome (s. auch Rückseite): ....

Epidemiologische Informationen

Betroffene Person ist
im medizinischen Bereich (§ 23 Abs.3 bzw. 5 IfSG) ❍ tätig ❍ betreut/untergebracht

in Krankenhaus/stationärer Pflegeeinrichtung von: .... bis: ....
intensivmedizinische Behandlung von: .... bis: ....

in Einrichtungen und Unternehmen (§ 36 Abs.1 u. 2 IfSG) ❍ tätig ❍ betreut/untergebracht
❍ Schule ❍ Kita ❍ Heim ❍ Obdachlosenunterkunft
❍ JVA ❍ Pflegeheim ❍ sonst. Massenunterkünfte...

Name, Anschrift, Kontaktdaten der Einrichtung/ des Unternehmens:
....
....
....

im Lebensmittelbereich (§ 42 IfSG) ❍ tätig

❍ Teil einer Erkrankungshäufung (2 oder mehr Erkrankungen, bei denen ein epidemischer Zusammenhang vermutet wird)
Erreger, Ausbruchsort und -zeitraum, vermutete Exposition, etc.: Ausbruchskennung: ....
....
....

Name, Anschrift und weitere Kontaktdaten zur/ zum wahrscheinlichen Infektionsquelle /-umfeld (z.B. Person, Einrichtung, Gemeinschaftsunterkunft, Aktivität, Produkt): ....
....
....

(Auslands-) Aufenthalt von: .... bis: .... Ort/Bundesland ....
Staat: ....

❍ Blut-, Organ-, Gewebe-, Zellspende in den letzten 6 Monaten: ....

❍ Es wurde ein Labor mit der Erregerdiagnostik beauftragt (Name, Anschrift, Telefonnummer, E-Mail-Adresse)	▶unverzüglich an zuständiges Gesundheitsamt melden (https://tools.rki.de/PLZTool/): (Name, Anschrift, Telefonnummer, E-Mail-Adresse)

Version 01.06.2020

Anlage 2:
Übersicht über die Meldepflicht des Labors nach § 7 IfSG
Quelle: Robert Koch-Institut

Erreger	Direkter Erregernachweis				Indirekter Erregernachweis			Toxinnachweis			Bemerkungen: Meldepflichtig durch das Labor sind die Nachweise der aufgeführten Krankheitserreger: namentlich gemäß § 7 Abs. 1 IfSG soweit sie auf eine akute Infektion hinweisen bzw. nichtnamentlich gemäß § 7 Abs. 3 IfSG (separates Meldeformular). Der Falldefinition für die Übermittlung durch das Gesundheitsamt gemäß § 11 IfSG entsprechen nur die Nachweismethoden in den gefärbten Feldern. Zu melden ist der Untersuchungsbefund einschließlich Typisierungsergebnissen
	Antigennachweis	Erregerisolierung (kulturell)	Mikroskopischer Nachweis	Nukleinsäurenachweis (z.B. PCR)	Ak-Nachweis (einzelner deutlich erhöhter Wert)	Ak-Nachweis (deutliche Änderung zwischen 2 Proben)	Nachweis intrathekal gebildeter AK (erhöhter Liquor/Serum-Index)	Direkter Toxinnachweis	Nachweis des Toxingens (z.B. PCR)	Indirekter (serologischer) Toxinnachweis	
Acinetobacter spp.§, mit Carbapenem-Resistenz		*		*							§ Meldepflicht gemäß IfSG-Meldepflicht-Anpassungsverordnung nur für den direkten Nachweis, * einschliesich Identifizierung mindestens des *Acinetobacter-baumanii*-Komplex UND Nachweis der Carbapenem-Resistenz (Empfindlichkeitsprüfung ODER Carbapenemase-Nachweis)
Adenovirus§	*	*		*							§ Meldepflicht nur für den direkten Nachweis im Konjunktivalabstrich, * nur aus Konjunktivalabstrich
Arboviren§			*		#	#^					§ Meldepflicht gemäß IfSG-Meldepflicht-Anpassungsverordnung, * Elektronenmikroskopie, # IgM, ^ IgG
Bacillus anthracis										*	* Antikörpernachweis gegen das Anthrax-Toxin
Bordetella pertussis, Bordetella parapertussis		*		*						#	* nur aus Abstrichen oder Sekreten des Nasenrachenraums, # nur für *B. pertussis*: IgG- ODER IgA-Nachweis gegen das Pertussis-Toxin
Brucella spp.											
Campylobacter spp., darmpathogen											
Chikungyavirus§					*	*#					§ gemäß IfSG-Meldepflicht- Anpassungsverordnung, * IgM, # IgG
Chlamydia psittaci											
Clostridium botulinum oder Toxinnachweis		*						#	^		* nur aus Stuhl (bei lebensmittelbedingtem oder Säuglingsbotulismus), nur aus Wundmaterial bei Wundbotulismus, # nur aus Blut, Stuhl, Mageninhalt, Erbrochenem oder Wundmaterial, ^ nur aus Stuhl oder Wundmaterial
Corynebacterium spp.,Toxin bildend		*						#	#		* und Nachweis des Toxin(-Gen)s aus dem Isolat, # nur aus dem Isolat
Coxiella burnetii					*	*#					* IgM, # IgG
Cryptosporidium spp., humanpathogen			*								* von Kryptosporidien oder *Cryptosporidium*-Oozysten
Denguevirus	*				#	#^					* NS1-Antigen, # IgM, ^ IgG
Ebolavirus					*	*#					* IgM, # IgG
Echinococcus spp.	Nichtnamentliche Meldung direkt an das Robert Koch-Institut über separates Meldeformular (gem. § 7 Abs. 3 IfSG)										
Enterobacteriaceae§, mit Carbapenem-Resistenz		*		*							§ Meldepflicht gemäß IfSG-Meldepflicht-Anpassungsverordnung nur für den direkten Nachweis, *einschließlich Speziesidentifizierung UND Nachweis der Carbapenem-Resistenz (Empfindlichkeitsprüfung ODER Carbapenemase-Nachweis)
Escherichia coli, enterohämorrhagisch (EHEC)					*	#		^	*		* nur bei HUS: Nachweis von Anti-LPS-IgM (#IgG) gegen *E.-coli*-Serogruppe, ^ Shigatoxin-Nachweis aus der *E.-coli*-Kultur aus Stuhl ODER bei O157-Antigennachweis aus Stuhlanreicherungskultur, Stuhlmischkultur oder *E.-coli*-Kultur aus Stuhl, * Shigatoxin-Gen-Nachweis aus Stuhlanreicherungskultur, Stuhlmischkultur oder *E.-coli*-Kultur aus Stuhl.
Escherichia coli, sonstige darmpathogene Stämme	Meldung aller Nachweise an das zuständige Gesundheitsamt, keine Übermittlung an das Robert Koch-Institut										
Francisella tularensis											
FSME-Virus				*	#	^					* nur aus Blut oder Liquor, post mortem aus Organgewebe, # IgM UND IgG, ^ IgG
Gelbfiebervirus					*	*#					* IgM, # IgG
Giardia lamblia			*								* einschließlich histologischer Nachweis aus der Darmschleimhaut
Haemophilus influenzae§		*		*							§ Meldepflicht nur für den direkten Nachweis aus Blut oder Liquor, * nur aus Blut oder Liquor
Hantavirus					*	#					* IgM ODER IgA bestätigt durch IgG, # IgG
Hepatitis-A-Virus	*			*#	^	^*					* nur aus Stuhl, # nur aus Blut, ^ IgM, * IgG
Hepatitis-B-Virus	*#			*							* nur aus Blut, # HBs-Ag, bestätigt durch Zusatztest (z.B. HBsAg-NT) ODER Anti-HBc ODER HBe-Ag
Hepatitis-C-Virus§	*#			*							§ Meldepflicht für alle Nachweise, soweit nicht bekannt ist, dass eine chronische Infektion vorliegt, darüber hinaus sollten alle erstmaligen Nachweise (Erstdiagnosen) von Hepatitis-C-Virus gemeldet werden, unabhängig davon, ob sie auf eine akute Infektion hinweisen, * nur aus Blut, # HCV-Core-Antigen
Hepatitis-D-Virus	*			*							* nur aus Blut UND Nachweis einer Hepatitis-B-Virus-Infektion
Hepatitis-E-Virus				*	#	#^					* nur aus Blut oder Stuhl, # IgM, ^ IgG
HIV	Nichtnamentliche Meldung direkt an das Robert Koch-Institut über separates Meldeformular (gem. § 7 Abs. 3 IfSG)										
Influenzavirus§	*	#									§ Meldepflicht nur für den direkten Nachweis, * einschließlich Influenza-Schnelltest, # einschließlich Schnellkultur
Lassavirus					*	*#					* IgM, # IgG
Legionella spp.	*	#		#^	*+	*					* nur aus Urin, # nur aus Sekreten des Respirationstraktes, Lungengewebe, Pleuraflüssigkeit, ^ nur aus normalerweise sterilen klinischen Materialien, *mittels IFT + nur für den Nachweis von *L. pneumophila* Serogruppe 1
Leptospira spp., humanpathogen											
Listeria monocytogenes§		*		*							§ Meldepflicht nur für den direkten Nachweis aus Blut, Liquor oder anderen normalerweise sterilen Substraten sowie aus Abstrichen von Neugeborenen, * aus Blut, Liquor oder normalerweise sterilen klinischen Materialien, bei Neugeboren- und Schwangerschaftslisteriose zusätzlich aus Abstrichen vom Fetus, Tot- oder Neugeborenen oder aus Abstrichen von mütterlichem Gewebe (Plazenta, Uterus, Zervix)
Marburgvirus					*	*#					* IgM, # IgG
Masernvirus					*	*#					* IgM, # IgG
Methicillin-resistenter *Staphylococcus aureus* (MRSA) §		*									§ Meldepflicht gemäß IfSG-Meldepflicht-Anpassungsverordnung nur für den direkten Nachweis nur aus Blut oder Liquor, *UND Nachweis der Methicillin-Resistenz (Empfindlichkeitsprüfung ODER MecA-Gen-Nachweis)
Mumpsvirus					*	*#					* IgM, # IgG
Mycobacterium leprae			*	#	^						* (mikroskopisch färberischer Nachweis säurefester Stäbchen ODER Nachweis von charakteristischen histologischen Veränderungen in Gewebeproben) UND Nukleinsäurenachweis, # UND (mikroskopischer Nachweis ODER Antikörpernachweis ODER histologischer Nachweis), ^ PGL-1-Antikörpernachweis UND Nukleinsäurenachweis
Mycobacterium-tuberculosis-Komplex, außer BCG§			*	*							§ Meldepflicht für den direkten Erregernachweis sowie nachfolgend für das Ergebnis der Resistenzbestimmung; vorab auch für den Nachweis säurefester Stäbchen im Sputum, * mikroskopisch färberischer Nachweis säurefester Stäbchen bestätigt durch Nukleinsäurenachweis aus Material aus dem gleichen Organsystem
Neisseria meningitidis§	*	*#^	*^°	*#^							§ Meldepflicht nur für den direkten Nachweis aus Liquor, Blut, hämorrhagischen Hautinfiltraten oder anderen normalerweise sterilen Substraten, * nur aus Liquor, # nur aus Blut, ^ nur aus hämorrhagischen Hautinfiltraten oder anderen normalerweise sterilen klinischen Materialien, °von gram-negativen Diplokokken
Norovirus§	*		#								§ Meldepflicht nur für den direkten Nachweis aus Stuhl, * nur aus Stuhl, einschließlich Schnelltest, # Elektronenmikroskopie
Plasmodium spp.	Nichtnamentliche Meldung direkt an das Robert Koch-Institut über separates Meldeformular (gemäß § 7 Abs. 3 IfSG)										
Poliovirus		*									* UND serologische Typisierung
Rabiesvirus, Lyssavirus											
Rickettsia prowazekii	*				#	#^°					* nur aus Gewebeproben (z.B. Milz, Lunge), # IgM, ^ IgG, ° Antikörpernachweis mittels KBR
Rotavirus	*		*#	*							* nur aus Stuhl, # Elektronenmikroskopie
Rötelnvirus					*	*#					* IgM, # IgG, ^ bei konnatalen Röteln zweimaliger Nachweis im 6.-12. Lebensmonat, idealerweise im Abstand von 3 Monaten
Salmonella Paratyphi§											§ Meldepflicht für alle direkten Nachweise
Salmonella Typhi§											§ Meldepflicht für alle direkten Nachweise
Salmonella, sonstige											
Shigella spp.											
Toxoplasma gondii, konnatal	Nichtnamentliche Meldung direkt an das Robert Koch-Institut über separates Meldeformular (gemäß § 7 Abs.3 IfSG)										
Treponema pallidum	Nichtnamentliche Meldung direkt an das Robert Koch-Institut über separates Meldeformular (gemäß § 7 Abs.3 IfSG)										
Trichinella spiralis			*		#	^					* von *Trichinella*-Larven nur aus einer Muskelbiopsie, # IgM, ^ IgG
Varicella-Zoster-Virus	*	*		*	#	#^					* nur aus Bläscheninhalt, Liquor, bronchoalveolärer Lavage, Blut, Fruchtwasser oder Gewebe, # IgM, ^ IgG, IgA
Vibrio cholerae O_1 und O_{139}	*	*						*	*		* Erregerisolierung (kulturell) UND O1- oder O139-Antigen nur aus dem Isolat UND (Toxinnachweis ODER Toxingennachweis)
Virale hämorrhagische Fieber, andere			*		#	#^					* Elektronenmikroskopie, # IgM, ^ IgG
Yersinia enterocolitica, darmpathogen											
Yersinia pestis						*					* IgG
Zikavirus§					*	*#					§ gemäß IfSG-Meldepflicht-Anpassungsverordnung, * IgM, # IgG

Abkürzungsverzeichnis

AIDS	Acquired immune deficiency syndrome (erworbenes Immunmangelsyndrom)
AMG	Arzneimittelgesetz
AQL	Accepted Quality Level (Maß für die Handschuhqualität)
ART	Antiinfektiva, Resistenz und Therapie (Kommission am RKI lt. Änderung IfSG Sommer 2011)
AS	Abfallschlüssel
ASR	Arbeitsstätten-Richtlinien
BAM	Bundesanstalt für Materialprüfung
BfArM	Bundesinstitut für Arzneimittel und Medizinprodukte
BfR	Bundesinstitut für Risikobewertung (Nachfolge BgVV)
BG	Berufsgenossenschaft
BGA	Bundesgesundheitsamt, 1994 aufgelöst
BGR	Berufsgenossenschaftliche Regeln
BGV	Berufsgenossenschaftliche Vorschrift
BioStoffV	Biostoffverordnung
BMGS	Bundesministerium für Gesundheit und soziale Sicherheit
BMG	Bundesministerium für Gesundheit
BVL	Bundesamt für Verbraucherschutz und Lebensmittelsicherheit (Nachfolge BgVV)
CE	Europäische Gemeinschaft (frz.), Zeichen für Medizinprodukte in Verbindung mit einer Prüfnummer
CEN	Comité Européen de Normalisation (europäisches Komitee für Normung)
COPD	engl. für chronisch obstruktive Lungenerkrankung (chronic obstructive pulmonal disease)
COVID-19	Infektion mit dem SARS-CoV-2-Virus (Coronavirus Infectious Disease 2019)
DGHM	Deutsche Gesellschaft für Hygiene und Mikrobiologie e. V. Diese medizinische Fachgesellschaft gibt gelegentlich Empfehlungen zur Hygiene heraus.
DGKH	Deutsche Gesellschaft für Krankenhaushygiene e. V. Medizinische Fachgesellschaft, die Empfehlungen zur Hygiene herausgibt, verfügt auch über eine Sektion Altenpflege.
DGUV	Deutsche Gesetzliche Unfallversicherung
DIN	Deutsches Institut für Normung
DNQP	Deutsches Netzwerk zur Qualitätsentwicklung in der Pflege
DVG	Deutsche Veterinärmedizinische Gesellschaft

DVGW	Deutsche Vereinigung des Gas- und Wasserfachs
DVO	Durchführungsverordnung
EAK	Europäischer Abfallkatalog
EG 852/2004	Europäische Lebensmittelhygieneverordnung, seit 01.01.06 auch in Deutschland gültig
EN	Europäische Norm
ESBL	Extended Spectrum Beta Lactamases, ein resistenzvermittelndes Enzym besonders bei Darmbakterien und Pseudomonas
FFP	Filtering Face Piece (Dichtigkeitsklassen für Atemschutzmasken)
GefStoffV	Gefahrstoffverordnung
GRE	Glycopeptidresistente Enterokokken (ersetzt durch LVRE, siehe dort)
GUV	Gemeindeunfallversicherungsverband
HACCP	Hazard Analysis Critical Control Points (QM-System für die Küche)
HIV	Human immunodeficiency virus (humanes Immundefektvirus, »AIDS-Virus«)
HWI	Harnwegsinfekt
IfSG	Infektionsschutzgesetz
IHO-Liste	Von Herstellern entwickelte Liste für viruzide Desinfektionsmittel bzw. Aussagen zur Viruzidie verschiedener Produkte
I	Intermediär im Antibiogramm oder Resistogramm. Zeigt Sensibilität bei erhöhter Antibiotikadosierung an.
ISO	International Standards Organisation (engl.), weltweit gültige Normen
KBE	Koloniebildende Einheit Diese in mikrobiologischen Befunden häufig auftauchende Bezeichnung beschreibt lebende Bakterien, die mit einem bestimmten Nachweisverfahren gefunden wurden. Der Begriff »KBE« wird gewählt, da kein kulturelles Nachweisverfahren alle potenziellen Mikroorganismen in der Probe nachzuweisen vermag.
KRINKO	Kommission für Infektionsprävention in medizinischen Einrichtungen und Einrichtungen und Unternehmen der Pflege und Eingliederungshilfe am Robert Koch-Institut, erarbeitet Empfehlungen für Hygiene
LAGA	Länderarbeitsgemeinschaft Abfall (aus Einrichtungen des Gesundheitswesens), regelt die Abfallentsorgung in Pflegeeinrichtungen und Krankenhäusern mittels Merkblatt
LFGB	Lebensmittel-, Bedarfsgegenstände- und Futtermittelgesetzbuch, seit 01.01.06 in Kraft
LMBG	Lebensmittel- und Bedarfsgegenständegesetz, seit 01.01.06 außer Kraft
LMHV	Lebensmittelhygiene-Verordnung (2007 neu gefasst)

LVRE	Linezolid- und Vancomycin resistente Enterokokken
MAK	Max. Arbeitsplatzkonzentration (für chemische Substanzen am Arbeitsplatz)
MDR	Medical Device Regulation, Zulassungsanforderungen für Medizinprodukte in der Europäischen Union
MPBetreibV	Medizinproduktebetreiberverordnung
MPDG	Medizinprodukterecht-Durchführungsgesetz, regelt die Umsetzung der MDR in Deutschland
MPG	Medizinproduktegesetz, ersetzt durch das Medizinprodukterecht-Durchführungsgesetz (MPDG)
MRE	Multiresistente Erreger
MRGN	Multiresistente gramnegative (Stäbchenbakterien)
MRSA	Methicillinresistente Staphylococcus aureus
NI	Nosokomiale (im Krankenhaus/in der Pflegeeinrichtung erworbene) Infektion
n. n.	nicht nachweisbar
NTM	Nicht tuberkulöse Mykobakterien
pH-Wert	Potentia hydrogenii, Maß der Wasserstoffionenkonzentration zur Angabe der Alkalität oder des Säuregrades einer Lösung
prEN	Entwurf einer Europäischen Norm
PSA	Persönliche Schutzausrüstung
QM	Qualitätsmanagement
R	Resistent im Antibiogramm oder Resistogramm. Unabhängig von der Dosierung wird das Bakterium nicht reagieren.
RAL	Reichsausschuss für Lieferbedingungen
RKI	Robert Koch-Institut Dieses Bundesinstitut ist für die Infektionsverhütung in der Bundesrepublik Deutschland zuständig. Das Institut verfügt über mehrere Expertengruppen.
RL-RKI	Richtlinie für Krankenhaushygiene und Infektionsprävention des Robert Koch-Institutes (inoffizielle Abkürzung), eigentlich ersetzt durch KRINKO-Empfehlungen
RLT	Raumlufttechnische Anlage
S	Sensibel im Antibiogramm oder Resistogramm. Zeigt Sensibilität bei üblicher Antibiotikadosierung an.
SGB	Sozialgesetzbuch
STIKO	Ständige Impfkommission, gibt Empfehlungen zur Impfung von Kindern und Erwachsenen heraus.
Tb oder Tbc	Tuberkulose
TRBA	Technische Regeln für biologische Arbeitsstoffe
TRGS	Technische Regeln für Gefahrstoffe
TrinkwV	Trinkwasserverordnung
TVO	Trinkwasserverordnung
UV	Ultraviolette Strahlung
UVV	Unfallverhütungsvorschrift

VAH	Verbund für angewandte Hygiene e. V., prüft und listet Desinfektionsmittel für verschiedene Anwendungsbereiche
VDI	Verein Deutscher Ingenieure (Prüfzeichen)
VHD	Vereinigung der Hygienefachkräfte Deutschlands
VRE	Vancomycin-resistente Enterokokken

Glossar – Begriffe aus Hygiene und Mikrobiologie

Abklatsch
Nährbodenoberflächen auf Trägern, die auf zu prüfende Flächen (Arbeitsflächen, Haut, …) gedrückt werden. Die wachsenden Keime (koloniebildende Einheiten = KBE, Einheit im Befund) werden gezählt, zur abgeklatschten Fläche in Beziehung gesetzt und ggf. bestimmt.

Aerobier
Obligate Aerobier: Bakterien, die zur Vermehrung immer Sauerstoff benötigen.
Fakultative Aerobier: Bakterien, die sich mit und ohne Sauerstoff vermehren können.

Aerogen
Bezeichnung für Infektionen, die über die (Atem-)Luft übertragen werden, auch durch Staubkeime.

Aerosol
Winzige Flüssigkeitströpfchen, die unsichtbar wie ein Nebel von einer Quelle (z. B. einem verkalkten Duschkopf oder beim Absaugvorgang) erzeugt werden. Die Tröpfchen sind dabei kleiner als 5 µm.

Anaerobier
Bakterien, die sich nur vermehren können, wenn kein Sauerstoff vorhanden ist. Der größte Teil des Darmmikrobioms gehört dazu.

Antibakteriell
Bezeichnung für Substanzen und/oder Verfahren, die Bakterien an der Vermehrung hindern oder sie abtöten. Dieser Begriff unterliegt keiner Norm, er darf nicht mit dem Begriff »Desinfektion« verwechselt werden. Die Wirksamkeit der so bezeichneten Verfahren kann sehr schwach sein.

Antibiotikum
Natürliche oder synthetische Substanz, die nach oraler oder parenteraler Applikation empfindliche (sensible) Bakterien an der Vermehrung hindert (bakteriostatische Wirkung) oder sie abtötet (bakterizide Wirkung).

Antigen
Substanzen oder Erregerteile, die eine zelluläre Reaktion des Organismus und ggf. eine Antikörperbildung auslösen.

Antiinfektiva
Oberbegriff. Die Antiinfektiva umfassen zwei Gruppen: die Antibiotika und die Antiseptika.

Antikörper
Eiweißmoleküle, die vom Organismus als Immunantwort auf das Einwirken von Antigenen gebildet werden. Sie sind Teil der spezifischen Erregerabwehr.

antimikrobiell
Bezeichnung für Substanzen und/oder Verfahren, die Bakterien, Pilze, Parasiten an der Vermehrung hindern, sie abtöten bzw. inaktivieren. Dieser Begriff unterliegt keiner Norm, die Wirksamkeit der so bezeichneten Verfahren kann relativ schwach sein.

Antimykotisch
Bezeichnung für Substanzen und/oder Verfahren, die Pilze an der Vermehrung hindern oder sie abtöten. Mittel gegen Pilze werden als Antimykotika bezeichnet.

Antisepsis
Vernichtung von Krankheitserregern am Ort der Infektion oder der Besiedelung mittels Antiseptika.

Antiseptika
Substanzen, die Bakterien und Pilze z. B. durch Depolarisierung der Zellwände abzutöten vermögen. Klassische Antiseptika sind Alkohol und PVP-Jod, moderne Präparate sind beispielsweise Octenidin, Natriumhypochlorit und Polyhexanid.

Asepsis
Sehr geringe Keimzahlen oder Sterilität von Gegenständen.

Ausbruch
Bezeichnung für zwei oder mehr räumlich und zeitlich (epidemiologisch) zusammenhängende Infektionen.

Autoklav
Alte Bezeichnung für Dampfsterilisator.

Bakteriostase, bakteriostatisch
Vermehrungshemmung bei Bakterien. Vorhandene Erreger werden nicht abgetötet (siehe »Antibiotikum«).

Bakterizidie, bakterizid
Abtötung von Bakterien (sieh »Antibiotikum«).

Bioindikator
Mit bestimmten Keimen in definierter Konzentration kontaminierter Prüfkörper zur Kontrolle von Desinfektions- und Sterilisationsverfahren.

Biozidgesetz, Biozidverordnung
Dieses normative Regelwerk gilt u. a. für Desinfektionsmittel (Produktart 1), Desinfektionsmittel im Lebensmittelbereich (Produktart 4) sowie für Schädlingsbekämpfungsmittel gegen Nager und Vögel. Der Vollzug betrifft v. a. Hersteller, die dem Anwender Sicherheitshinweise zukommen lassen müssen. Anwender müssen die Gefahrstoffverordnung und/oder Biostoffverordnung anwenden (► Kap. 3).

Bowie-Dick-Test
Verfahren zur Kontrolle der Vollständigkeit eines Vakuums in Sterilgut. Nur sinnvoll bei Dampfsterilisation mit fraktioniertem Vakuum.

Chemische Desinfektion
Keimreduktion durch chemische Mittel mit Mindestreduktionsfaktor 5 (99,999 %) unter Laborbedingungen.

Chemothermische Desinfektion
Meist maschinelle Desinfektionsverfahren, bei denen chemische Mittel in Verbindung mit Wärme (i. d. R. 60 °C) zur Desinfektion angewendet werden.

Creutzfeld-Jakob-Krankheit (CJK, CJD), neue Variante (nCJK, BSE)
Erkrankung des menschlichen Zentralnervensystems durch Prione (infektiöse Eiweißmoleküle) oder erblich aufgrund eines Gendefekts.

Dekontamination
Entseuchung. Dekontaminationsverfahren sind weniger wirksam als die Desinfektion, aber deutlich wirksamer als die bloße Reinigung.

Desinfektionsmittelliste
Liste geprüfter Desinfektionsmittelpräparate, die für verschiedene Zwecke von unterschiedlichen Organisationen (VAH, RKI, DVG, IHO u. a.) zur Verfügung gestellt werden.

Desinfektor
Beruf mit staatlicher Anerkennung. Nach erfolgreich absolvierter, 2- bis 3-wöchiger Ausbildung in Verfahren der Desinfektion, Sterilisation und der technischen Hygiene.

Enthemmer
Zusatz zu Nährböden mit dem Ziel, Desinfektionsmittelreste schnell zu inaktivieren und damit Keimwachstum zu ermöglichen. Wichtig zur Kontrolle von Flächen, die frisch desinfiziert wurden.

Epidemie
Begrenzte Ausbreitung von Infektionserregern in Nationen oder Kontinenten.

Epidemiologie
Lehre von der Ausbreitung von Infektionserkrankungen.

Fungizide
Substanzen und Verfahren, die ausschließlich oder nahezu ausschließlich Pilze abtöten.

Gesundheitsamt
Mit einem Amtsarzt besetzte Behörde (IfSG § 2 Satz 14, § 9 IfSG u.a.). Partner und Aufsichtsbehörde für Pflegeeinrichtungen, derzeit noch den Landratsämtern bzw. Stadtverwaltungen angegliedert. Die detaillierte Organisation obliegt den einzelnen Bundesländern. Verfügt über in den §§ 16–18 IfSG definierte, umfangreiche Vollmachten.

Heißluftsterilisation
Thermisches Verfahren zur Sterilisation von Gegenständen unter Verwendung trockener Hitze (z.B. 180 °C bei 30 Minuten reiner Einwirkzeit), heute von eher historischem Interesse.

Hospitalismus
Alte Bezeichnung für »nosokomiale Infektion«, die heute z.B. auch für die psychischen Folgen einer Klinikunterbringung verwendet wird.

Indikatorkeime
Mikroorganismen, die z.B. auf eine fäkale Kontamination hinweisen. Escherichia coli, Fäkalenterokokken und coliforme Bakterien dienen bspw. als Indikatorkeime für fäkale Verunreinigungen von Wasser und Lebensmitteln.

Inkubationszeit
Zeitraum zwischen der Aufnahme eines Erregers und dem Auftreten der ersten Krankheitssymptome.

Kolonisierung
Besiedlung von Haut, Schleimhäuten oder Wunden durch Bakterien ohne Auftreten von Krankheitssymptomen und Infektionszeichen mit Vermehrung.

Kontamination
Aufbringen von Keimen auf Hände oder Gegenstände. Die Erreger vermehren sich dabei nicht.

Latenzzeit
Gleiche Bedeutung wie Inkubationszeit, wird gelegentlich für Viren verwendet oder auch Toxinwirkungen (dann Zeitpunkt der Aufnahme bis Zeitpunkt der Symptome).

MRGN
Multiresistente gramnegative Stäbchenbakterien. Basierend auf den Testergebnissen (sensibel, intermediär, resistent) gegen Piperacillin, Cefotaxim (bei Pseudomonas Ceftazidim), Ciprofloxacin und Meropenem bzw. Imipenem und einem möglichen Carbapenemase-Nachweis wurde die Einteilung für Enterobakterien, Pseudomonas aeruginosa und Acinetobacter baumanii in 3MRGN und 4MRGN geschaffen. Damit können verschiedene Hygienekonzepte verknüpft werden. Antibiotika, auf die die bakteriellen Reaktionen als »intermediär« (I) gewertet werden, gelten als sensibel mit erhöhter Dosierung des Antibiotikums. Carbapenemase-bildende Bakterien gelten grundsätzlich als 4MRGN.

MRSA
Methicillinresistenter Staphylococcus aureus. Altes Synonym ORSA (oxacillinresistenter Staphylococcus aureus).

Nosokomial
»Im Haus erworben«. Bezeichnung für in der Pflegeeinrichtung/im Krankenhaus verursachte Infektionen.

Pandemie
Sich weltweit ausbreitende, ganze Kontinente fassende Infektionen (Seuche).

Pathogenität, pathogen
Eigenschaften, die Erregern eine erhöhte Infektiosität verleihen.
»Obligat pathogen« bedeutet dabei: immer krankheitserregend, »fakultativ pathogen«: nur außerhalb des normalen Siedlungsorts krankheitserregend.

Prävention
Vorbeugung.

Raumdesinfektion
Vernebelung von Formaldehyd durch den Desinfektor, angeordnet durch das Gesundheitsamt. Wird heute nur noch sehr selten angewendet. Dafür gibt es aber andere Verfahren, siehe Verneblungsdesinfektion.

RKI-Richtlinien, KRINKO-Empfehlungen
Richtlinien und Empfehlungen zur Krankenhaushygiene und Infektionsprävention, entwickelt von der Kommission für Krankenhaushygiene und Infektionsprävention (KRINKO) und herausgegeben vom Robert Koch-Institut.

Sanitation
Reinigung. Keime werden auf Oberflächen teilweise reduziert, jedoch nicht abgetötet.

Sentinel-Erhebung
Erfassung vorgegebener Krankheitsbilder innerhalb einer gewissen Zeit in klinischen Einrichtungen, Fälle werden anonym an das RKI gemeldet. Auch die Schätzung der Fälle der saisonalen Influenza beruht auf den Resultaten von Sentineleinrichtungen.

Sicherheitsdatenblatt
Muss dem Anwender nach Gefahrstoffverordnung vom Hersteller (z. B. von Desinfektionsmittelkonzentraten) zur Verfügung gestellt und durch eine Betriebsanweisung gemäß § 14 GefStoffV ergänzt werden.

Sterilisation
Abtöten von Mikroorganismen einschließlich ihrer Dauerformen (Sporen); zu erreichender Reduktionsfaktor 6 (1.000.000 KBE: 1 KBE).

Tenside
Oberflächenaktive Substanzen (Seifenbestandteile).

Thermische Desinfektion
Desinfektion allein durch Hitze mit entsprechender Einwirkzeit (z. B. 93 °C über einen Zeitraum von drei Minuten).

Verneblungsdesinfektion
Verfahren zur Desinfektion von Räumen durch feine Verneblung von z. B. Wasserstoffperoxid.

Zoonosen
Erkrankungen, die von Tieren auf Menschen übertragen werden können, eigentlich Zooanthroponosen.

Checklistenverzeichnis

Dieses Buch enthält einige Checklisten und Übersichten, um Hygienebeauftragten die Arbeit zu erleichtern. Zum schnellen und leichten Wiederfinden sind sie in der folgenden Tabelle noch einmal alphabetisch aufgelistet.

Thema der Checkliste	Kapitel
Trinkwasser, Anforderungen	(▶ Kap. 5.11)
Viren, behüllt und unbehüllt	(▶ Kap. 2.2.2)

Link-Verzeichnis

Arbeitschutz, BiostoffV, TRBA etc.:
www.baua.de

DGKH-Empfehlungen:
www.dgkh.de

Erreger:
www.rki.de – Infektionskrankheiten A–Z

Gesetze und Verordnungen:
www.juris.de oder bei einzelnen Ministerien

IHO-Viruzidie-Liste:
www.iho-viruzidie-liste.de

Kleine Broschüren mit speziellen Hygienethemen und Schulungsangebote vom Autor:
www.institutschwarzkopf.de

KRINKO-Empfehlungen:
www.rki.de – Infektionsschutz – Krankenhaushygiene-Empfehlungen der Kommission für Krankenhaushygiene

RKI Beispielformulare Anlage 1 und 2:
https://www.rki.de/DE/Content/Infekt/IfSG/Meldeboegen/Arztmeldungen/arztmeldung_vorschlag_des_rki_pdf.pdf?__blob=publicationFile
https://www.rki.de/DE/Content/Infekt/IfSG/Meldeboegen/Labormeldung_Ges_Amt/Labormeldung_7_1_vorschlag_rki_pdf.pdf?__blob=publicationFile

Wunden und Hygiene:
www.icwunden.de – Bestellungen

Literaturverzeichnis

Aktuelle Desinfektionsmittelliste der des Verbundes für Angewandte Hygiene (VAH), mhp-Verlag, Wiesbaden

Aktuelle Liste der vom Robert Koch-Institut geprüften und anerkannten Desinfektionsmittel und -verfahren, www.rki.de

Anforderungen der Krankenhaushygiene an Wundverband und Verbandwechsel, Bundesgesundhbl. 28 (1985): 278–279

Arbeitsschutzgesetz (ArbSchG) vom 07.08.96 (BGBl. I, S. 1246) geändert durch Artikel 9 des Gesetzes vom 27.09.96 (BGBl. I S. 1461)

Axmann, S./Hauer, T. (2010): Validierung von Sterilisatoren – Haben die Sporenpäckchen ausgedient? Krankenhaushygiene up2date 5: 21–30

Ayliffe, G.A.J./Babb, J.R./Taylor, L.J. (1999): The hospital environment. In: »Hospital-acquired Infection. Principles and prevention«. 3rd Ed. Butterworth-Heinemann, Oxford: 109–121

Ayliffe, G.A.J./Collins, B.J./Lowbury, E.J.L. (1967): Ward floors and other surfaces as reservoirs of hospital infection. J Hyg Camb 65: 515–535

Beckmann, G./Rüffer, A. (2000): Mikroökologie des Darmes. Schlütersche GmbH & Co. KG Verlag Hannover

BGR 500, Kapitel 2.6 Wäscherei

Boyce, J.M./Potter-Bynoe, G./Chenevert, C./King, T. (1997): Environmental contamination due to methicillin-resistant Staphylococcus aureus: possible infection control implications. Infect Control Hosp Epidemiol 18: 662–627

Bundesgesundheitsblatt-Gesundheitsforschung-Gesundheitsschutz 51 (2008): 1220–1238

Cassel, M. (2002): Qualitätsmanagement nach ISO 9001:2000. Abschnitt 2.5 Forderungen der ISO 9001:2000. München

Deutsche Gesellschaft für Krankenhaushygiene (DGKH), Sektion Altenpflege: Hyg + Med 26 (2000): 110–114

Dharan S. et al. (1999): Routine disinfection of patients' environmental surfaces. Myth or reality? J Hosp Infect 42: 113–117

DIN 1946 Raumlufttechnik – Gesundheitstechnische Anforderungen. Beuth Verlag Berlin

DIN 5034 Tageslicht in Innenräumen. Beuth Verlag Berlin

DIN 5035 Innenraumbeleuchtung mit künstlichem Licht. Beuth Verlag Berlin

DIN 18024 Bauliche Maßnahmen für Behinderte und alte Menschen im öffentlichen Bereich, Planungsgrundsätze. Beuth Verlag Berlin

DIN 18025 Wohnungen für Schwerbehinderte, Planungsgrundlagen. Beuth Verlag Berlin

DIN 58946, 58947 Sterilisation. Beuth Verlag Berlin

Dippert, B. (2003): Belehrung für den Lebensmittelbereich nach dem Infektionsschutzgesetz (IfSG). Zeitschrift Praxis der Naturwissenschaften Biologie in der Schule. Aulis Verlag Deubner & Co. KG, Köln, Leipzig 1/52: 19–21

Distler, R./Wille, B. (1998): Untersuchungen zur Keimverbreitung beim offenen endotrachealen Absaugen. Krh.-Hyg. + Inf. verh. 20 Heft 6 (1998): 180–185

Empfehlung zur Prävention und Kontrolle Katheter-assoziierter Harnwegsinfektionen, Bundesgesundhbl. DOI 10.1007/s00103-015-2152-342 (2015)

Exner, M. et al. (1982): Zur Flächendesinfektion auf einer medizinischen Intensivstation. Intensivmed 19: 26–29

Favero, M.S./Bolyard, E.A. (Eds.) (1995): Microbiologic Considerations in the surgical clinics of North America, Prevention of transmission of bloodborne pathogenes

Gesetz zur Qualitätssicherung und zur Stärkung des Verbraucherschutzes in der Pflege (Pflege-Qualitätssicherungsgesetz – PQsG) vom 09.09.2001 (BGBl. I Nr. 47, 2001)

Gesetz zur Verhütung und Bekämpfung von Infektionskrankheiten beim Menschen (Infektionsschutzgesetz – IfSG) vom 25.07.2000 (BGBl. I Nr. 33) in der aktuellen Fassung

Guggisberg, D./Siegrist, H. (1998): Scabies und Pedikulosen: Epidemiologie, Management und Prävention, Swiss – Noso, Band 4

Heimgesetz (HeimG) vom 07.08.1974 (BGBl. I, S. 1873) in der Fassung der Bekanntmachung vom 23.04.1990, zuletzt geändert durch das dritte Gesetz zur Änderung des Heimgesetzes (Stand 01.01.2002)

Impfempfehlungen der Ständigen Impfkommission (STIKO); www.rki.de

ISO-Norm 8402 (Audit)

Jassoy, C., Schwarzkopf, A. (Hrsg.) (2024): Hygiene, Infektiologie, Mikrobiologie 4. Auflage. Georg Thieme Verlag, Stuttgart

Kampf, G. (Hrsg.) (2003): Hände-Hygiene im Gesundheitswesen. Springer Verlag Berlin, Heidelberg

Klaffke, J./Schwarzkopf, A. (2002): Hygienehandbuch für den ambulanten Pflegedienst. atb-Selbstverlag Stuttgart, Schwerin

Kramer A./Daeschlein G./Kammerlander G./Andriessen A./Aspöck C./Bergemann R./Eberlein T. et al. (2004): Konsensusempfehlung zur Auswahl von Wirkstoffen für die Wundantiseptik. ZfW 9: 110–120

Kommission für Krankenhaushygiene und Infektionsprävention am Robert-Koch-Institut: Infektionprävention in Heimen, Bundesgesundhbl. 48 (2005): 1061–1080 u. a.

KRINKO am RKI: Empfehlungen und Bekanntmachungen zu den dort aufgeführten Themen

KRINKO am RKI: Händehygiene in Einrichtungen des Gesundheitswesens, Bundesgesundhbl. 50 (2016): 1189–1220

KRINKO am RKI: Empfehlungen zur Prävention und Kontrolle von Methicillinresistenten Staphylococcus aureus-Stämmen (MRSA) in medizinischen und pflegerischen Einrichtungen, Bundesgesundheitsbl 57 (2014): 696–732

KRINKO am RKI: Hygienemaßnahmen bei Infektionen oder Besiedlung mit multiresistenten gramnegativen Stäbchen Bundesgesundheitsbl 55 (2012): 1311–1354

KRINKO am RKI: Hygienemaßnahmen bei Costridioides difficile-Infektion (CDI) Bundesgesundheitsbl. 62 (2019): 906–923

KRINKO am RKI: Prävention der Infektion durch Enterokokken mit speziellen Antibiotikaresistenzen Bundesgesundheitsbl. 61 (2018):1310–1361

KTQ-Manual, Deutsche Krankenhaus Verlagsgesellschaft mbH, 2008

LAGA-Richtlinie (Länderarbeitsgemeinschaft Abfall) über die ordnungsgemäße Entsorgung von Abfällen aus Einrichtungen des Gesundheitsdienstes, 2021, im Internet als pdf abrufbar, www.rki.de Infektionsschutz – Krankenhaushygiene – Empfehlungen der Kommission für Krankenhaushygiene

Landesgesetze und Vorschriften: z. B. Bauliche Richtlinien für Heime, Bestattungsgesetze

Landesempfehlungen zur Hygiene in Alten- und Altenpflegeheimen (z. B. Hygienegrundsätze in Alten- und Pflegeheimen – herausgegeben vom Landeshygieneinstitut Mecklenburg-Vorpommern)

Liste der nach den Richtlinien der Deutschen Veterinärmedizinischen Gesellschaft (DVG) geprüften und als wirksam befundenen Desinfektionsmittel für den Lebensmittelbereich (Handelspräparate)

Merkblatt über die Vermeidung und die Entsorgung von Abfällen aus öffentlichen und privaten Einrichtungen des Gesundheitsdienstes der Länder-Arbeitsgemeinschaft Abfall (LAGA-AG)

Prävention der nosokomialen, beatmungsassoziierten Pneumonie, Bundesgesundhbl. 56 (2013): 1578–1590

Prävention von Infektionen, die von Gefäßkathetern ausgehen, Bundesgesundhbl. 60 (2017): 171–206 (Teil 1) und 207–215 (Teil 2)

Robert Koch-Institut (Hrsg.) (1998): Richtlinie für Krankenhaushygiene und Infektionsprävention. Urban & Fischer-Verlag, Stuttgart, München

Schwarzkopf, A. (2001): Hygienerecht – Anforderung und Umsetzung. Zeitschrift Heilberufe 4/2001. 54–56

Schwarzkopf, A. (2002): Dekontamination und Wunde – der Versuch einer Definition. Zeitschrift medical spezial 5/2002: 37–39

Schwarzkopf, A. (2002): EHIP, Empfehlungen für Hygiene und Infektionsprävention in Pflegeeinrichtungen für Freistaat Bayern, Staatsministerium für Gesundheit, Ernährung und Verbraucherschutz, München

Schwarzkopf, A. (2002): Zur rechten Zeit am rechten Ort; Zur Notwendigkeit von Hygienebeauftragten in Alten- und Pflegeheimen. doppel:punkt Hygiene Oktober 2002, Vincentz Verlag Hannover

Schwarzkopf, A. (2003): Die Tuberkulose – leider nicht nur Stoff für den Deutschunterricht. Zeitschrift Praxis der Naturwissenschaften Biologie in der Schule. Aulis Verlag Deubner & Co. KG Köln, Leipzig 1/52: 9–10

Schwarzkopf, A. (2003): Faszinierende Viren. Zeitschrift Praxis der Naturwissenschaften Biologie in der Schule. Aulis Verlag Deubner & Co. KG Köln, Leipzig 1/ 52: 11–15

Schwarzkopf, A. (2003): Hygiene- und Infektionsschutz – Aktuelle Rechtslage durch Hinweise für Schulen. Zeitschrift Praxis der Naturwissenschaften Biologie in der Schule. Aulis Verlag Deubner & Co. KG Köln, Leipzig 1/52: 15–18

Schwarzkopf, A. (2003): Körpereigene Abwehr und Erreger – Ein labiles Gleichgewicht. Zeitschrift Praxis der Naturwissenschaften Biologie in der Schule. Aulis Verlag Deubner & Co. KG Köln, Leipzig 1/52: 2–4

Schwarzkopf, A. (2003): Multiresistenz – Wenn Therapie zum Problem wird. Zeitschrift Praxis der Naturwissenschaften Biologie in der Schule. Aulis Verlag Deubner & Co. KG Köln, Leipzig 1/52: 25–27

Schwarzkopf, A. (2003): Tunnel in der Haut: Vom Leben und Sterben der Krätzmilbe Skabies. Zeitschrift Praxis der Naturwissenschaften Biologie in der Schule. Aulis Verlag Deubner & Co. KG Köln, Leipzig 1/52: 28–29

Schwarzkopf, A. (2004): Die Abwehr verstärken – Was Naturheilkunde in der Infektionsprävention leisten kann. Zeitschrift doppel:punkt Hygiene Vincentz Network 3. Jahrgang Oktober 2004: 3–5

Schwarzkopf, A. (2004): Flächendesinfektion – Risikobewertung nach TRBA 250 und aktueller RKI-Empfehlung. Zeitschrift aseptica 10. Jahrgang Heft 2: 20–21

Schwarzkopf, A. (2005): MRSA + Co. Multiresistente Bakterien auf dem Vormarsch. Der Allgemeinarzt 1/2005: 24–27

Schwarzkopf, A. (2006): Arbeitsschutz in Heimen – Gestaltung von Hygieneplänen. Heilberufe Das Pflegemagazin 4: 34–37

Schwarzkopf, A. (2006): Vom Hygieneplan zum Hygienemanagement. Heilberufe 6: 38–40

Schwarzkopf, A. (2006): MRSA in der Altenpflege. Von siedelnden Keimen und der aktuellen RKI-Empfehlung. Krk.-Hyg.+Inf.verh. 28: 99–101

Schwarzkopf, A. (2006): Hygienemaßnahmen. In: Wild T., J. Auböck (Hrsg.): Manual der Wundheilung. Springer, Wien/NewYork: 151–157

Schwarzkopf, A. (2007): Welchen Autoklaven wählen? Der Allgemeinarzt 2/2007: 44

Schwarzkopf, A. (2007): MRSA im Wundabstrich – Zwei Fälle und das Management aus hygienischer Sicht. Wund Management 1. Jahrgang Februar 2007: 11–14

Schwarzkopf, A. (2007): Vom Gesetz zur Empfehlung – Was Wundbehandler hygienisch beachten müssen. Wund Management 1. Jahrgang, Juni 2007 3: 111–113

Schwarzkopf, A. (2010): Hygiene. In: Panfil E.M./Schröder G. (Hrsg.): Pflege von Menschen mit chronischen Wunden, 2. Auflage. Hans Huber-Verlag, Bern: 359–376

Schwarzkopf A. (2016): Multiresistente Erreger im Gesundheitswesen. 2. Auflage. Mhp-Verlag, Wiesbaden

Schwarzkopf A. (2017): Wunde auswischen – aber wie? WundManagement 11: 304–5

Schwarzkopf A. Assenheimer B. (2018): No(n) Touch – Bloß nicht anfassen? WundMangement 12: 41–44

Schwarzkopf A. (2025): Tiere in Einrichtungen des Gesundheitsdienstes und der Pädagogik. 5. Auflage. Support-Verlag der Institut Schwarzkopf GbR, Dr. A. und C. Schwarzkopf, Aura an der Saale

Schwarzkopf A. (2020): Praktische Hygiene in der Pflege. Kohlhammer-Verlag Stuttgart

Schwarzkopf A. (2020): Virale Pandemien am Beispiel SARS-CoV-2. Kohlhammer-Verlag, Stuttgart

Schwarzkopf A. (2020): Der Wassersicherheitsplan. Supportverlag der Institut Schwarzkopf GbR, Aura an der Saale

Schwarzkopf, C. (2003): Keime reduzieren – Desinfektion und Sterilisation. Zeitschrift Praxis der Naturwissenschaften Biologie in der Schule. Aulis Verlag Deubner & Co. KG Köln, Leipzig 1/52: 5–8

Sozialgesetzbuch Fünftes Buch (SGB V) – Gesetzliche Krankenversicherung

Steuer, W./Ertelt, G./Stahlhacke, M. (2005): Hygiene in der Pflege. 2. Auflage. Kohlhammer Verlag, Stuttgart

Steuer, W. (Hrsg.) (1995): Hygiene und Infektionsverhütung. Gustav Fischer Verlag, Stuttgart, Jena, New York

Technische Regel für Biologische Arbeitsstoffe (TRBA) 250: Biologische Arbeitsstoffe im Gesundheitswesen und in der Wohlfahrtspflege, entspricht der Berufsgenossenschaftliche Regel (BGR) 250

Technische Regel für Biologische Arbeitsstoffe (TRBA) 300: Arbeitsmedizinische Vorsorge

Technische Regel für Biologische Arbeitsstoffe (TRBA) 400: Handlungsanleitung zur Gefährdungsbeurteilung bei Tätigkeiten mit biologischen Arbeitsstoffen

Trinkwasserverordnung TrinkwV 2001 vom 05.12.1990 (BGBl. I, S. 2612), zuletzt geändert 2023

Verordnung über bauliche Mindestanforderungen für Altenheime, Altenwohnheime und Pflegeheime für Volljährige (Heimmindestbauverordnung – HeimMindBauV; BGBl. I, 1983)

Verordnung über Sicherheit und Gesundheitsschutz bei Tätigkeiten mit biologischen Arbeitsstoffen (Biostoffverordnung – BioStoffV) in der aktuellen Fassung

Von Rheinbaben, F./Wolff, M. H. (2002): Handbuch der viruswirksamen Desinfektionen. Springer Verlag, Berlin, Heidelberg

Von Rheinbaben F./Schwarzkopf, A. (2003): Legionellen und Legionelleninfektionen – ein Update. aseptica 9. Jahrgang 2003 Heft 4: 16–17

Wallhäußer, K.-H. (1995): Praxis der Sterilisation Desinfektion – Konservierung. Georg Thieme Verlag Stuttgart, New York

Weber, A./Schwarzkopf, A. (2003): Heimtierhaltung – Chancen und Risiken für die Gesundheit. Gesundheitsberichtserstattung der Bundesrepublik Deutschland, Robert Koch-Institut und statistisches Bundesamt (Hrsg.), Heft 19 (12/2003)

Stichwortverzeichnis

E

F

G

H

I

K

L

M

N

O

P

Q

R

S

T

U

V

W

Z